専門医のための
眼科診療クオリファイ

○シリーズ総編集○
大鹿哲郎
筑波大学
大橋裕一
愛媛大学

子どもの眼と疾患

○編集○
仁科幸子
国立成育医療研究センター

中山書店

シリーズ刊行にあたって

　21世紀はquality of life（生活の質）の時代といわれるが，生活の質を維持するためには，感覚器を健康に保つことが非常に重要である．なかでも，人間は外界の情報の80％を視覚から得ているとされるし，ゲーテは「視覚は最も高尚な感覚である」（ゲーテ格言集）との言葉を残している．視覚を通じての情報収集の重要性は，現代文明社会・情報社会においてますます大きくなっている．

　眼科学は最も早くに専門分化した医学領域の一つであるが，近年，そのなかでも専門領域がさらに細分化し，新しいサブスペシャリティを加えてより多様化している．一方で，この数年間でもメディカル・エンジニアリング（医用工学）や眼光学・眼生理学・眼生化学研究の発展に伴って，新しい診断・測定器機や手術装置が次々に開発されたり，種々のレーザー治療，再生医療，分子標的療法など最新の技術を生かした治療法が導入されたりしている．まさにさまざまな叡智が結集してこそ，いまの眼科診療が成り立つといえる．

　こういった背景を踏まえて，眼科診療を担うこれからの医師のために，新シリーズ『専門医のための眼科診療クオリファイ』を企画した．増え続ける眼科学の知識を効率よく整理し，実際の日常診療に役立ててもらうことを目的としている．眼科専門医が知っておくべき知識をベースとして解説し，さらに関連した日本眼科学会専門医認定試験の過去問題を"カコモン読解"で解説している．専門医を目指す諸君には学習ツールとして，専門医や指導医には知識の確認とブラッシュアップのために，活用いただきたい．

　　　　　　　　　　　　　　　　　　　　　　　大鹿　哲郎
　　　　　　　　　　　　　　　　　　　　　　　大橋　裕一

序

　少子化の進むわが国では，大学病院や基幹研修施設においても，小児特有の眼疾患を目にする機会が減っているのが現状である．しかし，視覚の発達途上に起こる小児の眼疾患には，早期発見と適切な対処法が不可欠な疾患が少なくない．急速に進行する網膜硝子体疾患では，診断の遅れが患児の生涯を左右する重篤な視覚障害を招くこともありうる．一方で小児では，疾患によっては成人に比べて予想以上の治療効果が上がることもあり，その際の家族とわれわれ眼科医の喜びはひとしおである．

　小児眼疾患のすべてを網羅することはとてもできないが，本巻では，小児眼疾患を学ぶ機会の少ない眼科医を対象として，子どもの眼の特性と検査法，子どもにみられる代表的な眼疾患（斜視・弱視，外眼部・前眼部，後眼部）について，わかりやすく執筆していただいた．早期発見のために，2章では子どもの気になる症状をとりあげ，見逃してはならない疾患の数々を説明していただいた．全身疾患に伴う眼疾患の管理も重要であり，7章にとりあげた．また，8章には子どもの発達を支援するために，眼科医として取り組むテーマをとりあげた．"エビデンスの扉"，"クリニカル・クエスチョン"は，弱視治療，乳児内斜視，小児の眼圧検査をはじめ，すべてが興味深い内容となった．

　執筆者は，いずれも小児眼科医療の現場で日々切磋琢磨し，子どものために難病にも取り組んでいる研究心旺盛な先生がたである．基本的な知識のうえに，最新の情報も加味されており，各先生の知恵と熱意は十分に読者に伝わるものと思う．

　本巻をひもとく先生がたによって，将来を担う子どもの眼の健全な発達が，よりよく守られることを願う．最後に多忙のなか，快く執筆を引き受けてくださった先生がたに，この場を借りて心より御礼を申しあげる．

2011年11月

国立成育医療研究センター眼科
仁科　幸子

専門医のための眼科診療クオリファイ
9 ■ 子どもの眼と疾患
目次

1 子どもの眼の特性と検査

眼の発生と疾患　カコモン読解　18 臨床 1　20 一般 2　21 一般 53 ………… 井上達也　2
眼球と視覚の発達 ……………………………………………………………… 澤田麻友　7
視力・屈折検査　カコモン読解　18 一般 74 ………………………………… 杉山能子　11
眼位・眼球運動・両眼視機能検査 …………………………………………… 西田保裕　19

2 気になる症状から疾患を早期発見

羞明・流涙　カコモン読解　21 臨床 30 ……………………………………… 野呂　充　26
白色瞳孔，瞳孔領白濁　カコモン読解　18 臨床 23 ………………………… 野村耕治　32
疾患は斜視に潜む　カコモン読解　21 臨床 4 ………………………………… 三木淳司　36
頭位異常　カコモン読解　18 臨床 37　19 一般 65　21 臨床 29 …………… 河野玲華　40
眼振，異常眼球運動　カコモン読解　18 臨床 5　19 臨床 25 ……………… 横山　連　44
外眼部の異常　カコモン読解　19 臨床 31 …………………………………… 木村亜紀子　49

3 子どもにみられる眼疾患／斜視・弱視

弱視の分類・診断・治療 ……………………………………………………… 富田　香　56
EV　弱視治療に関する多施設研究 …………………………………………… 佐藤美保　62
乳児内斜視・調節性内斜視・後天内斜視　カコモン読解　20 一般 64 …… 大庭正裕　67
CQ　乳児内斜視は，超早期手術によってどのくらい立体視を
　　　獲得できるのでしょうか？ …………………………………………… 矢ヶ﨑悌司　72

カコモン読解　過去の日本眼科学会専門医認定試験から，項目に関連した問題を抽出し解説する "カコモン読解" がついています．（凡例：21 臨床 30→第 21 回臨床実地問題 30 問，19 一般 73→第 19 回一般問題 73 問）
試験問題は，日本眼科学会の許諾を得て引用転載しています．本書に掲載された模範解答は，実際の認定試験において正解とされたものとは異なる場合があります．ご了承ください．

EV　"エビデンスの扉"は，関連する大規模臨床試験について，これまでの経過や最新の結果報告を解説する項目です．
CQ　"クリニカル・クエスチョン"は，診断や治療を進めていくうえでの疑問や悩みについて，解決や決断に至るまでの考え方，アドバイスを解説する項目です．

間欠性外斜視　カコモン読解　19 一般 60 ··· 菅澤　淳　78
先天上斜筋麻痺　カコモン読解　21 一般 66　21 一般 67 ································· 彦谷明子　83
特殊な斜視　カコモン読解　18 臨床 32 ··· 牧野伸二　88

4　子どもにみられる眼疾患／外眼部・前眼部

眼瞼下垂，睫毛内反，先天鼻涙管閉塞 ·· 森　隆史　96
角結膜感染症　カコモン読解　19 臨床 9 ··· 外園千恵　99
角膜の先天異常　カコモン読解　19 一般 57 ····································· 重安千花，山田昌和　105
水晶体の先天異常・白内障と全身疾患　カコモン読解　21 一般 56 ····················· 黒坂大次郎　110
　CQ　先天完全白内障による形態覚遮断弱視は，いつごろ
　　　起こるのでしょうか？ ··· 仁科幸子　114
先天無虹彩，白子症，黄斑低形成 ··· 根岸貴志　116
発達緑内障　カコモン読解　21 臨床 38　21 臨床 49 ······················· 横山知子，木内良明　118
　CQ　小児の眼圧検査は，どのように行いますか．
　　　また，測定値は全身麻酔下でどのように変動しますか？ ······················ 矢ヶ﨑悌司　125

5　子どもにみられる眼疾患／後眼部

網膜芽細胞腫 ··· 野田英一郎　132
　CQ　網膜芽細胞腫は放射線外照射によって二次癌のリスクが
　　　どのくらい高まりますか？ ·· 鈴木茂伸　138
第 1 次硝子体過形成遺残（PHPV/PFV）　カコモン読解　18 一般 50 ··················· 近藤寛之　141
未熟児網膜症 ··· 平岡美依奈　144
　EV　未熟児網膜症に対する大規模臨床試験 ··· 平岡美依奈　148
家族性滲出性硝子体網膜症 ·· 近藤寛之　150
Coats 病 ·· 近藤寛之　153
小眼球・ぶどう膜欠損 ·· 仁科幸子　155
Leber 先天黒内障 ··· 田中三知子　158
全色盲 ··· 村木早苗　162
網膜黄斑ジストロフィ　カコモン読解　19 臨床 16　21 臨床 46 ·························· 近藤峰生　165
先天網膜分離症　カコモン読解　18 臨床 27 ··· 篠田　啓　172
ぶどう膜炎　カコモン読解　19 一般 40 ····································· 中山百合，仁科幸子　177
視神経乳頭部の先天異常　カコモン読解　19 臨床 27 ······································ 植木智志　183
視神経炎，うっ血乳頭，視神経萎縮 ·· 松下賢治，河嶋瑠美　190

6 子どもにみられる眼疾患／その他

- 心因性視覚障害 ……………………………………………………… 村木早苗　198
- 眼外傷　カコモン読解　19 臨床 34 ……………………………… 日下俊次　201
- 眼窩腫瘍　カコモン読解　18 一般 22 …………………………… 古田　実　206

7 全身疾患に伴う眼疾患

- 先天代謝異常と眼疾患　カコモン読解　18 一般 86 …………… 羽根田思音　214
- 母斑症　カコモン読解　20 一般 44 ……………………………… 仁科幸子　220
- 色素失調症（incontinentia pigmenti, Bloch-Sulzberger 症候群）
  　カコモン読解　18 一般 88 ……………………………… 髙井佳子, 岩田恵美　227
- Stickler 症候群と類縁疾患　カコモン読解　19 一般 52 ……… 横井　匡　231
- 眼異常を伴う症候群一覧 …………………………………………… 横井　匡　235

8 子どもの発達を支援するために

- 乳幼児健診 …………………………………………………………… 橋本禎子　242
- 屈折矯正（眼鏡・コンタクトレンズ）　カコモン読解　20 一般 61 …… 富田　香　247
- ロービジョンケアと就学相談 ……………………………………… 伊藤里美　253
- 被虐待児症候群とその対応 …………………………… 中山百合, 仁科幸子　258

文献*　263
索引　277

* "文献"は，各項目でとりあげられる引用文献，参考文献の一覧です．

編集者と執筆者の紹介

シリーズ総編集	大鹿　哲郎	筑波大学医学医療系眼科	
	大橋　裕一	愛媛大学大学院医学系研究科視機能外科学分野（眼科学講座）	
編集	仁科　幸子	国立成育医療研究センター眼科	
執筆者 (執筆順)	井上　達也	東京大学医学部眼科学教室	
	澤田　麻友	浜松医科大学医学科臨床講座眼科学	
	杉山　能子	金沢大学病院眼科	
	西田　保裕	滋賀医科大学眼科学講座	
	野呂　充	国立病院機構仙台医療センター眼科	
	野村　耕治	兵庫県立こども病院眼科	
	三木　淳司	川崎医科大学眼科学教室	
	河野　玲華	岡山大学医学部眼科学教室	
	横山　連	大阪市立総合医療センター小児医療センター小児眼科	
	木村亜紀子	兵庫医科大学眼科学教室	
	富田　香	平和眼科	
	佐藤　美保	浜松医科大学医学部眼科学	
	大庭　正裕	札幌大庭眼科	
	矢ヶ﨑悌司	眼科やがさき医院	
	菅澤　淳	大阪医科大学眼科学教室	
	彦谷　明子	浜松医科大学医学部眼科学	
	牧野　伸二	自治医科大学眼科学講座	
	森　隆史	福島県立医科大学医学部眼科学講座	
	外園　千恵	京都府立医科大学眼科学教室	
	重安　千花	国立病院機構東京医療センター感覚器センター	
	山田　昌和	国立病院機構東京医療センター感覚器センター	
	黒坂大次郎	岩手医科大学医学部眼科学講座	
	仁科　幸子	国立成育医療研究センター眼科	
	根岸　貴志	順天堂大学医学部眼科学研究室／浜松医科大学医学部眼科学	
	横山　知子	広島大学大学院医歯薬学総合研究科創生医科学専攻 先進医療開発科学講座視覚病態学	
	木内　良明	広島大学大学院医歯薬学総合研究科創生医科学専攻 先進医療開発科学講座視覚病態学	
	野田英一郎	東京都立小児総合医療センター眼科	
	鈴木　茂伸	国立がん研究センター中央病院眼腫瘍科	
	近藤　寛之	産業医科大学眼科学教室	
	平岡美依奈	小金井眼科クリニック	
	田中三知子	国立成育医療研究センター眼科	
	村木　早苗	滋賀医科大学眼科学講座	
	近藤　峰生	三重大学大学院医学系研究科神経感覚医学講座眼科学	
	篠田　啓	帝京大学医学部眼科学講座	
	中山　百合	国立成育医療研究センター眼科	
	植木　智志	新潟大学大学院医歯学総合研究科視覚病態学分野	
	松下　賢治	大阪大学医学部眼科学教室	
	河嶋　瑠美	大阪大学医学部眼科学教室	
	日下　俊次	近畿大学堺病院眼科	

古田　　実	福島県立医科大学医学部眼科学講座
羽根田思音	山形大学医学部眼科学講座
髙井　佳子	岡田眼科医院
岩田　恵美	西尾市民病院眼科
横井　　匡	国立成育医療研究センター眼科
橋本　禎子	桜水さかい眼科
伊藤　里美	国立成育医療研究センター眼科

1．子どもの眼の特性と検査

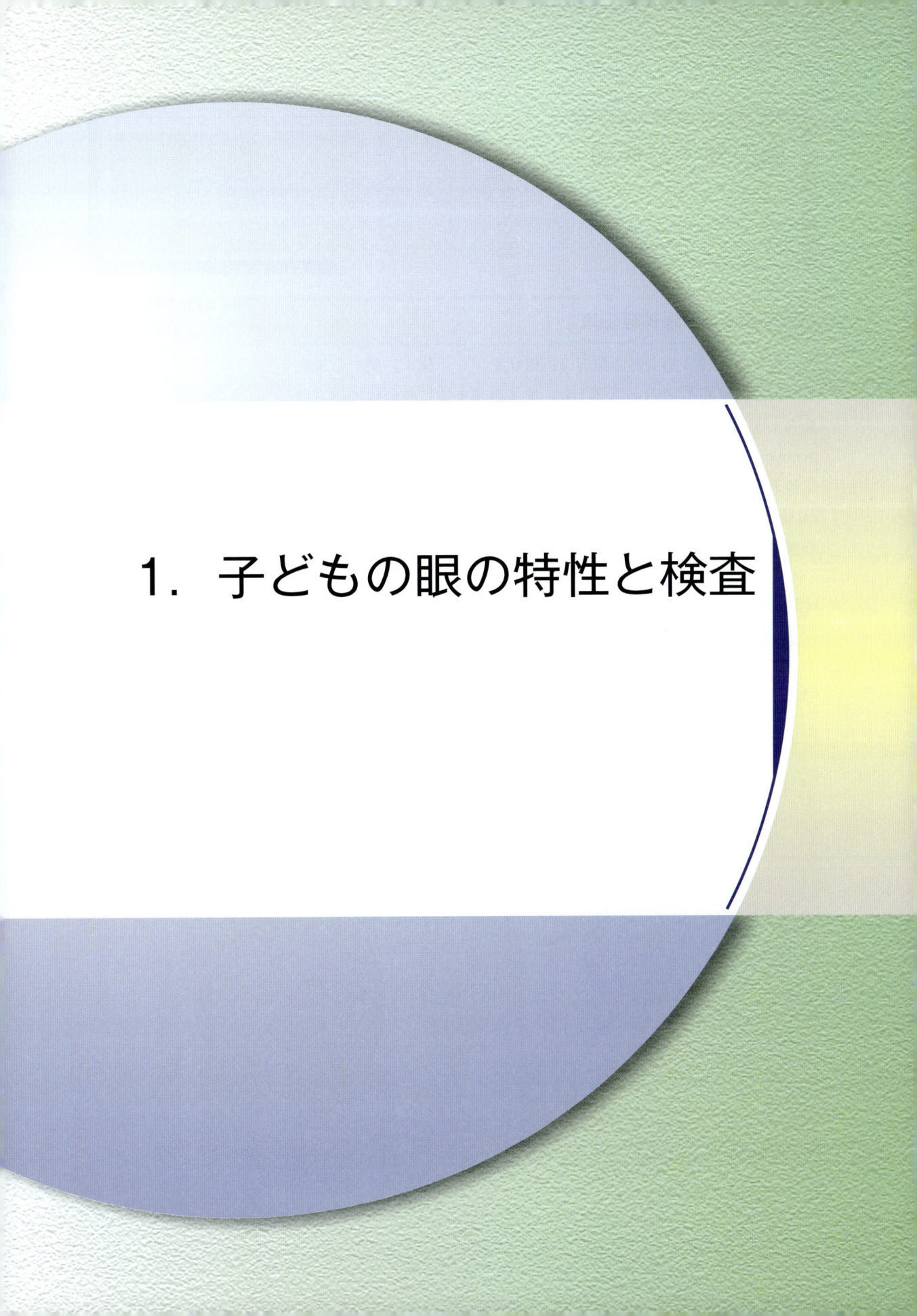

眼の発生と疾患

文献は p.263 参照.

発生過程での眼神経由来

　ヒトでは胎生3週で外胚葉層は円板状を呈し，徐々に肥厚し神経板（neural plate）となる（**図1a**）．第3週末までに神経板の側方はもち上がり神経ひだ（neural fold）となり，中央部は神経溝（neural groove）と呼ばれる溝ができる（**図1b**）．次第に神経ひだは正中線で接近し互いに癒着する．この際に生じる管状の構造が神経管（neural tube）であり，頭側は脳胞となり尾側は脊髄となる．眼領域を含む頭部では神経ひだの癒合に先立って，神経板の側方縁の神経堤

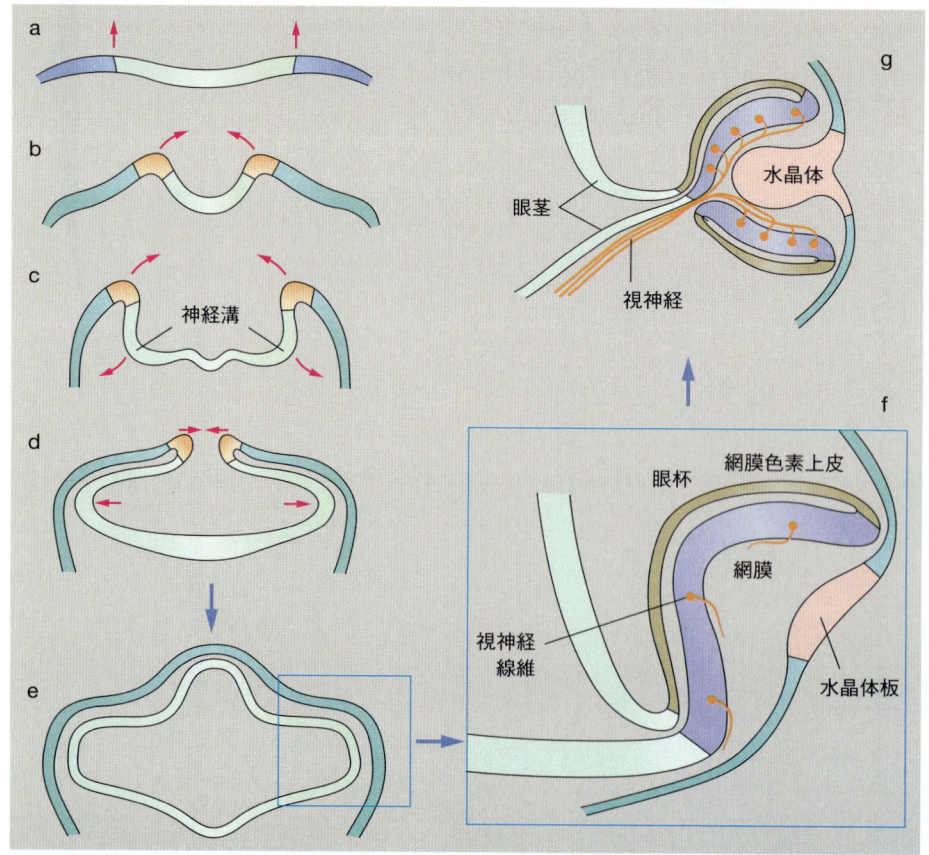

図1　眼発生の基本的な流れ

表1　眼組織の発生起源

神経外胚葉	感覚網膜，網膜色素上皮，虹彩上皮，瞳孔括約筋，瞳孔散大筋
体表外胚葉	水晶体，角膜上皮，結膜上皮，涙腺
神経堤（間葉）	角膜実質，角膜内皮，虹彩実質，毛様体実質，脈絡膜，強膜，毛様体筋

(neural crest)細胞が神経ひだから分散し始める．この神経堤が，活発に遊走と移動を繰り返し，上皮性から間葉性*1 に変化する．神経の発生は，外胚葉由来のものと神経堤由来（間葉由来）のものから構成されることになる．

眼胞と眼杯

眼の発生も，神経発生と同様に外胚葉由来の組織と神経堤（＝間葉）由来の組織に大別される．さらに，外胚葉は神経外胚葉と体表（表面あるいは表層）外胚葉に分けられる（表1）．ヒトでは胎生3週から4週にかけて前脳が側方へ膨らみ，眼胞（optic vesicle）を形成する（図1e）．この眼胞の形成異常では，単眼症，無眼球，真性小眼球といった眼の基本構造に異常を来たす疾患が生じる．

その後，胎生4週のうちに眼胞は内側へと陥入し眼杯（optic cup）となる（図1f）．この際に肥厚した体表外胚葉（水晶体板〈lens placode〉）が眼杯内に陥入し水晶体小胞となる．さらに第5週には水晶体（lens）を形成する．眼杯は神経外胚葉由来の内外2層の構造をとり，外層は網膜色素上皮へ，内層は感覚網膜（神経網膜）へと分化する（図1g）．眼杯内層の前の1/5は網膜盲部と呼ばれ，のちに虹彩の内層となる網膜虹彩部と毛様体の形成に加わる網膜毛様体部とに分かれる．この時期の眼杯前端部の発生異常として無虹彩症が挙げられる．PAX6 の遺伝子異常が知られており，緑内障，黄斑低形成などを合併し，視力不良例が多い．胎生7週ころになると眼杯の周囲は疎な間葉で満たされるが，この中に神経外胚葉由来である瞳孔括約筋と瞳孔散大筋が出現する．網膜毛様体の外面には，神経堤由来の毛様体筋が発生する．

後眼部の発生・分化

眼杯の下方は眼杯裂と呼ばれる溝が形成される．眼杯裂は通常胎生7週には閉鎖する．この時期の発生異常の代表的なものである眼杯裂閉鎖不全（コロボーマ）には，視神経コロボーマ，虹彩コロボ

*1 間葉
mesenchyme. その起源にかかわらず粗に組織化された胚子結合組織のことをいう．したがって，外胚葉に由来する神経堤細胞を間葉と呼ぶことに支障はない．一般的に間葉＝中胚葉と考えがちではあるが，中胚葉は"胚盤葉上層および胚体外の組織に由来する細胞"と定義づけられ，間葉とは別物である．

ーマ，脈絡膜コロボーマなどがあり，これらはいずれも下方に形成不全を生じる．本疾患の遺伝子異常としては*PAX2*遺伝子の突然変異が報告されている．

　硝子体動脈は眼杯裂を通り眼杯内に侵入し，眼杯の前部で輪状血管をつくる．胎生7週ころには水晶体前面に伸び瞳孔膜を形成する．のちに硝子体にあたる部位では，出生前には硝子体動脈は消失するが，視神経乳頭までのものは網膜中心動脈となる．網膜中心動脈の視神経乳頭部から網膜周辺部への血管の伸長は，胎生4か月ころに始まり出生時には鋸状縁まで達する．白色瞳孔を来たす疾患[*2]のひとつとして知られる未熟児網膜症は，この血管形成が出生時に完成していないことから生じる．無血管域の酸素需要が大きいほど血管増殖性変化を起こしやすく，予想されるとおり出生時週数の早いものや出生時体重の小さいものが重症化しやすい．

前眼部の発生・分化

　前眼部の発生・分化は少し遅れて生じる．間葉の空胞化が起こり，これが前房形成の始まりであるが，水晶体前面の瞳孔膜と，強膜に続く外層となる角膜固有層により形成される．このような成り立ちから，角膜上皮は体表外胚葉に由来するのに対し，角膜実質，内皮は神経堤由来である．のちに水晶体前面の瞳孔膜は消失し，前房と後房が連絡するようになる．

[*2] **白色瞳孔（leukocoria）を来たす疾患**
白色瞳孔を来たす疾患としては，先天白内障，第1次硝子体過形成遺残（persistent hyperplastic primary vitreous；PHPV），未熟児網膜症，家族性滲出性硝子体網膜症（familial exudative vitreoretinopathy；FEVR），網膜芽細胞腫などが挙げられる．

カコモン読解 第18回 臨床実地問題1

胎生5週の眼球を図に示す．矢印が分化するのはどれか．
a 感覚網膜
b 網膜色素上皮
c Bruch膜
d 脈絡膜
e 強膜

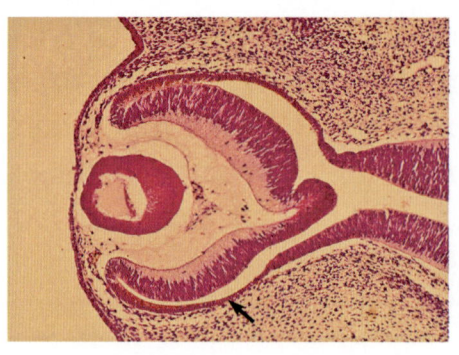

解説　ヒトでは，胎生4週（図2a）になると前脳が側方へ膨らみ，眼胞（optic vesicle）が形成され体表外胚葉と接するようになる．眼胞と接している体表外胚葉の部位は肥厚し，水晶体板（lens

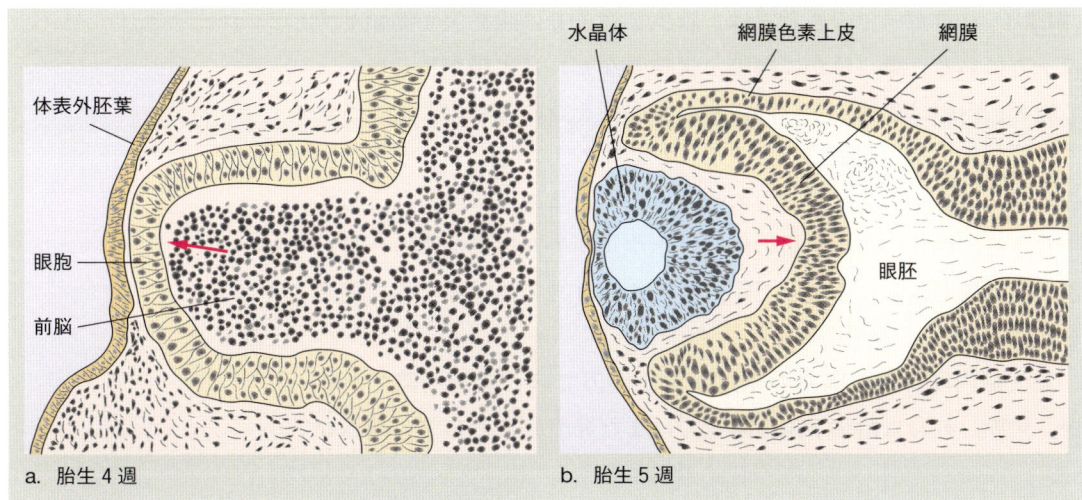

図2　胎生4〜5週における眼の発生の模式図

placode）となる．さらに，胎生5週目（**図2b**）には水晶体と眼胞は陥入し眼杯（optic cup）を形成する．眼杯は2層構造となり，外層が網膜色素上皮層，内層が感覚網膜になる．眼球後方にあたる問題の図の矢印の部位は網膜色素上皮に分化していく．一方で，胎生5週以降にこれら眼の原基が間葉組織に囲まれるようになり，脳の発生における脳軟膜，脳硬膜に相当する2層となり，内層が脈絡膜，外層が強膜にそれぞれ分化していく．

模範解答　b

カコモン読解　第20回　一般問題2

胎生裂の閉鎖が完了する時期はどれか．
a 胎生第4週　　b 胎生第7週　　c 胎生第10週
d 胎生第13週　　e 胎生第16週

解説　胎生裂（眼杯裂）の閉鎖は胎生5週に起こりはじめ，7週には閉鎖完了する．この間に閉鎖不全を生じるのがコロボーマである．

模範解答　b

カコモン読解　第21回　一般問題53

胎生8週以前の異常で生じるのはどれか．
a 先天白内障　　b 黄斑低形成　　c 先天緑内障
d ぶどう膜欠損　　e 先天角膜内皮ジストロフィ

解説 コロボーマの患者では，胎生7週までに眼杯裂が閉鎖せずに下方にぶどう膜（ほかに網膜，視神経など）に欠損が生じる．

先天白内障は生後1年以内に水晶体混濁を認めるものと定義される．遺伝的素因（*FoxE 3*, *PAX 6*, クリスタリン遺伝子など多数の報告がある）から発症するものや，ほかに母体の風疹感染によって生じうる．母体の風疹感染の場合，胎生4～7週に感染すると最も水晶体混濁がみられるようだが，妊娠4か月までの感染でも白内障を起こしうる．

先天緑内障は前房隅角の発達異常が原因で起こる緑内障であるが，角膜，虹彩は胎生7週の時点ではまだ発生しておらず，適さない．

黄斑低形成も，この時点で黄斑部が発生していないので誤りである．

模範解答 d

（井上達也）

眼球と視覚の発達

眼球の発達

眼球は出生時からかなり発達した状態であるが，生後1年で著しく発達し，数年間かけて完成する[1-3]．

眼球：表1に新生児と成人の比較を示す．眼軸径は生後〜1歳半までは急激に成長し（3.7〜3.9 mm），2〜5歳くらいまでは緩徐に（1.1〜1.2 mm），6〜13歳まではさらに緩徐に成長する（1.3〜1.4 mm）．いずれの段階においても，男児は女児よりも眼軸長が長い．

角膜（図1）[4]：出生後1年で角膜は大きく，扁平化し，薄くなる．角膜の屈折力は新生児51.2 D，6か月で45.2 D，成人で43.0 Dとなる．角膜内皮の細胞密度は1歳未満では平均4,523 cells/mm^{2}で，以後成長に伴い細胞数は減少し，細胞面積は増加する．角膜内皮細胞は再生されないため，これらの変化は角膜径の増大による見かけ上の変化と考えられる．

文献は p.263 参照．

表1 新生児と成人の眼球の大きさ

	新生児	成人
眼軸径	16.5 mm	24.5 mm
眼球の体積	2.8 cm^3	6.8〜7.5 cm^3
表面積	812 mm^2	2,450 mm^2

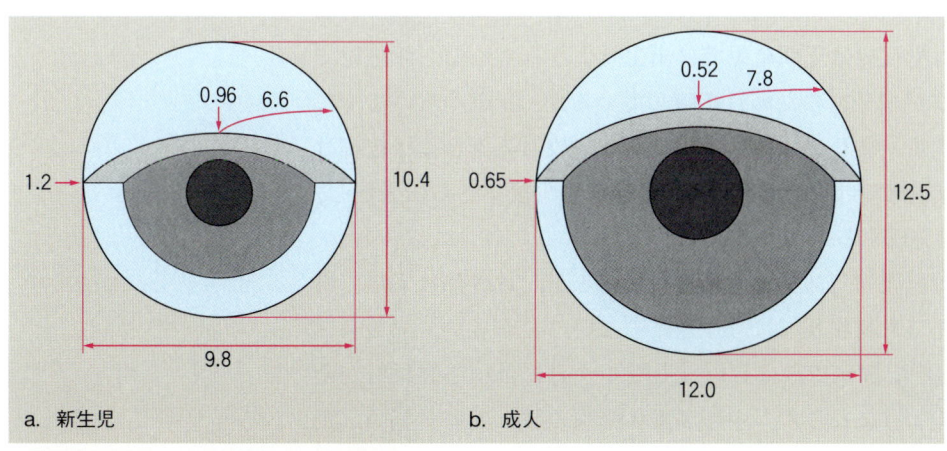

		新生児	成人
角膜径	水平径	9.8 mm	12.0 mm
	垂直径	10.4 mm	12.5 mm
角膜厚（中央）		0.96 mm	0.52 mm

図1 新生児と成人の角膜の大きさ（単位：mm）
（Eustis HS：Postnatal development. In：Wright KW, editor. Pediatric Ophthalmology and Strabismus. St. Louis, Tokyo：Mosby；1995. p.45-49.）

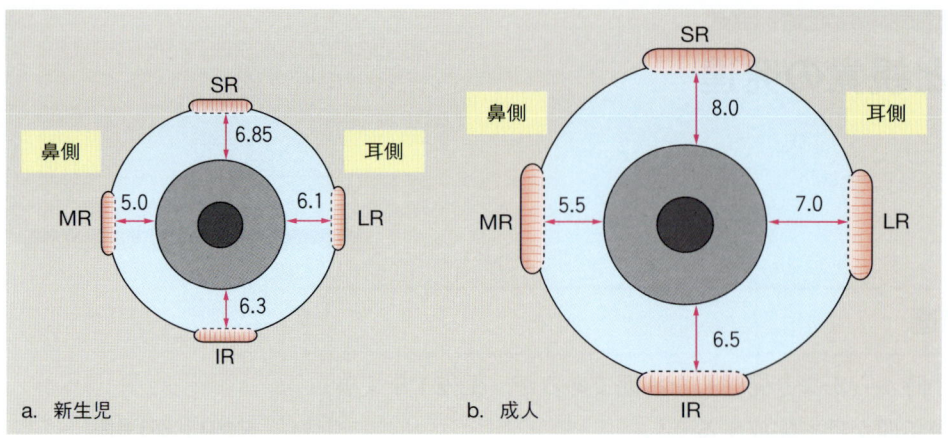

図2 新生児と成人の外眼筋の付着部位の角膜輪部からの距離（単位：mm）
SR：上直筋（superior rectus muscle）
IR：下直筋（inferior rectus muscle）
MR：内直筋（medial rectus muscle）
LR：外直筋（lateral rectus muscle）
（Eustis HS：Postnatal development. In：Wright KW, editor. Pediatric Ophthalmology and Strabismus. St. Louis, Tokyo：Mosby；1995. p.45-49.）

水晶体：新生児の水晶体は球形で厚い．水晶体は生後も細胞増殖をし続け，タマネギ状に横に拡大していくため，加齢とともに薄く，円板状になっていく．重量も加齢とともに増加する．

強膜：赤道部の厚みは，新生児0.45mm，成人1.09mmである．新生児では厚さが薄く，ぶどう膜が透けて見えるためやや青みがかって見える．成長に伴い強膜線維が増加するに従い厚くなり，白色となる．

ぶどう膜：対光反射は正期産児では出生時よりみられる．新生児では瞳孔散大筋が未発達のため，縮瞳しているが，5歳くらいまでに発達が完了する．また毛様体も未熟であり，放射線維と輪状線維は未発達で，新生児では調節力を欠く．毛様体も生後にさらに発達し，5歳くらいで完成する．

網膜：出生時網膜周辺部はよく発達しているが，黄斑部は未熟であり，正期産児でも輪状反射ははっきりしないことが多い．生後4〜5週ごろから中心窩ができはじめ，生後4か月には中心窩反射が明瞭にみられるようになるが，中心窩錐体細胞の数，配列が整い，黄斑の形態が成人に近くなるのは4歳ごろである．

外眼筋（図2）：新生児と成人では，外眼筋の付着部は図2に示すような差があるが，20か月ごろには成人とほぼ同じになる．また，外眼筋の筋線維数には差がないが，その長さと太さにおいて差があり，新生児では2.5〜3mmである．

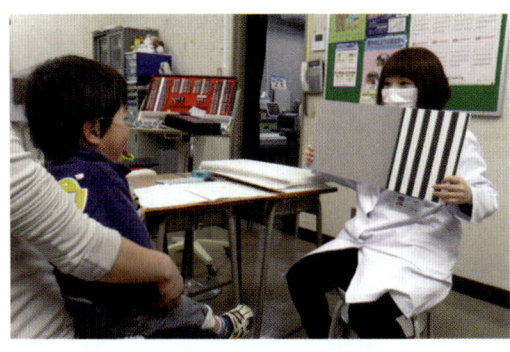

図3 Teller Acuity Cards® を用いた視力検査

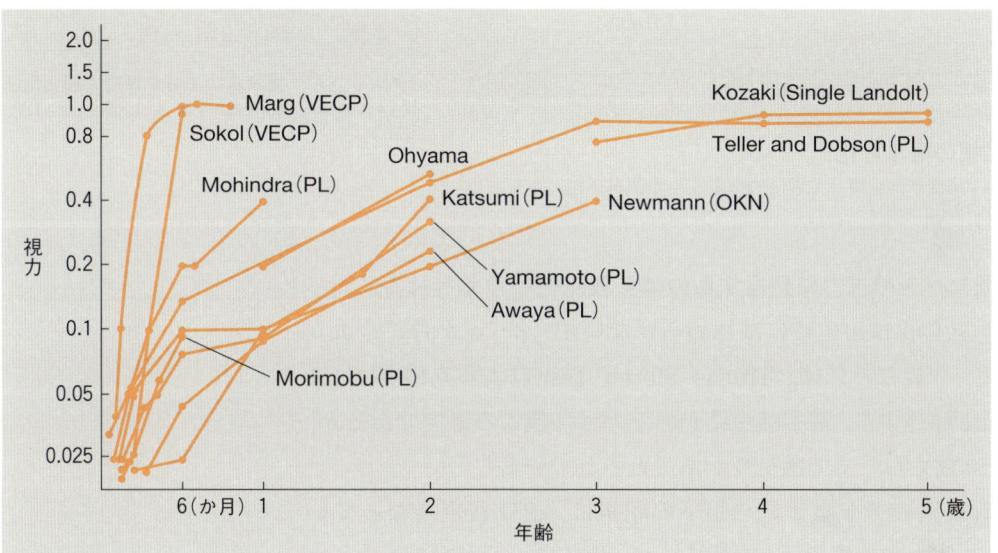

図4 乳幼児の正常視力
（粟屋　忍：乳幼児の視力発達と弱視．眼科臨床医報 1985；79：1821-1836．）

視覚の発達

視力：乳幼児の視力の他覚的評価法には，選択視法（preferential looking；PL），視運動性眼振（optokinetic nystagmus；OKN），視覚誘発電位（visual evoked potential；VEP）などがある．浜松医科大学附属病院眼科では，乳幼児には主に Teller Acuity Cards® を用いて視力を測定している（図3）．さまざまな幅の縞視標を呈示し，これを認知できるかどうかを判断する．患者との距離が近く，簡便であり，外来での検査が比較的容易にできる．Landolt 環を用いた検査が可能となるのは，だいたい3歳過ぎくらいである．小児の視力値については粟屋らが種々の報告をまとめているが，PLでは，生後1か月で0.03，3か月で0.05，6か月で0.1〜0.2，12か月で0.1〜0.4，3歳で0.8〜1.0に到達すると考えられている（図4）[5]．ただし，

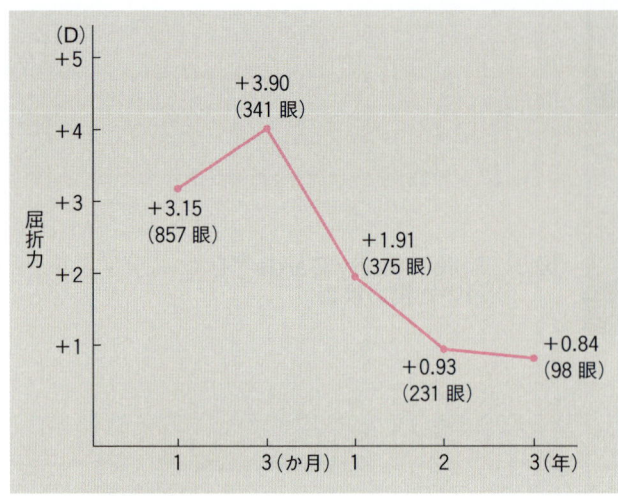

図5　遠視の経年変化
（山本　節：解剖学的特徴と生理学的特徴．小児眼科手術．東京：中山書店；1998．p.3-6．）

表2　屈折異常種別百分率
（散瞳後レフラクト）

学年	近視	近乱	遠視	遠乱	混乱
1	14	31	16	35	4
2	41	29	11	13	6
3	38	32	8	16	5
4	62	20	3	5	8
5	62	22	4	7	5
6	64	24	2	6	4
特殊				50	50
全体(%)	50.5	24.4	6.6	11.8	5.5
眼数	429	217	56	100	47

（湖崎　克ら：検診車による学童視力屈折集団検診の試み．日本眼科紀要 1969；20：129-139．）

成人と同レベルの視力に到達するのは7歳以上と考えられる．

両眼視：立体視は出生時には認められないが，3〜4か月ごろより出現する．3歳ごろには，Titmas Stereo Test による立体視は100 sec. of arc に達する．最も感受性があるのは2歳ごろまでであるが，その後10歳くらいまで感受性があるとされている[1,6]．

屈折：新生児のアトロピン点眼下の屈折は+2D程度となっている[7]．その後やや遠視化する（**図5**）が，学童での分布をみると，小学1年生は遠視のほうが多いが，その後，近視のほうが多くなる（**表2**）[8]．

調節：生後1か月以内では調節反応はない．2〜3か月ころより調節刺激に対する反応を示すようになり，4か月以上になると成人とほぼ同等の反応を示すようになる．

（澤田麻友）

視力・屈折検査

乳幼児での注意点とポイント

　乳幼児の視機能検査では，児の年齢によって検査方法が異なること，成長・発達とともに正常値が変化することなどがポイントとなる．新生児では反射や他覚的な検査しかできないが，成長に伴って自覚的な検査も可能となってくる．しかし，自覚的検査の可能率や成績も年齢によって変化する．また，個人差も大きいので，結果の数値だけでは，正常，異常を判断するのは難しいことも多く，検査時の児の態度や反応スピードなども十分に観察しなければならない．つまり，視機能検査と診察をまったく分けてしまうのは危険で，いわゆる分業で得た検査結果の数値のみをみて判断すると，思わぬ見落としが生じかねない．

　また，乳幼児は検査に興味がなく非協力的であることのほうが普通である．乳幼児は興味のないことに長時間集中できないから，検査は時間制限があり，優先順位をそれぞれの児で変えて要領よく検査を進める工夫が必要となる．

視力検査（1）概要

　乳幼児の視力検査は，被検者である児が安心して，落ち着いて集中できる環境づくりが，検査の可能率を高めるために重要である．成人の視力検査のように隣接して他児が検査していたり，室内に多くの検査機器が置いてあったり，検査室のなかをスタッフが行き来したりすると，検査に集中することが困難となり検査の可能率や信頼度が低くなる．また，年齢によって検査方法が異なり，その値が異なるので，おおよそ何歳でどの検査方法を選択すればよいかを理解しておかなければならない．

視力検査（2）3歳未満の乳幼児に対する視力検査法

対光反射・瞬目反射：未熟児，新生児に対しては開瞼器を使用して対光反射をみる．新生児の視力の評価として，刺激光に対する瞬目

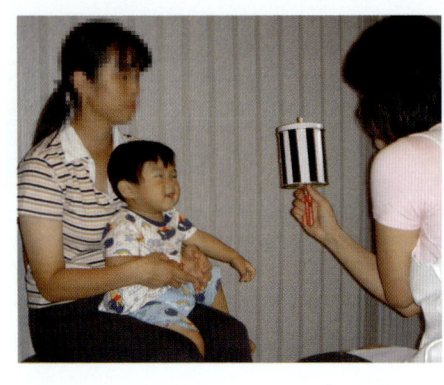

図1　視運動性眼振による他覚的視力検査

反射も有効である．

固視，追視：生後3か月には，固視，追視状態をみることで，視力の評価が可能となる．

嫌悪反射：検者が児の片眼を手で隠したときの反応と，他眼を隠したときの反応の違いで児の視力の左右差がわかる．たとえば，左眼を隠したときには機嫌よくしているが，右眼を隠したら不機嫌になり検者の手を取り除こうとする場合は，"RV（右視力）＞LV（左視力）"と判断できる．

視覚誘発電位（visual evoked potential；VEP）：光または格子縞のような視覚刺激に対する大脳皮質における電気的反応を測定する．後頭部の電極で記録した脳波の変化をとらえ，加算増幅して平均化する．フラッシュVEPは，単色光の光刺激によるもので，0.3Jのキセノン光フラッシュを用いる．パターンVEPは，格子縞や市松模様を反転させて刺激して記録する方法で，transient VEPとsteady-state VEPがある．Sokol[1]は，振幅でみると新生児では0.05，生後6か月で1.0のレベルに達するが，成人のP100に相当する陽性波の潜時は成人レベルに達するのは3〜4歳と報告している．

視運動性眼振（optokinetic nystagmus；OKN）：白黒の縦縞のドラムを眼前で回転し，誘発される眼振である（図1）．回転方向には緩徐相，反対方向には急速相の衝動性眼振を示す．通常は眼球運動を眼球電図（electro-oculogram；EOG）で記録するが，検者が眼振を観察する方法もある．

preferential looking（PL）法：乳児に均一な画面と縞模様を見せたとき，縞模様のほうを見る傾向があることを利用したものである．Dobson[2]は，PL法を用いた7研究の視力発達の結果が類似していたと報告している．forced-choice PL法（FPL）は，乳児に白黒の縞模様と灰白色の均一な画面を見せて，二つの画面の中間にある覗き

文献はp.263参照．

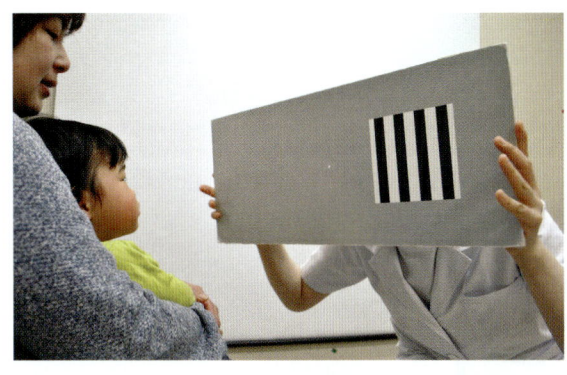

図2 Teller Acuity Cards® による視力検査
乳児に均一な画面と縞模様を見せたときに，縞模様のほうを見る傾向があることを利用した方法である．PL法より簡便で，新生児にも検査可能である．

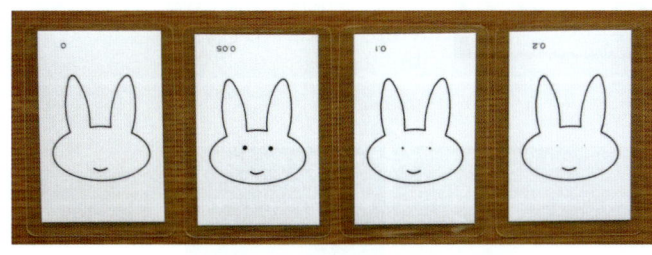

図3 森実ドットカードによる視力検査
2歳前後から検査可能となる．

穴から検者が乳児の眼の動きなど見て判定する方法である．生後2か月〜1歳半の児の視力検査に適している．1歳6か月を過ぎるとFPLでは検査が困難になるため，検査前に縞図形を見せて「シマシマ」と教え，指さしで縞画面を答えさせるoperant PL法（OPL）がある．PL検査機器は，Awaya-Mohindra式視力検査で，スクリーンの中央に直径9.6 cmの二つの視標呈示窓があり，後方からプロジェクターで縞模様と均一画面を投影するようになっている．

縞視力カード法（grating acuity cards）：原理はPL法と同じである．場所をとらず，簡便に検査できる，検査時間が短くPL法より低年齢の新生児にも適用できる，などの利点がある．検査カードは，Teller Acuity Cards®（TAC，Vistech Consultants, Inc.）が一般的である（図2）．Courageら[3]は，TACを使って生後1週の140人の乳児の視力の平均値は0.9 cycles/degreeであったと報告しており，視力発達のデータはPL法でのほかの報告[4]とほぼ一致している．

ドットカード（dot visual acuity card）：体の部分の名称がわかり，絵本や人形の目を指さしできる程度に精神発達した幼児が対象となる．個人差はあるが，2歳前後で検査が可能となる．森実ドットカード（図3）は，目の大きなカードを示して「おめめある？」と聞き，「ある」，「ない」を答えさせ，次第に小さい目のカードに移り最小視認閾の近くまできたら，「おめめはどこにある？」とたずね，指でそれぞれの目をささせて確認する．ときどき，目のないカードも

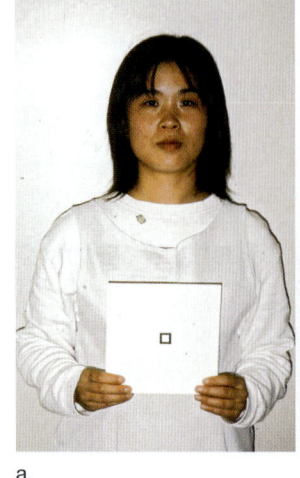
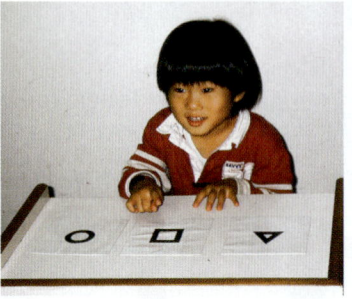

図4 ○, △, □による図形視力
○, △, □の図形視標を呈示し (a), 児が指さして答える (b).

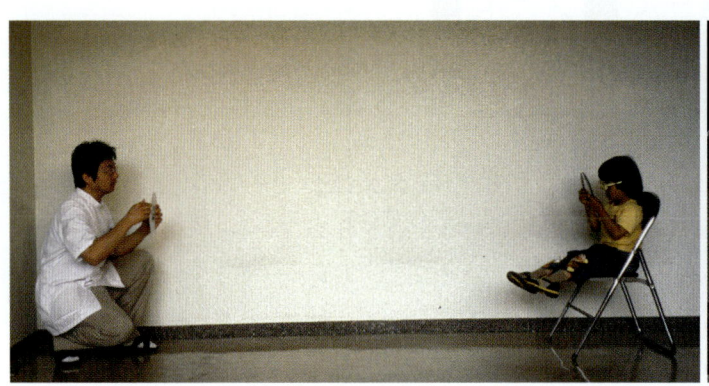
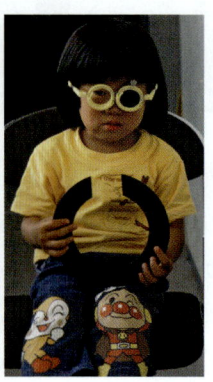

図5 Landolt 環字ひとつ視力検査
児の眼の高さに視標を呈示し (a), ハンドル合わせ法で答える (b). 児は Landolt 環と同形のプラスチックをハンドルのように回して答える.

呈示して確認する. 2～3歳で 0.6 以上, 4～5歳で 0.8 以上が標準的な視力値である.

絵視標, 図形視標による視力検査: 動物などの絵視標を呈示して答えさせる方法や, ○, △, □の視標を呈示し, 児が同じ形の図形を指さして答える方法である (図4). 2～3歳6か月児が対象となる. しかし, 絵指標では児の知能と視経験の影響を大きく受ける.

視力検査 (3) 3歳以上の幼児に対する視力検査法

Landolt (ランドルト) 環による視力検査: 3歳前後から成人と同じ Landolt 環による視力検査が可能となるが, 年少児は, 読み分け困難[5]があり, 視標がつまっていると見づらい. 湖崎ら[6]は, この読み分け困難は 8～10歳まで続くと報告している. このため, 3～5

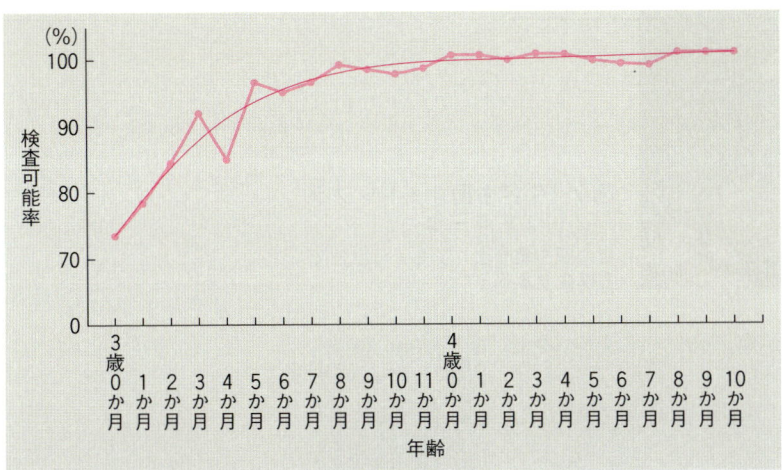

図6 Landolt環字ひとつ視力検査の可能率
3歳0か月では73%,3歳6か月では94%が検査可能となる.
(神田孝子ら:保育園における3,4歳児の視力検査.眼科臨床医報 1993;87:288-295.)

表1 3,4歳児の月齢ごとの平均視力

年齢	平均視力
3歳0か月	0.55
1か月	0.66
2か月	0.82
3か月	0.79
4か月	0.79
5か月	0.78
6か月	0.82
7か月	0.82
8か月	0.82
9か月	0.86
10か月	0.87
11か月	0.88
4歳0か月	0.88
1か月	0.87
2か月	0.90
3か月	0.89
4か月	0.99
5か月	0.96
6か月	0.97
7か月	0.93
8か月	1.00
9か月	1.08
10か月	1.15
11か月	—

3歳0か月では0.55,3歳6か月で0.82,4歳0か月で0.88,4歳6か月で0.97である.
(神田孝子ら:保育園における3,4歳児の視力検査.眼科臨床医報 1993;87より改変.)

歳ではLandolt環字ひとつ視標による検査が適している.児はハンドル合わせ法で答える(図5).可能となれば,指さしで答えてもらう.Landolt環字ひとつ視力検査の可能率を図6に,3,4歳児の月齢ごとの平均視力を表1に示す[7].Landolt環字づまり視力検査は,6歳以上の学童に適している.

屈折検査(1)概要

乳幼児では他覚的屈折検査を行う.3歳未満では手持ち型オートレフラクトメータや検影法を主に行う.3歳以上になると据え置き型オートレフラクトメータでの検査が可能となる.学童では自覚的屈折検査も可能となるが,他覚的屈折検査は必須である.小児の屈折検査では,常に調節の介入を忘れてはならず,調節麻痺下でなければ正確な屈折値は得られない.

オートレフラクトメータも検影法もできない児に対しては,保護者の同意を得たうえで,布などで児を抑制し開瞼器を装着すれば,他覚的屈折検査はほぼ全例で可能である.しかし,2歳以上の児では抑制・開瞼器がトラウマとなることがあるので,必要最小限にとどめたい.

屈折検査(2)屈折検査機器の選択

オートレフラクトメータ:手持ち型オートレフラクトメータ(図7)を用いると,仰臥位,立位,座位いずれでも検査可能で,クイック

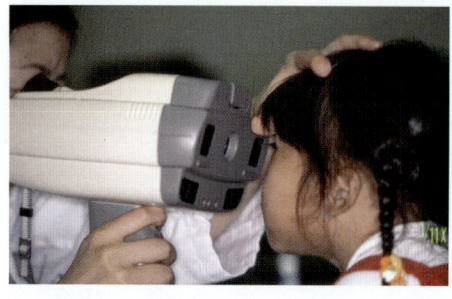

図 7　手持ち型オートレフラクトメータ

台に顎を載せなくても，仰臥位でも検査できる．

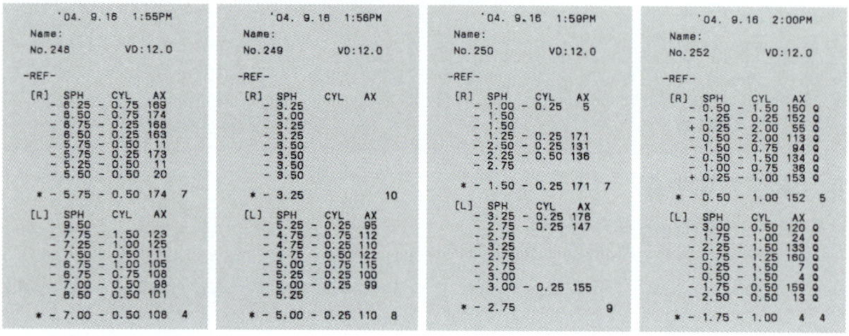

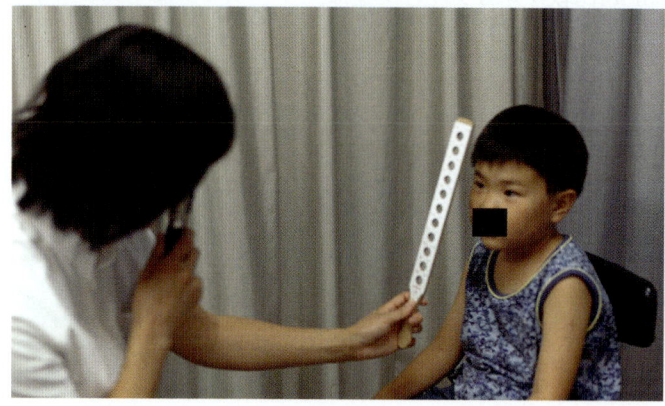

```
'04. 9.16  1:55PM
Name:
No.248          VD:12.0

-REF-

[R]  SPH      CYL   AX
   - 6.25 - 0.75 169
   - 6.50 - 0.75 174
   - 6.75 - 0.25 168
   - 6.50 - 0.25 163
   - 5.75 - 0.50  11
   - 5.75 - 0.25 173
   - 5.25 - 0.50  11
   - 5.50 - 0.50  20

 * - 5.75 - 0.50 174  7

[L]  SPH      CYL   AX
   - 9.50
   - 7.75 - 1.50 123
   - 7.25 - 1.00 125
   - 7.50 - 0.50 111
   - 6.75 - 1.00 105
   - 6.75 - 0.75 108
   - 7.00 - 0.50  98
   - 6.50 - 0.50 101

 * - 7.00 - 0.50 108  4
```

a.

```
'04. 9.16  1:56PM
Name:
No.249          VD:12.0

-REF-

[R]  SPH      CYL   AX
   - 3.25
   - 3.00
   - 3.25
   - 3.25
   - 3.50
   - 3.50
   - 3.50
   - 3.50

 * - 3.25              10

[L]  SPH      CYL   AX
   - 5.25 - 0.25  95
   - 4.75 - 0.75 112
   - 4.75 - 0.25 110
   - 4.75 - 0.50 122
   - 5.00 - 0.75 115
   - 5.25 - 0.25 100
   - 5.00 - 0.25  99
   - 5.25

 * - 5.00 - 0.25 110  8
```

b.

```
'04. 9.16  1:59PM
Name:
No.250          VD:12.0

-REF-

[R]  SPH      CYL   AX
   - 1.00 - 0.25   5
   - 1.50
   - 1.50
   - 1.25 - 0.25 171
   - 2.50 - 0.25 131
   - 2.25 - 0.50 136
   - 2.75

 * - 1.50 - 0.25 171  7

[L]  SPH      CYL   AX
   - 3.25 - 0.25 176
   - 2.75 - 0.25 147
   - 2.75
   - 3.25
   - 2.75
   - 2.75
   - 3.00
   - 3.00 - 0.25 155

 * - 2.75               9
```

c.

```
'04. 9.16  2:00PM
Name:
No.252          VD:12.0

-REF-

[R]  SPH      CYL   AX
   - 0.50 - 1.50 150 Q
   - 1.25 - 0.25 152 Q
   + 0.25 - 2.00  55 Q
   - 0.50 - 2.00 113 Q
   - 1.50 - 0.75  94 Q
   - 0.50 - 1.50 134 Q
   - 1.00 - 0.75  36 Q
   + 0.25 - 1.00 153 Q

 * - 0.50 - 1.00 152  5

[L]  SPH      CYL   AX
   - 3.00 - 0.50 120 Q
   - 1.75 - 1.00  24 Q
   - 2.25 - 1.50 133 Q
   - 0.75 - 1.25 160 Q
   - 0.25 - 1.50   7 Q
   - 0.50 - 1.50   4 Q
   - 1.75 - 0.50 159 Q
   - 2.50 - 0.50  13 Q

 * - 1.75 - 1.00   4  4
```

d.

図 8　調節非麻痺下での 3 歳児の手持ち型オートレフラクトメータの値

初回の測定値（a）は近視であるが，徐々に近視の値が減少し（b, c），5 分後（d）には，ほぼ ±0D となった．

図 9　検影法

熟練を要するが，簡便な方法である．

モードがついているものもある．座って顎台に顎を載せてくれる児には成人と同じ据え置き型オートレフラクトメータでの検査が可能となる．いずれも自動雲霧機能が内蔵されているが，小児では，この雲霧機能のみでは調節の介入を取り去ることはできない（**図 8**）．

検影法： レチノスコープ（検影器）と凹凸の板付きレンズを用いて行う（**図 9**）．場所や児の体位を選ばずに施行できる．眼振のある児

表2 調節麻痺薬

	麻痺効果	効果最大	効果持続	副作用
日点アトロピン点眼液®	完全	5日	3週間	発熱 顔面紅潮 アトロピン中毒
サイプレジン® (1.0%シクロペントラート)	不完全 0〜+1.5D (AT値と比べて)	60〜120分	2日	幻覚 一過性運動失調

小児の調節麻痺薬は，日点アトロピン®点眼液とサイプレジン®である．

でも検査可能である．片眼で器械の中の視標を覗くのではなく，両眼開放した状態で検査が可能であるため，斜位近視の診断の決め手になることが多い．調節の状態を見ながら検査できるが，検者は熟練が必要となる．詳細な乱視の軸などは把握できない．

屈折検査（3）調節麻痺薬

　小児の屈折検査においては，調節機能を一時的に麻痺させる点眼薬である硫酸アトロピンやシクロペントラートを用いる．表2に，日点アトロピン点眼液®とサイプレジン®の比較を示す．ともに副交感神経遮断薬であり，点眼後は散瞳する．散瞳薬であるミドリンP®は，さらに交感神経刺激薬も含有しているため，散瞳効果は強いが調節麻痺効果は不安定で不完全であるため，乳幼児の調節麻痺薬としては適さない．

硫酸アトロピン（点眼）：調節麻痺の基本は日点アトロピン点眼液®を用いる．日点アトロピン点眼液®1%を，1日2回（朝夕）両眼にそれぞれ1滴ずつ7日間点眼する．6か月未満の乳児などには0.5%のものを用いることもある．劇薬なので，必ず注意事項や点眼方法を外来で保護者に説明し，点眼は平日の朝から開始する．効果は点眼中止後も2〜3週間かけて徐々に消失する．副作用が出たときは，点眼を中止し速やかに連絡をしてもらう．外来での口頭説明のみとせず，注意書きを手渡す（図10）．内斜視の児には，アトロピン調節麻痺下での屈折検査は必須である．

シクロペントラート（点眼）：サイプレジン®は，日点アトロピン点眼液®に比べると，調節麻痺効果は不十分であるが，外来で点眼後，その日のうちに検査ができる．効果は2〜3日で消失するなどの利点もある．眼位異常がない児，保護者が日点アトロピン点眼液®に抵抗があり希望しない場合，年長児などに使用している．しかし，

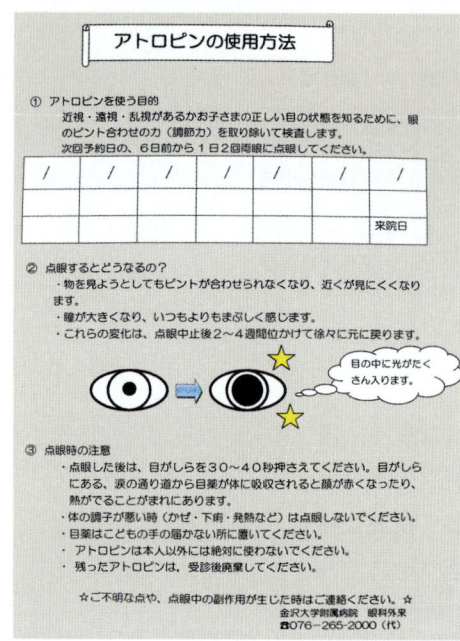

図10 アトロピン点眼の注意書き
検査の意義，点眼期間，点眼方法，副作用，緊急時の連絡先が書いてある．

サイプレジン®調節麻痺下での値で屈折矯正を行っても，治療経過が良好ではない場合には，アトロピン調節麻痺下での屈折検査が必要である．

カコモン読解　第18回 一般問題74

乳児の視力検査で正しいのはどれか．2つ選べ．
a Landolt環字一つ視標　　b PL視力検査器　　c 縞視力カード
d 点視力カード　　e 森実式ドットカード

[解説]　a．Landolt環字ひとつ視標での視力検査が成立するのは，非常に早い児でも2歳を過ぎてからで，検査可能率は3歳0か月児では73％，3歳6か月では94％と報告[7]されている．

b．乳児に均一な画面と縞模様を見せたときに，縞模様のほうを見る傾向があることを利用したものであり，生後2か月～1歳半の児の視力検査に適している．

c．原理はPL法と同じであるが，場所をとらずに簡便に検査が可能である．新生児の検査も可能である．

d, e．体の部分の名称がわかり，絵本や人形の目を指さしできる程度に精神発達した幼児（個人差はあるが2歳前後）が対象となる．

[模範解答]　b, c

（杉山能子）

眼位・眼球運動・両眼視機能検査

眼位検査

　眼位の状態には大きく分けて，正位，斜位，斜視がある．正位は両眼視時，非両眼視時にかかわらず両眼の視線が同一の固視目標に一致した，眼位ずれのない状態である．斜位は両眼視時には眼位ずれが生じないが，非両眼視時に眼位ずれが生じる状態である．一方，斜視は恒常的に眼位ずれが生じている状態である．代表的な眼位検査を挙げる．

角膜反射光による眼位検査：Hirschberg 試験は，被検者の眼前（33 cm）からペンライトで眼球を照らし，角膜反射光の位置を観察する方法である．片眼の角膜反射光が瞳孔縁にあれば約 15°の斜視，瞳孔縁と角膜輪部の中間にあれば約 30°の斜視，角膜輪部にあれば約 45°の斜視となる．

　Krimsky プリズム試験は，斜視でずれた角膜反射光を，角膜中心に位置させるために要するプリズム度数で斜視角を求める方法である．

交代遮閉試験(alternating cover test)：一定の固視目標を定めて，各眼を交互に眼前遮閉した場合，斜位または斜視がある例では，各眼で遮閉から開放の際に，固視目標からの眼位ずれを補正するための眼球運動が生じる．そして，眼位ずれをプリズムで矯正（プリズムで中和）して，交互に遮閉しても眼球が動かなくなるプリズム度数で斜視角を求める（図1）．

眼球運動検査

　眼球運動検査の代表的な方法として，眼球電図（electro-oculogram；EOG）と Hess チャートがある．

眼球電図：実際の眼球運動を電気的に記録する方法である．図2のように，眼球は前方の角膜と後方の網膜の間に静止電位差があり，相対的に角膜側がプラス，網膜側はマイナスの電位を有する．眼窩の内側・外側縁または上・下縁付近の皮膚に記録電極を貼付し，この電位差により，眼球運動で角膜が近づいた電極はプラスの電位を

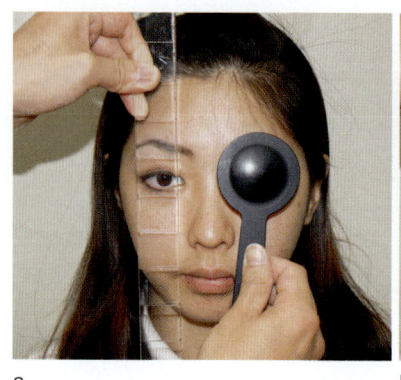
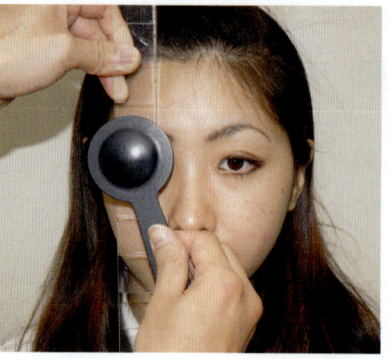

a.　　　　　　　　　　　　b.

図1　交代遮閉試験
眼位ずれがある場合，交互の眼前遮閉で眼球運動が生じなくなるプリズム度数から斜視角を求める．

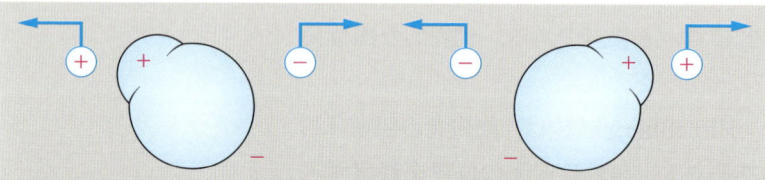

眼球は前方の角膜と後方の網膜の間に静止電位差があり，相対的に角膜側がプラス，網膜側はマイナスの電位を有する．眼窩の内側・外側縁または上・下縁付近の皮膚に記録電極を貼付し，この電位差により，眼球運動で角膜が近づいた電極はプラスの電位を帯びることになる．この電位変化は眼球の回転量（眼球運動量）にほぼ正比例するため，電位記録が眼球運動の記録となる．

図2　眼球電図の原理

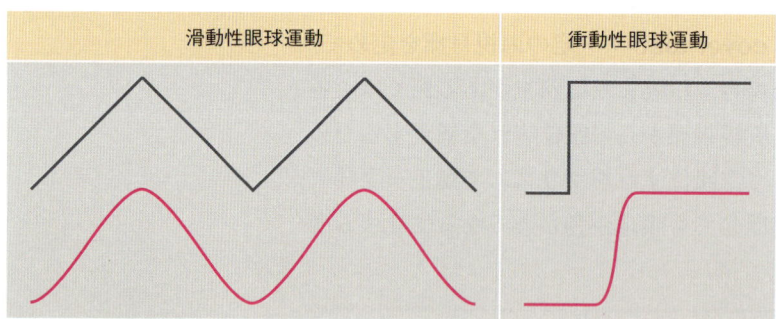

図3　眼球電図
黒が視標，赤が眼球の動きを示す．横軸は時間を表している．縦軸は眼球運動の角度を表し，縦軸の正の方向（上の方向）が水平の眼球運動の場合は右方向，垂直の眼球運動の場合は上方向を示す．

帯びることになる．この電位変化は眼球の回転量（眼球運動量）にほぼ正比例するため，電位記録が眼球運動の記録となる．図3は滑動性眼球運動と衝動性眼球運動の眼球電図である．

Hess チャート：本検査は，片眼の麻痺性斜視での麻痺筋の同定や，麻痺の程度を判定するのに有用である．

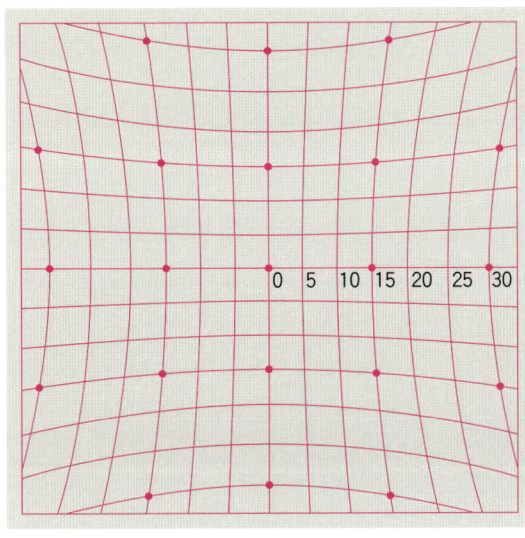

図4 Hessチャートで赤フィルターを通して見える固視標

　被検者の顎を検査台に載せて頭部を固定し，左右一対の赤と緑のフィルターの眼鏡を装用させる．**図4**のように，赤色光で投影された上下左右15°間隔に配列した固視点を呈示する．被検者には緑色の点状光（または矢印形などの光）が照射できる光源をもたせて，検者が指定した赤の固視点に重ね合わせるように命じる．赤と緑が補色の関係であるため，赤フィルターを装用している眼には赤色光の固視点は見えるが，緑色の点状光は見えない．一方，緑フィルターを装用している眼には緑色の点状光は見えるが，赤色光の固視点は見えない．すなわち，正常網膜対応の被検者で眼位ずれが存在すると，その眼位ずれに応じて緑色の点状光をずらせば，赤色光の固視点と緑色の点状光は各眼の網膜中心窩に投影され，被検者にとって赤と緑の光は重なって自覚される．そして，固視点ごとに緑色の光の位置，すなわち眼位ずれを記録する．片眼の赤フィルターでの各固視点で，他眼の緑フィルター下での眼位ずれを記録した後，赤と緑のフィルターを左右逆にして同様の検査を行う．そして，各眼で得られた眼位ずれのプロットを格子状に直線で結び，そのパターンから麻痺筋を同定する．

　たとえば，左眼に外転神経麻痺がある場合，**図5**のように健眼である右眼（赤フィルター眼）で15°内転方向に固視した場合，左眼（緑フィルター眼）にも同じく15°の外転方向の命令が中枢から伝達される．しかし，左眼は外転神経麻痺のために15°までの外転ができず，外転方向で圧縮したパターンを示す．逆に，麻痺眼である左眼（赤フィルター眼）で15°外転方向を固視する場合，健眼での15°

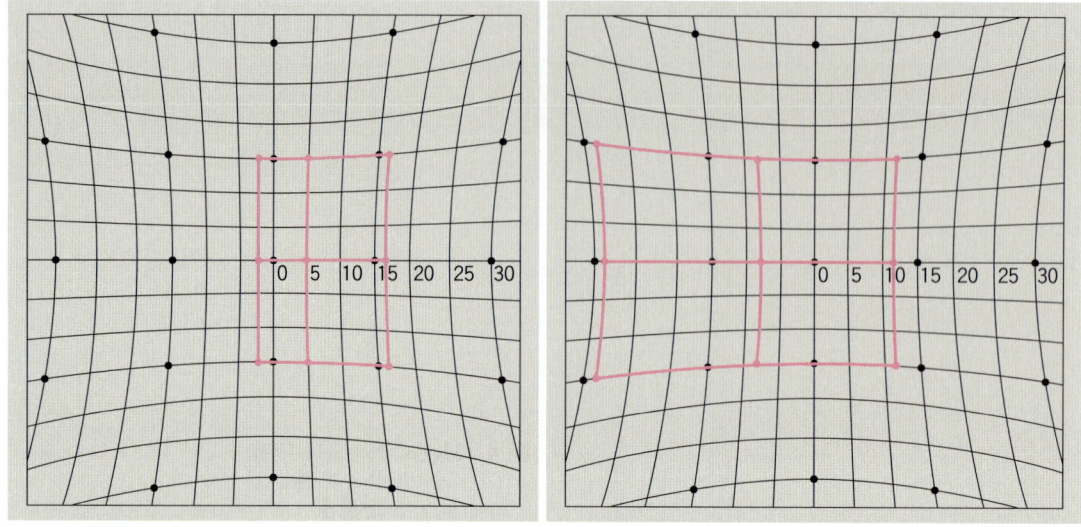

a. 左眼の偏位で第1偏位.　　　　　　b. 右眼の偏位で第2偏位.

図5　左外転神経麻痺

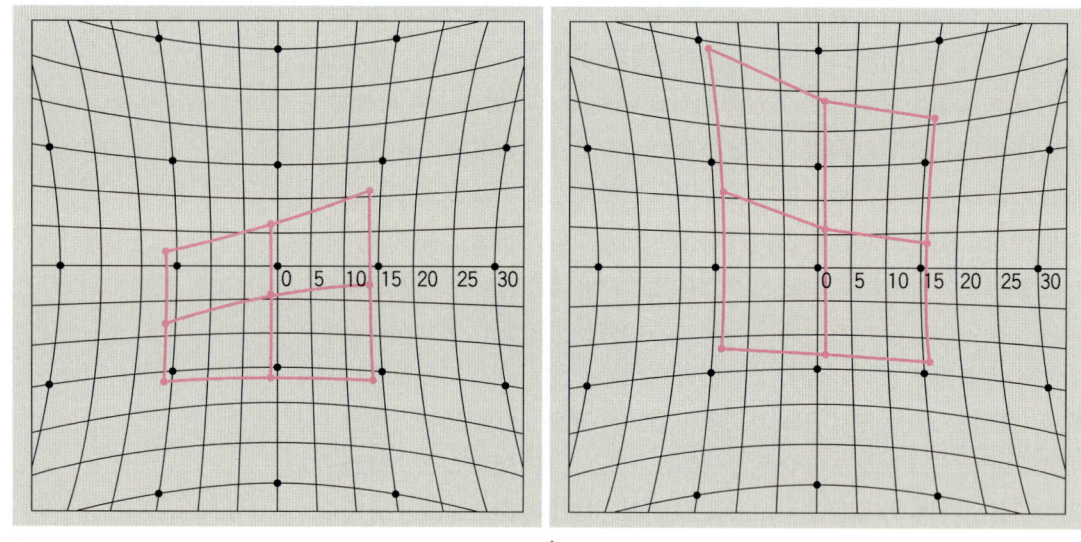

a.　　　　　　　　　　　　　　　　b.

図6　左上直筋麻痺
a. 左眼の偏位で第1偏位となり，上部が左下がりに偏位している．
b. 右眼の偏位で第2偏位となる．

外転よりも強い命令が必要となる．したがって，健眼（緑フィルター眼）にも同じく強い内転命令が伝達され，健眼では15°以上の内転が生じ，内転方向に伸展したパターンを示す．健眼固視での麻痺眼の偏位は作用方向で圧縮パターンを示し，これを第1偏位（primary deviation）という．一方，伸展パターンを示す健眼の偏位を第2偏位（secondary deviation）という．第1偏位で麻痺眼が，そ

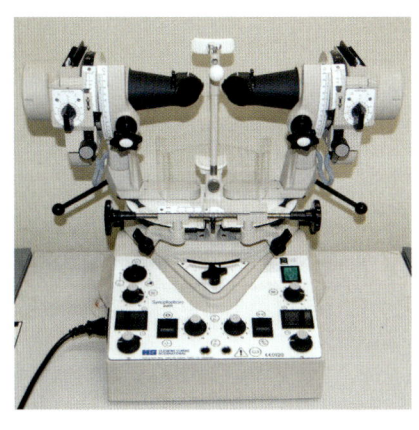

図7　大型弱視鏡

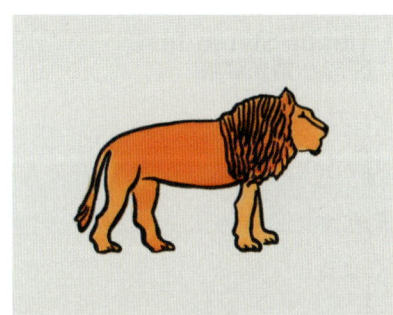 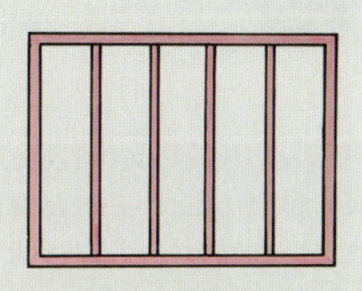

図8　同時視図形で使われる図

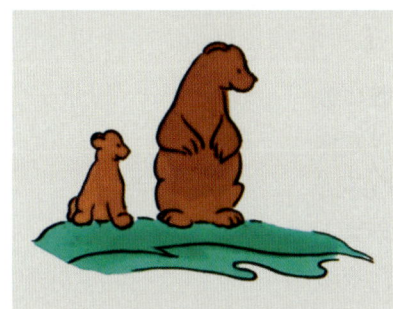 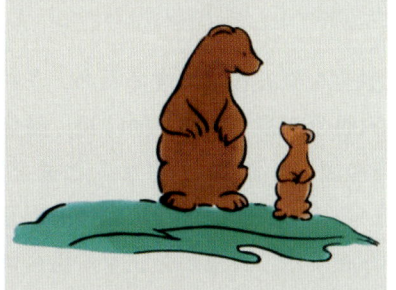

図9　融像図形

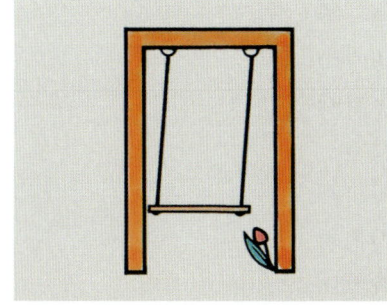 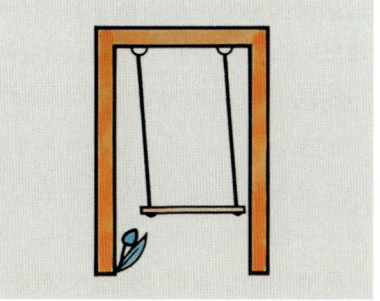

図10　立体視図形

のパターンから麻痺筋が同定できる．

　図6は左上直筋麻痺である．第1偏位は左眼で上転での圧縮パターンが認められ，第2偏位は右眼で上転での伸展パターンが認められ

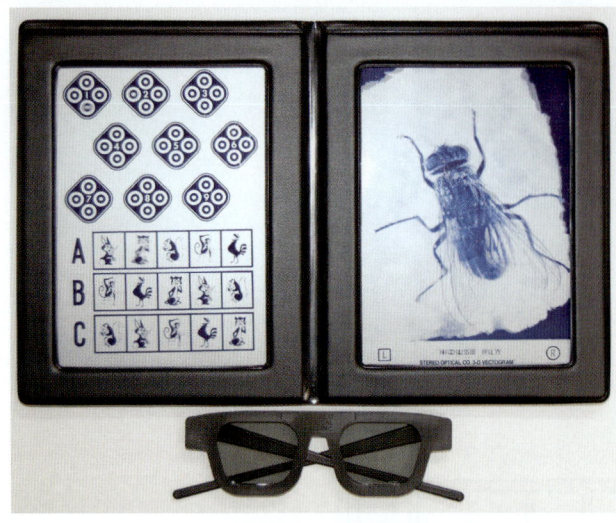

図11 Titmus Stereo Test
図形と偏光眼鏡

る．また，両偏位は斜め方向に圧縮と伸展が認められる．これは，上直筋の上転作用が外転時により強くなるため，上直筋麻痺が存在する場合は外転時での上転不全がより顕著となり，偏位が大きくなるためである．一方，斜筋では麻痺眼の内転時に上下偏位が強くなる．

両眼視機能検査

大型弱視鏡（図7）：左右で独立した鏡筒を有するため，左右眼に独立した視標呈示が可能で，両眼分離視の状態で同時視，融像，立体視検査が行える．図8は同時視図形で各眼にライオンと檻を呈示し，ライオンが檻の中に入っているのを確認する．一方の図形しか見えない場合は，他眼に抑制が存在する．斜視が存在する場合は，その斜視角に応じて鏡筒を回転（水平，垂直，回旋方向）させ，自覚的斜視角の測定ができる．図9は融像図形で，熊の数を答えさせる．融像している場合，中央の親熊は一つに重なり，左右に1頭ずつの小熊が見え，「3頭」と答える．図10は立体視図形である．ブランコの視差によりブランコの振れが前後いずれに見えるかを答えさせる．

Titmus Stereo Test（図11）：立体視の代表的な検査法である．本検査視標を左右の偏光フィルター眼鏡で両眼分離視させ，その視差によって立体視を計測する．検査距離は眼前40cmである．視標はハエ，動物，円がある．それぞれの視標の視差はハエが約3,000秒，動物が100～400秒，円が40～800秒である．正常では視差100秒以下での立体視が可能である．

（西田保裕）

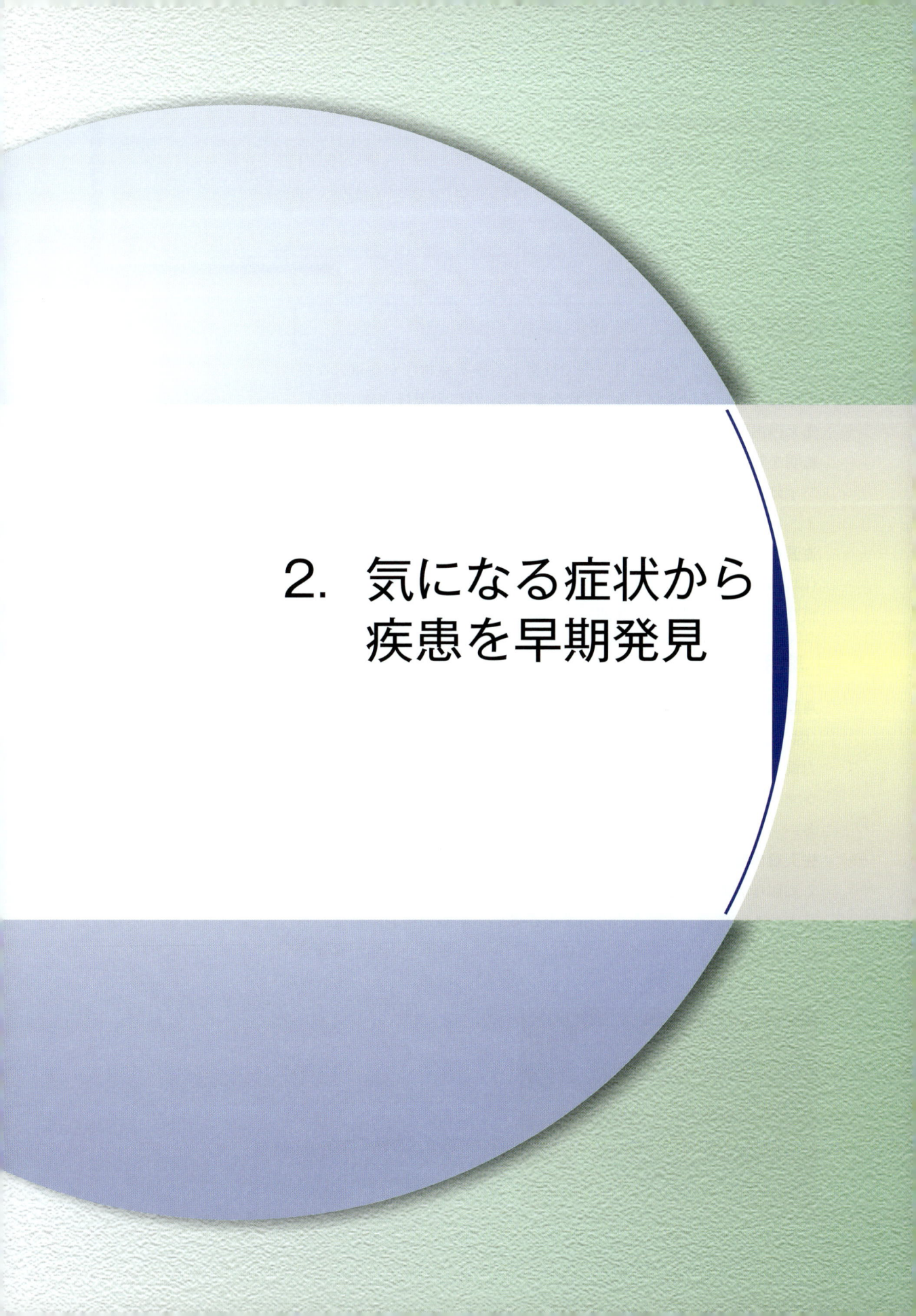

2. 気になる症状から疾患を早期発見

羞明・流涙

関連する疾患

　羞明・流涙は，小児眼科診療で日常よくみる症状ながら重大な疾患が隠れている場合があり，注意を要する．特に先天緑内障（牛眼），先天白内障は早期発見・早期治療が重要である．

羞明を訴える疾患：角膜疾患（角膜炎・角膜びらん・角膜ジストロフィほか），牛眼，白内障，間欠性外斜視，無虹彩，錐体ジストロフィ，白子症，網膜色素変性，杆体1色覚などがある．

流涙を訴える疾患：涙道疾患が多いが，先天鼻涙管閉塞，涙点閉鎖，（涙点外反）などで，それ以外では眼瞼・睫毛内反症，角結膜炎，角膜びらん，先天緑内障（牛眼），ワニの涙でみられる．

羞明

角膜疾患：顆粒状角膜変性症，斑状角膜変性症，格子状角膜変性症（図1），膠様滴状角膜変性症などの角膜ジストロフィで，羞明，視力低下などを訴える．治療は疾患により異なるが，進行するとエキシマレーザーによる角膜表層切除術や角膜移植術が行われることが多い．

先天緑内障（牛眼）：出生時にすでに存在する発達緑内障で，持続する高眼圧のため，眼球および角膜伸展を生じ牛眼（図2）に至ることがある．羞明，流涙を生じることが多い．牛眼の視力予後は，眼圧が正常化しても，不可逆的角膜混濁，角膜乱視，強い屈折異常に

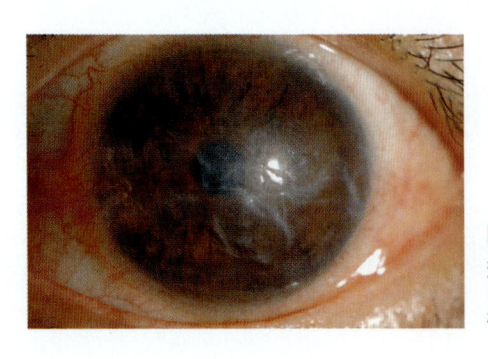

図1　格子状角膜変性症
羞明を訴えている．
（写真提供：東北大学眼科
横倉俊二先生．）

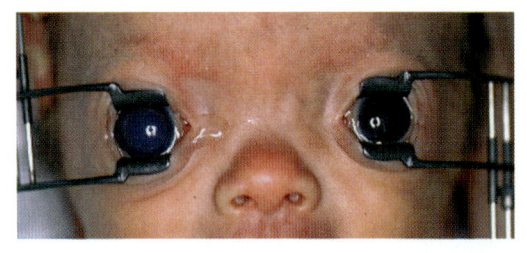

図2 両眼角膜径拡大（牛眼）と右眼の角膜混濁

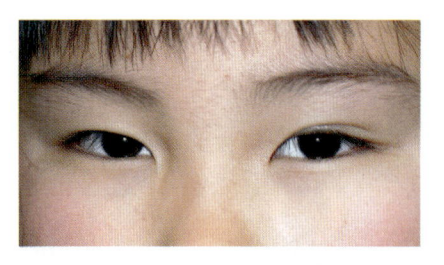

図3 両眼先天白内障（層間白内障）
羞明のため眼を細めている．

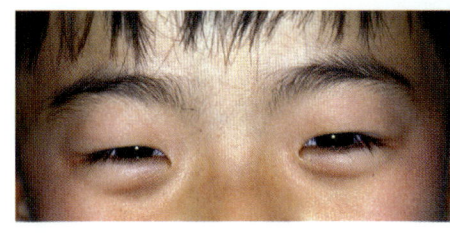

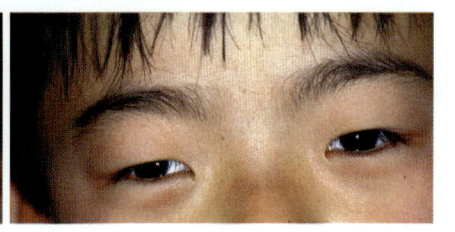

a.　　　　　　　　　　　　　　b.

図4 間欠性外斜視
正位（a）と斜視（b）が交互に出現する．

より予後不良な場合が多い．

先天白内障（図3）：瞳が白い，視反応がない，羞明，眼振，斜視，小眼球などの症状で来院することが多い．特発性が最も多く，遺伝性，胎内感染（風疹，水痘，トキソプラズマなど），代謝疾患（ガラクトース血症，ガラクトキナーゼ欠損症，Wilson病，低カルシウム血症など），ほかの眼疾患に合併（小眼球，Peters奇形，無虹彩症，第一次硝子体過形成遺残など）するものがある．

間欠性外斜視（図4）：眼位が正位あるいは外斜位のときと，外斜視のときが交互に出現する．眼精疲労，複視，羞明（正確には明所でまぶしそうに片目をつぶる）を認める．

先天無虹彩（図5）：*PAX6*遺伝子異常により生じる疾患で，虹彩がないため強い羞明を訴え，眼振を伴う．黄斑低形成を伴うことが多く，視力予後不良で，緑内障，白内障，黄斑低形成（**図6**），角膜障害，屈折異常，斜視，小眼球の合併がみられる．また，腎臓のWilms腫瘍の合併例があり小児科的検索も要する．羞明に対して遮光眼鏡，虹彩つきコンタクトレンズを用いることがある．

錐体ジストロフィ：網膜視細胞の主に錐体系が障害される遺伝性疾患で，杆体系の障害も合併することがある．視力低下，羞明，色覚異常の症状を訴えて来院することが多い．診断には蛍光眼底造影，網膜電図（photopic ERG, scotopic ERG, flicker ERG, full field

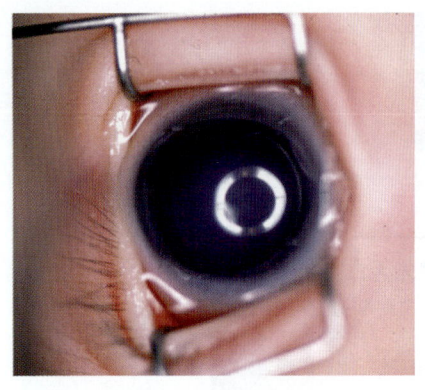

図5 先天無虹彩
緑内障を合併し，角膜混濁がみられる．

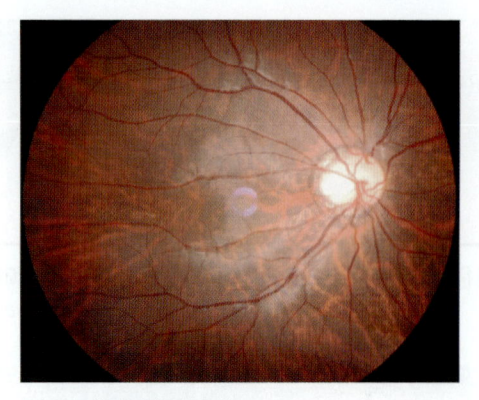

図6 黄斑低形成
中心窩反射および黄斑反射がみられない．

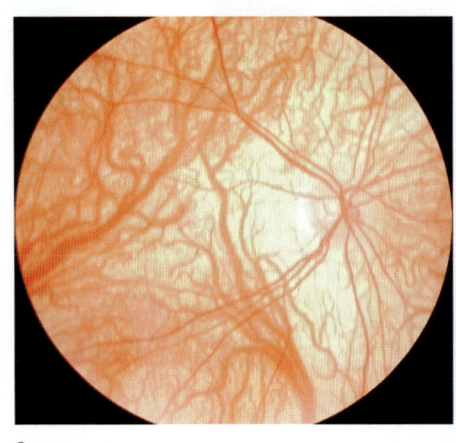

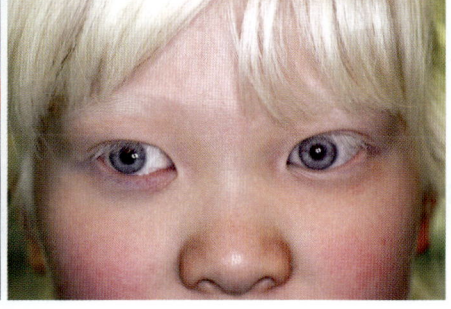

図7 白子症
a. 白子眼底で，脈絡膜血管が透見可能である．
b. 虹彩と毛髪，眉毛，睫毛の脱色素が著明．

ERG，多局所 ERG[*1]）が有効である．蛍光眼底造影では標的黄斑（bull's eye）が特徴的所見である．有効な治療法はない．

白子症：チロシナーゼの欠損または活性低下により生じる疾患で，眼振，黄斑低形成，脈絡膜血管が透見可能な白子眼底（図7），斜視，屈折異常などを伴う．診断は，特徴的な低色素の皮膚，頭髪，眉毛，睫毛，虹彩，眼底所見から容易である．治療は，屈折異常の矯正，遮光眼鏡あるいは虹彩つきコンタクトレンズの装用を行う．

杆体1色覚：羞明，眼振，低視力，強度色覚異常を認める疾患で停止性である．眼底所見では異常を認めないが，錐体系の ERG（photopic ERG と flicker ERG）では強い振幅の低下を認める（図8）．

網膜色素変性（図9）：小児では遺伝性網膜色素変性と全身疾患に伴う網膜色素変性（Alport 症候群，Batten 病，Bardet-Biedl 症候群，

[*1] ERG
electroretinogram（網膜電図）

a. full field ERG　　　　　　　　b. photopic ERG

c. scotopic ERG　　　　　　　　d. 30 Hz flicker ERG

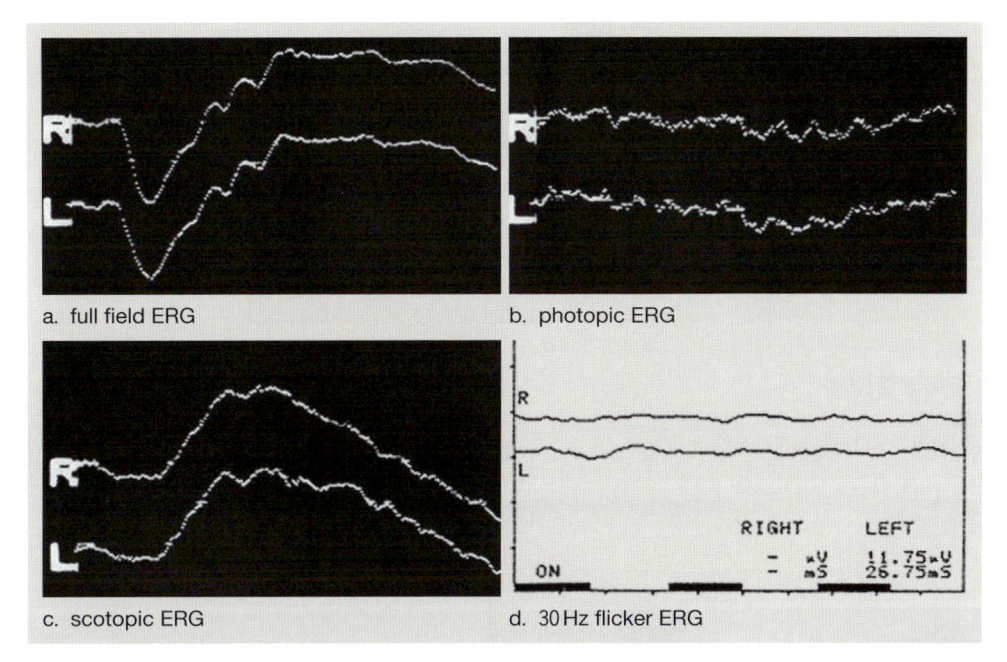

図8　杆体1色覚
b, dの錐体系ERGで振幅がほぼ消失している．

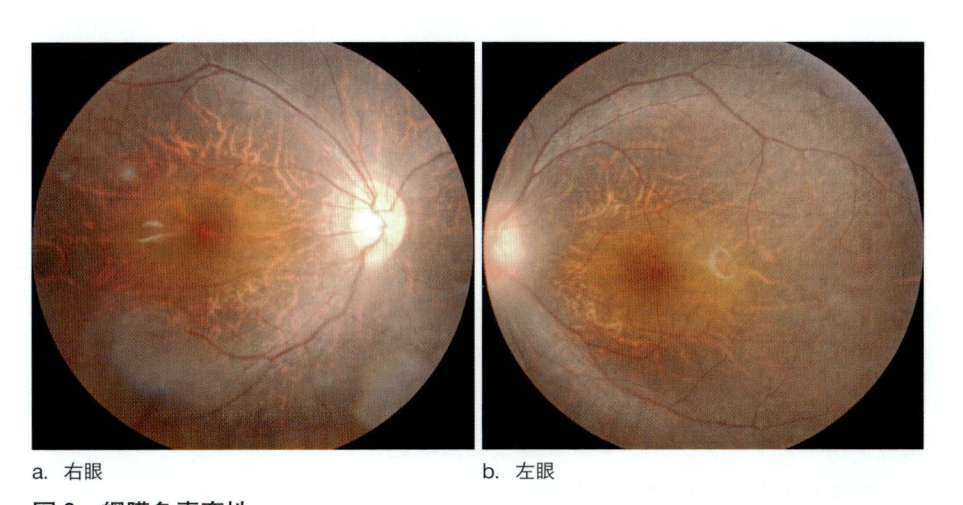

a. 右眼　　　　　　　　　　　　b. 左眼

図9　網膜色素変性
黄斑部の色調はよいが，網膜血管の狭細化および網膜色素上皮の変化がみられ色素沈着もみられる．

Cockayne症候群，Refsum病，Usher症候群，ムコ多糖症など）が主にみられる．視力低下，視野狭窄，夜盲，羞明が症状としてみられるが，ほとんど自覚していない例も多い．診断には網膜電図（ERG）が有用で，眼底所見の変化がほとんど認められない時期でも，a波，b波の振幅低下がみられる．遺伝性の網膜変性では原因遺伝子の変異が報告されているが，まだ一部がわかっているだけである．現在，研究が進められているが，劇的に有効な治療法はない．

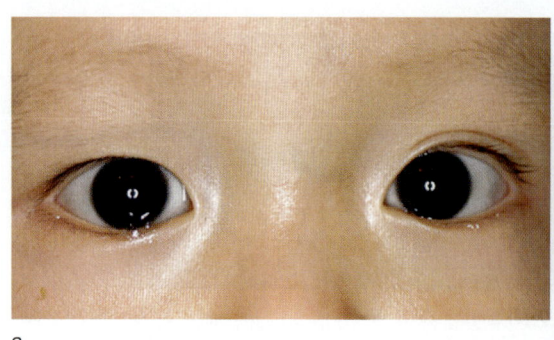

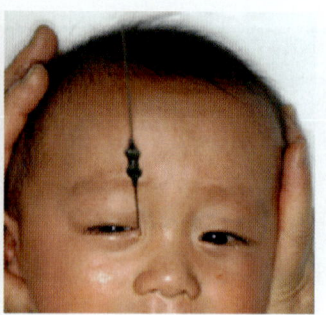

図10　右先天鼻涙管閉塞
a. 右眼流涙を認める．
b. 鼻涙管閉塞開放術（プロービング）を施行．

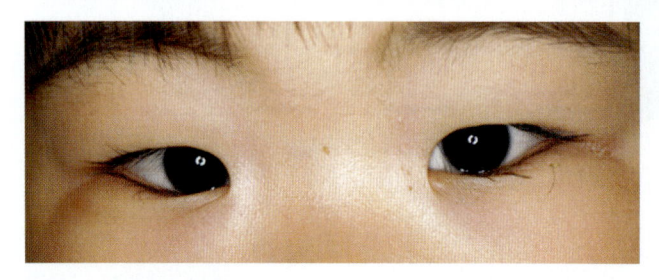

図11　両睫毛内反
流涙を生じており，左眼がより強い．

進行例では，ロービジョンケアを要する．

流涙

先天鼻涙管閉塞（図10a, b）：出生後早期に，眼脂，流涙がみられる疾患で比較的自然治癒が多い疾患である．診断は，涙道通水検査で生理食塩水や膿の逆流がみられれば確定する．通水検査の際は，生理食塩水を色素（フルオレセイン，インジゴカルミン，塩化メチルロザニリンなど）で染めておくと確認しやすい．

　治療は，一定期間は抗菌薬・抗生物質点眼と涙囊部のマッサージで様子をみたのちに，改善がみられない場合は鼻涙管閉塞開放術（プロービング）を行う．なお，涙囊マッサージは無効との報告[1]もあり，慎重な対応を検討する．開放術の手技は熟練した専門医のもとで研修を受けるほうが望ましいと考える．また頻度は少ないが先天涙点閉鎖でも同様の症状を示す．治療は，涙点切開・穿刺のみですむ例と鼻涙管閉塞開放術を追加する例がみられる．

先天緑内障（牛眼）：前述した"羞明／先天緑内障（牛眼）"の項参照．

眼瞼内反・睫毛内反（図11）：睫毛が眼球に接触して角膜上皮障害

文献はp.263参照．

を起こし，眼脂，羞明，眼痛，結膜充血などを生じる．治療は，小児では自然治癒が多いので2歳ごろまで経過観察し，前述の症状をみながら治療法（対症療法，手術）を検討する．

カコモン読解　第21回 臨床実地問題30

生後2か月の乳児．右眼の流涙と羞明に母親が気付き来院した．涙管通水検査は正常である．顔面写真を図に示す．行うべき検査はどれか．2つ選べ．

a 血液検査
b 眼圧測定
c 角膜径測定
d 眼窩MRI検査
e 眼窩超音波検査

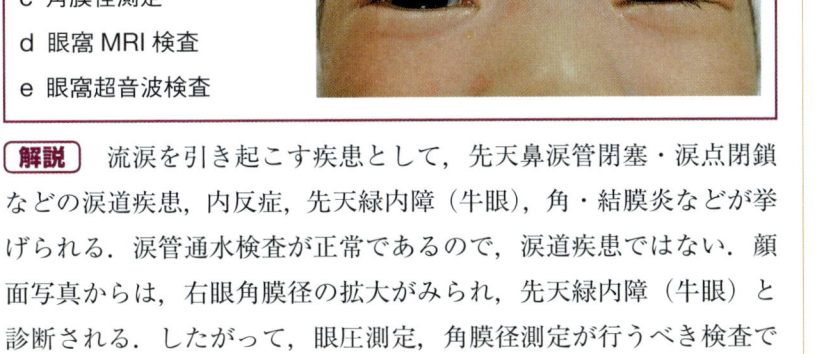

解説　流涙を引き起こす疾患として，先天鼻涙管閉塞・涙点閉鎖などの涙道疾患，内反症，先天緑内障（牛眼），角・結膜炎などが挙げられる．涙管通水検査が正常であるので，涙道疾患ではない．顔面写真からは，右眼角膜径の拡大がみられ，先天緑内障（牛眼）と診断される．したがって，眼圧測定，角膜径測定が行うべき検査である．その他，隅角，視神経の検査が必要である．なお角膜径は，新生児では約10 mmで，12 mm以上では先天緑内障（牛眼）を疑う．

模範解答　b，c

（野呂　充）

白色瞳孔，瞳孔領白濁

病態のちがい

　白色瞳孔は，水晶体より後方にある眼内や網膜病変からの白色反射が瞳孔を通してみえる病態である．夜間に散瞳状態で目が光る"猫眼"も白色瞳孔と共通の病変を有する．一方，瞳孔領白濁は白内障（図1）[*1]や水晶体後囊面に接して線維増殖組織などがみられる病態である．一般的には両病態をひとくくりに白色瞳孔とされ，原因疾患の鑑別診断が重要となる．

原因疾患（1）網膜芽細胞腫

　白色瞳孔をみた場合，常に念頭に置いて診断に臨む必要のある疾患である．初発症状の7割が白色瞳孔と圧倒的だが，斜視や結膜充血などを契機に発見される場合もある．発見時期は両眼性の多くが乳児期で，片眼性も2歳までが多いが，まれに5歳以降に発見される例もあり注意が必要である（図2）．

原因疾患（2）第1次硝子体過形成遺残

　第1次硝子体過形成遺残（persistent hyperplastic primary vitreous；PHPV）は，第1次硝子体の退縮不全が原因で，周産期に網膜硝子体を基盤として線維増殖性変化を来たす疾患である．後極部に軽度の網膜皺襞を形成する程度の病変では発見が遅くなる傾向にあるが，網膜広範に線維増殖や牽引性網膜剝離を来たすタイプでは白色瞳孔を，また，水晶体後面に血管増殖膜を形成するタイプでは瞳

[*1] 先天性の完全白内障では早期から白色瞳孔を呈するが，遅発型の発達白内障の場合，眼位異常を来たした後に瞳孔領白濁に気づかれるケースもある．特に片眼性では視力低下の訴えもないため，発見が遅れる傾向にある．

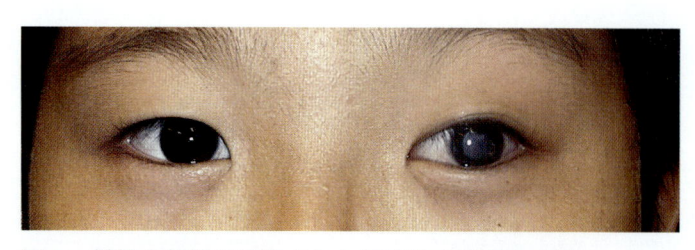

図1　斜視を契機に発見された片眼性の発達白内障

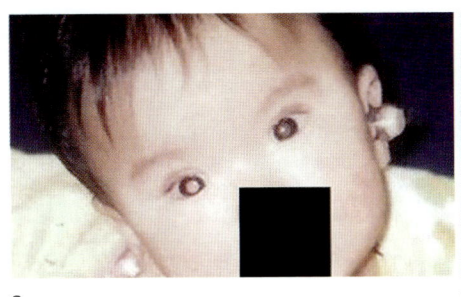

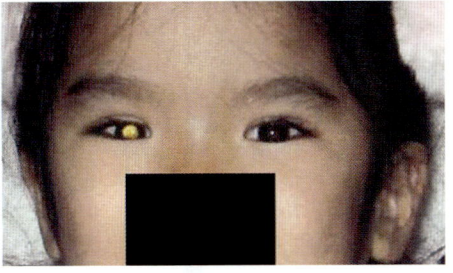

図2　両眼性の網膜芽細胞腫
a. 家人は生後4か月から右眼が光ってみえることに気づき，7か月時に眼科にて診断される．Reese-Ellsworth 分類で右眼は IVa，左眼は IIb．国際分類ではそれぞれ D，C の Stage．病期進行度を反映し，右眼でより顕著な白色瞳孔を呈している．抗癌薬＋光凝固による眼球温存療法を施行．
b. 4歳時の写真．右眼では瘢痕病変が広範なため眼底反射が残存している．

孔領白濁を呈することになる．小眼球，浅前房，毛様体突起延長を伴う水晶体後面の血管線維膜など PHPV の特徴がはっきりしている例もあるが，後眼部タイプのなかに眼底所見のみでは網膜芽細胞腫との鑑別が困難な例もある．CT 上で PHPV は明らかな腫瘍形成や石灰化所見を認めないことが診断の補助になるが，網膜芽細胞腫でも外長性（exotropic）タイプのなかに腫瘍形成や石灰化の軽度なものがある．この場合，PHPV との区別が困難なため短期経過による病態変化から判断することになる．

原因疾患（3）網膜有髄神経線維

視神経の髄鞘化が篩状板を越えて網膜内の神経線維にまで及ぶ発生異常である．網膜は視神経の走行に沿って羽毛様，白色に混濁するが隆起はない．乳頭全周から後極部広範にみられる場合，白色瞳孔を呈する．同時に－10 D を超える強度の近視を合併することが多く，弱視管理の適応である．特に片眼性では弱視予防，治療を目的に早期からコンタクトレンズによる屈折矯正が必要となる（図3）．

原因疾患（4）網脈絡膜欠損（コロボーマ）

眼杯胎生裂の閉鎖不全が原因である．視神経乳頭部の欠損や虹彩欠損も同一スペクトルの病態（ぶどう膜欠損）で合併例も多い．網脈絡膜欠損部は，白色の線維組織で埋められるか強膜が透見されるため，欠損が広範な場合に白色瞳孔を呈する．視神経乳頭部欠損に大きな後部ぶどう腫を伴う例があり，単眼倒像鏡による眼底検査で後極の陥凹を白色隆起病変と見誤るおそれがある．超音波検査で後

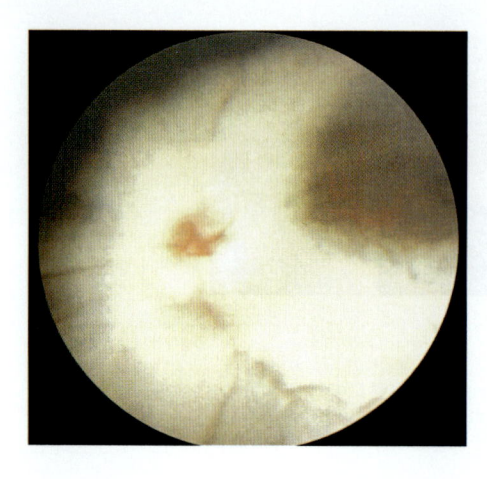

図3 網膜有髄神経線維

部ぶどう腫が確認されるため鑑別は容易である．

原因疾患（5）Coats病・滲出性網膜炎

網膜血管の異常透過性を先天素因に有し，網膜下の滲出や出血，毛細血管拡張，微細動脈瘤などに始まり，病変の拡大伸展，さらに，網膜および網膜下の新生血管を伴う線維増殖，網膜皺襞などに進行する．虹彩ルベオーシスや新生血管緑内障を合併する例もある．通常は男性の片眼に発症し10歳未満が多い．非常にまれであるが，先天性に発症（congenital Coats's disease）する場合があり[1]，病態の急速な進行のため網膜芽細胞腫との鑑別が困難な場合がある．

原因疾患（6）Norrie病

X染色体連鎖性劣性遺伝病．両眼の網膜発生異常（異形成）のため先天盲となる．未分化な網膜増殖組織が眼内を満たす重症例の場合，乳児期より白色瞳孔または瞳孔領白濁を呈する．小眼球，難聴，知能障害を合併するほか，白色瞳孔を呈さない軽症例において幼児期に白内障や角膜混濁を併発する．

原因疾患（7）網膜硝子体異形成

網膜の発生異常により網膜皺襞，網膜神経膠症（gliosis），ロゼット（rosette）などがみられる．後極広範の病変で白色瞳孔を呈するほか，水晶体後方に白色線維組織を形成し瞳孔領白濁となる．正常児で孤発症候として発現する（autosomal recessive vitreoretinal dysplasia）ほか，13番染色体トリソミー[*2]，色素失調症（Bloch-Sulzberger syndrome）など，染色体異常や全身疾患に合併する．

文献はp.263参照．

[*2] 13番染色体トリソミーでは，多彩な眼部異常がみられる（表1）．

表1　13番染色体トリソミーにおける眼合併症

小眼球
ぶどう膜欠損
白内障
角膜混濁
網膜異形成
PHPV
視神経異形成
単眼症

PHPV：persistent hyperplastic primary vitreous（第1次硝子体過形成遺残）

カコモン読解　第18回 臨床実地問題23

4か月の乳児．顔面写真を図に示す．CT検査で眼球内に石灰化を認める．この疾患で正しいのはどれか．2つ選べ．
a 冷凍凝固で治療する．
b 片眼性より両眼性が多い．
c 13番染色体に欠失を認める．
d 病理組織にロゼットを認める．
e 第1次硝子体の退化不全による．

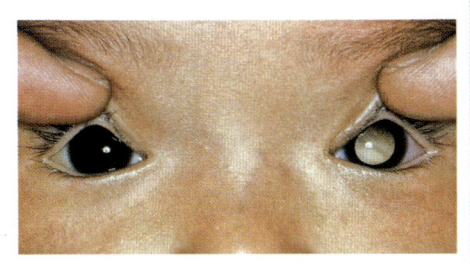

解説　示された所見より，鑑別疾患の筆頭は網膜芽細胞腫である．
a．腫瘍が小さい場合や抗癌薬治療などにより縮小した場合には，光凝固または冷凍凝固を行い，腫瘍細胞の非生存化を図る．
b．網膜芽細胞腫は片眼発症が両眼発症より多い．ちなみに全国登録集計結果によると，2009年の発症は片眼性が44例，両眼性が21例であった．
c．網膜芽細胞腫は13番染色体の長腕にある癌抑制遺伝子，*RB1*遺伝子の異常，つまり，同遺伝子を含む染色体部位の欠失または遺伝子内の変異などによる不活化が病因である．
d．摘出眼の病理組織検査で分化型においてロゼットや偽ロゼットを認めるが，未分化型ではみられない．
e．第1次硝子体過形成遺残では，通常CT検査において石灰化所見は認めない．また，小眼球傾向にあることも網膜芽細胞腫との重要な鑑別点である．

以上より，a，c，dはいずれも部分的に正しい記述であるが，網膜剝離も含め瞳孔領広範の白色反射のため進行癌である可能性が高い．よって冷凍凝固が主たる治療とは考えにくい．

模範解答　c, d

（野村耕治）

疾患は斜視に潜む

斜視は多種多様な原因で起こる

　斜視の原因は視覚の入力系（眼球〜大脳一次視中枢）の障害，視覚情報を処理する統合系の障害，眼球運動の制御系・出力系の障害など多種多様である．斜視患者を診察するとき，眼位ずれの病態を可能な限り把握することは，正しい管理を行ううえで重要である．ここでは，特に，小児の斜視の非典型的な原因について述べる．

視覚入力系の障害・統合系の異常

感覚性斜視：一眼あるいは両眼の（高度の）視力障害のある小児は，融像が不可能になるため，しばしば感覚性斜視 (sensory strabismus, sensory heterotropia) を来たす．**表1**に感覚性斜視の原因として報告されているものを挙げるが，重篤な視力障害を来たす疾患であれば，これ以外の疾患でも生じる．

　このような感覚性斜視は通常，共同性であり，小児に多くみられる共同性斜視との鑑別が重要になる．特に眼底疾患による感覚性斜視は多く[1]，低視力の初発徴候でありうる．"斜視診療では眼底検査が重要である"とされるゆえんである[*1]．とりわけ，小児では片眼性の視力低下は重篤であっても自覚が少ないことが，この背景にある（**図1**）．協力の得られない乳幼児では身体を固定して検査を行うが，場合によっては，鎮静・催眠薬の使用下での検査や全身麻酔下での検査も考慮する．視力不良眼は通常，固視不良であるので，自

表1　感覚性斜視の原因

弱視
Peters 異常などの角膜混濁
先天白内障
加齢性白内障
網膜芽細胞腫
眼トキソプラズマ症
朝顔症候群
未熟児網膜症
Coats 病
眼トキソカラ症
卵黄状黄斑ジストロフィ
網膜剝離
中心窩を含む眼外傷
硝子体出血
第1次硝子体過形成遺残
発達緑内障
視神経萎縮
視神経低形成
視神経膠腫

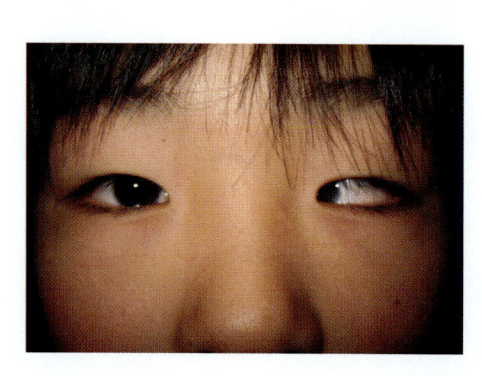

図1　片眼性の早期発症の視力障害による感覚性内斜視
9歳，男児．左小眼球で角膜混濁もあり，左視力不良．左眼の大角度の感覚性内斜視．

[*1] 眼底検査は，小児の屈折評価には必須の調節麻痺薬の点眼時に行うようにすれば，忘れずに行える．

文献は p.264 参照．

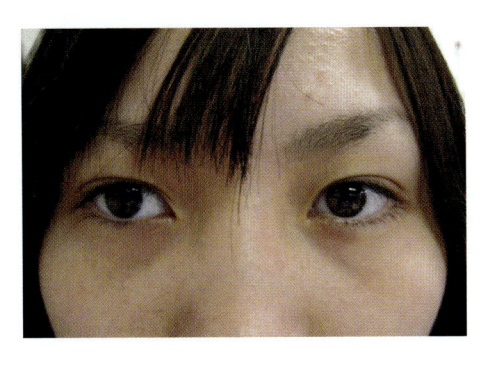

図2 外傷性白内障による感覚性外斜視
15歳，女児．右外傷性白内障により，右眼の感覚性外斜視となった．

覚的検査の難しい小児では一眼ずつの固視検査も重要である．検査に非協力的な乳幼児では，片眼遮閉時の嫌悪反応の存在も参考になる．

　眼底疾患のなかでも中心窩に障害が起こり，中心固視ができなくなった症例に感覚性斜視は多い．とりわけ，網膜芽細胞腫（retinoblastoma）や網膜剝離のような疾患では早期発見・早期治療が原則であるが，小児は自覚的な視力障害を主訴としてではなく，周囲が斜視に気がついて来院することが多く，斜視の背景となっている疾患の正確な診断が容易でないこともある．白内障も治療可能な疾患だが，特に先天（小児）白内障は，診断の遅れによる弱視の残存が重大な問題になりうる．先天白内障においても眼底疾患と同様に斜視が初発徴候となることが珍しくない（**図2**）．

感覚性斜視は内斜視か外斜視か：先天性や小児期早期の視力障害による感覚性斜視では内斜視が外斜視よりも多く，視力障害を生じた年齢が大きくなればなるほど外斜視が内斜視よりも多くなるという報告がある[2]．しかし，低年齢発症の感覚性外斜視など，例外は少なくない．小児期では感覚性内斜視と感覚性外斜視がほぼ同じ頻度でみられるとする報告もあるが[3]，視力障害の発症時期が高年齢や大人になればなるほど外斜視が多くなるという点では一致している．この原因は明らかではない．内斜視になるか外斜視になるかは，視力障害の程度や屈折値（近視か遠視か）には関係ない．また，感覚性斜視の斜視角と視力障害の程度には相関はない[1]．下斜筋過動や上斜筋過動も感覚性斜視でしばしばみられ[3]，交代性上斜位がみられることもある．

感覚性斜視の治療：感覚性斜視では，視力障害が改善されない限り，両眼視機能は改善困難であるため，斜視治療の適応は美容的に斜視が問題になるかどうかによる．治療方法は，片眼性の視力障害の場合，視力良好眼への手術侵襲を避け，ほとんどの場合で視力不良眼

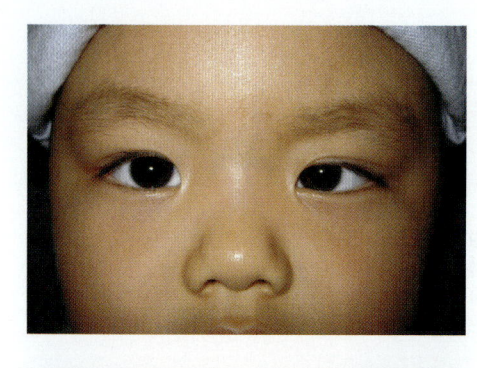

図3 視神経障害による感覚性内斜視
4歳, 男児. 頭蓋咽頭腫による圧迫性視神経症により左眼の視力低下がある. 小角度だが, 内斜視を認めた.

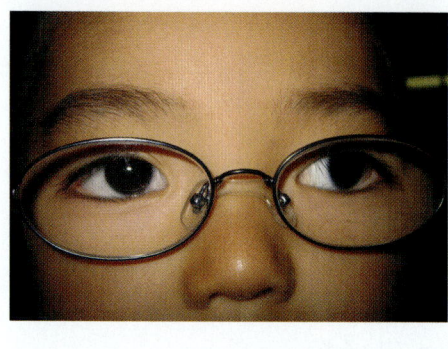

図4 重症筋無力症による外斜視
4歳, 男児. 重症筋無力症. 大角度の左眼の外斜視となっている.

の斜視手術（多くは内外直筋の前後転術）となる[4]. しかし, 術前の眼位ずれ量が不安定で手術の定量が難しく, 両眼視機能が不良であることから, 術後の眼位も視力良好例に比べると不安定である.

中枢神経障害の可能性：小児の斜視では共同性の斜視が多いが, なかには眼球内に異常がなくても脳の異常を伴うものも珍しくない. ただし, 共同性斜視を引き起こす詳細なメカニズムは不明であることが多く, 視覚入力系・眼球運動出力系のどちらかの単純な異常というよりも, それらを結びつけるシステムの異常である可能性も考えられる. 後頭・頭頂葉の出血, 水頭症, 低出生体重児, Down症候群などでは斜視を伴うことが多い. また, 水頭症, Chiari奇形, 脳腫瘍（図3）, 視床病変などでは, 急性共同性内斜視を来たすこともある.

眼球運動系の異常

麻痺性斜視の診断では, 眼球のむき運動・ひき運動に加え, 頭位異常に注意する. 重症筋無力症も小児の斜視の原因として重要である（図4）. 重症筋無力症は一般に眼瞼下垂や眼球運動の変動が手掛かりとなるが, 共同性の斜視で発症することもある. 眼窩腫瘍もまれではあるが, 眼球運動障害の原因となり, 眼球突出や眼球偏位が手掛かりとなる. 必要に応じて, 眼窩CT・MRIを施行する.

カコモン読解　第21回 臨床実地問題4

6か月の乳児．眼位異常に母親が気付き来院した．顔面写真を図に示す．診断に必要な検査はどれか．3つ選べ．

a　Bagolini 線条ガラス試験
b　Krimsky プリズム試験
c　Titmus ステレオテスト
d　屈折検査
e　眼底検査

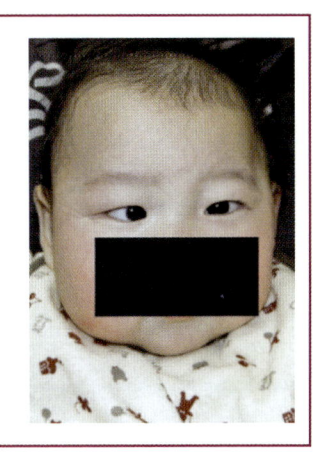

解説　角膜反射から右眼の比較的大角度の内斜視がみられる．一般に，斜視患者に対しては，眼位異常を定量化する検査，両眼視機能に対する検査，斜視の原因を探る検査が必要である．しかし，年齢に応じて，好発する疾患や検査が可能かどうかを考慮して，行う検査を選択しなければならない．乳児は所見を表現できないため，施行できない検査も多い．

a．両眼視機能検査の一つである．両眼開放下で行う日常視に近い状態で行う網膜対応検査である．しかし，乳児ではこのような自覚的応答に基づく検査は難しい．

b．角膜反射に基づき，プリズムを使って行う眼位定量検査である．一般に乳児でも測定可能である．

c．立体視検査の一つである．自覚的検査であり，乳児では検査結果を得るのは難しい．

d．乳児内斜視の患者の屈折値は，正常乳児と同様のことが多い．しかし，乳児であっても，有意な遠視があれば内斜視の原因となる，乳児屈折性調節性内斜視の存在が知られている．したがって，このような内斜視では，調節麻痺薬（アトロピン硫酸塩水和物やシクロペントラート塩酸塩など）の点眼下での屈折検査が必須である．

e．斜視を主訴として来院する小児患者のなかには，眼球内の器質的疾患による続発性の斜視患者も存在する．特に，網膜芽細胞腫の初発症状は白色瞳孔が最も多いが，次いで斜視を主訴に来院することが多く，悪性腫瘍であることからも要注意であり，早期発見に努めなければならない．

模範解答　b，d，e

（三木淳司）

頭位異常

頭位異常とは

　正面を注視するときに，頭部座標軸の3軸（yaw, pitch, row）回りの頭部回転運動を利用して眼位を修正する代償頭位を頭位異常（眼性頭位異常）[*1]という．頭位異常は，3軸回りの頭部回転運動がベクトル合成されて出現するのが一般的である（図1）．

頭位異常を示す疾患（表1）[1, 2]

　斜視に関連した頭位異常は，両眼視単一視を得るため，あるいは複視を回避するために生体に備わった合目的な代償性の適応現象のひとつである．たとえば，右眼外直筋の麻痺（外転神経麻痺）では，外直筋を作動させなくても両眼単一視ができるように，頭部を右（患側）方向へ回転させて水平偏位を減少させるような頭位をとる（図1a）．A-V型斜視では頭部を上下に回転させて，水平偏位を減少させて両眼単一視ができるように（図1b），上下・回旋斜視では頭部を側方へ回転させて上下偏位を減少させ，両眼単一視ができるような頭位をとる（図1c）．先天性外眼筋線維症では，上転制限や眼瞼下垂のため，顎を上げて下方視で見る頭位をとる（図1d）．乳児内斜視では，内転位で固視するように頭部を水平回転させる頭位をとる．

　斜視以外の眼性頭位異常には，先天眼振（congenital nystagmus）

[*1] **眼性斜頸**
ocular torticollis, head tilt.
頭位異常のなかの頭部傾斜を指す．

文献は p.264 参照．

表1　頭位異常（眼性頭位異常）の原因

斜視			眼振	その他
麻痺性斜視	斜視特殊型	非共同性斜視	先天眼振	眼瞼下垂
上斜筋麻痺，滑車神経麻痺 外転神経麻痺 動眼神経麻痺 両上転筋麻痺（double elevator palsy）	甲状腺眼症 Duane症候群 Brown症候群 眼窩壁骨折 先天性外眼筋線維症	A-V型斜視 交代性上斜位 上下筋過動	眼振阻止症候群 後天眼振 点頭痙攣	斜乱視

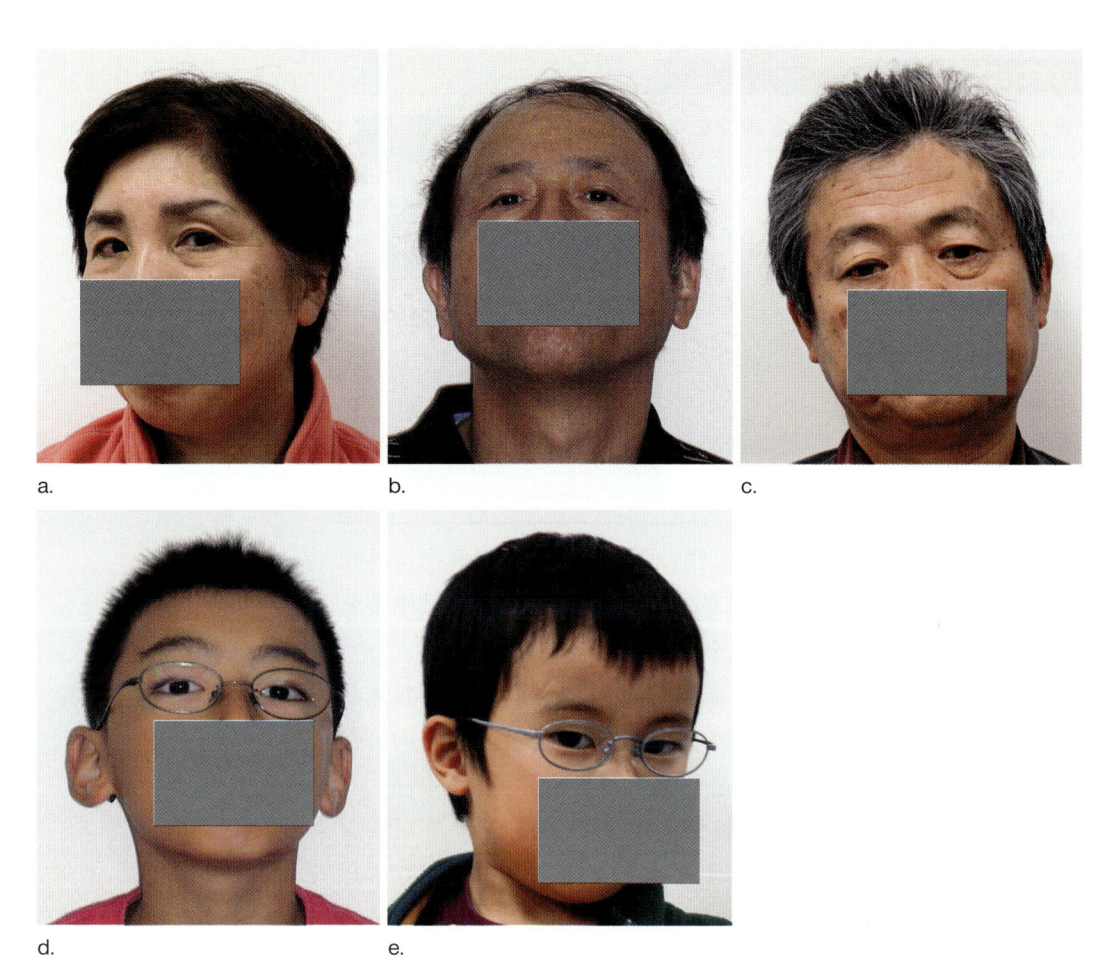

図1 頭位異常の例
a. 59歳の女性．右眼外傷性外転神経麻痺．右側へ約25°の顔まわしがみられる．
b. 63歳の男性．右眼代償不全型上斜筋麻痺．顎上げ約25°が認められる．Hess赤緑試験でV型外斜視のパターン．頭部傾斜ではなく顎上げが目立つ．
c. 60歳の男性．左眼代償不全型上斜筋麻痺．右側へ約10°の頭部傾斜がみられる．
d. 10歳の男児．先天性外眼筋線維症．顎あ上げ約20°が認められる．
e. 5歳の男児．先天眼振．左側へ約25°の顔まわしがみられる．

がある．先天眼振では注視方向で異なる眼振強度を利用し，強度が最小になる注視方向を正面に持ち込むような代償頭位をとる（図1e）．

頭位異常は屈折異常でも生じる．非眼性のものでは，胸鎖乳突筋の拘縮，聴力障害，心因性などが代表的である．

頭位異常の検査

視力測定を利用して，片眼，両眼での頭位を観察する．定量には専用分度器 Strabofix（ドイツ）を用いる[3]．普段の写真を頭位の確認や程度，変動の有無のチェックに利用する*2．

*2 乳幼児の場合，診察時に寝ていたり，ぐずったり泣いたりして，頭位や眼位の診察ができないことも多い．このような児には，家庭で撮影した全身が写るような写真（頭位異常の観察）と，角膜反射が確認できるサイズの写真（眼位の観察）を持参してもらうようにしている．

カコモン読解 第18回 臨床実地問題37

2歳の男児．いつも図のような頭位をとっている．考えられるのはどれか．
a Möbius 症候群
b 眼球振盪
c 左眼上斜筋麻痺
d 右眼 Duane 症候群
e 左眼 Brown 症候群

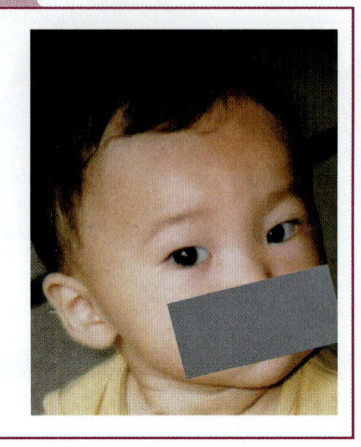

解説 a．Möbius 症候群：先天性の両側性顔面神経麻痺に外転神経麻痺が合併した眼位異常．側方注視麻痺が特徴．調節性輻湊を稼働して内斜させ交代視で側方視を得る．
b．眼球振盪：眼振強度が最小となる注視方向を正面位に持ち込むような頭位をとる．眼振強度が最小となる注視方向が右下方向に存在すれば，図のような頭位をとる．
c．上斜筋麻痺：健側への頭部傾斜を示す．
d．Duane 症候群：正面位で内斜する場合は，頭を患側へ回転させる頭位をとり，外斜する場合は健側へ回転させる頭位をとる．
e．Brown 症候群：先天性の内上転障害であり，上下偏位のみられない患眼の外転位を利用するように健側へ頭を回転させて正面視できるような頭位をとる．

　図は，水平回転に軽度の傾斜を合併した頭位を示す．右眼は外転が可能で，眼瞼や瞼裂の異常を認めない．眼球突出や陥凹の所見もない．角膜反射から右方視での眼位は正位に近い．可能性が高いのは眼球振盪と思われる．

模範解答 b

カコモン読解 第19回 一般問題65

顎上げ頭位で物を見るのはどれか．3つ選べ．
a V型外斜視　　b A型内斜視　　c 甲状腺眼症
d 滑車神経麻痺　　e down beat nystagmus

解説 a．V型外斜視：上方視で外斜偏位が大きく，逆に下方視では小さいので，下方視の眼位を利用して両眼単一視を容易にするために頭を上方へ回転させる頭位が出現する．

b. **A型内斜視**：上方視で内斜偏位が大きく，下方視では小さいので，下方視の眼位を利用して両眼単一視を容易にするために頭を上方へ回転させる頭位が出現する．

c. **甲状腺眼症**：下直筋や内直筋に拘縮が生じることが多いので，上転障害や外転障害が出現する．眼球を上転させなくても正面視できるように頭を上方へ回転させて，下方視で正面視できるような頭位をとることもある．

d. **滑車神経麻痺**：片眼性では健側への頭部傾斜と顎下げ，先天性や代償不全型には顎上げもみられる．また，外方回旋偏位が主体の両眼性の場合は，回旋偏位が最小の上方の注視方向を正面位に持ち込むように頭を上方へ回転させる頭位をとる．

e. **down beat nystagmus**：Arnold-Chiari奇形や脊髄小脳変性症などに合併する．急速相が下向き，緩徐相が上向きの衝動性眼球振盪．緩徐相から急速相への変換点を正面位に持ち込むように，頭を下方へ回転させる頭位をとる．

【模範解答】 a，b，c

カコモン読解　第21回 臨床実地問題29

5歳男児．頭位異常に母親が気付き来院した．視力は右1.0（矯正不能），左1.0（矯正不能）．右眼固視と左眼固視での正面視の眼位を図に示す．頭位異常として考えられるのはどれか．

a 顎上げ　　b 右への斜頸　　c 左への斜頸　　d 右への顔の回転　　e 左への顔の回転

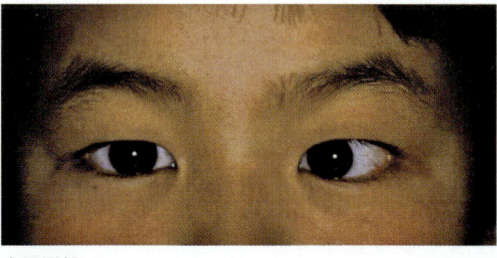

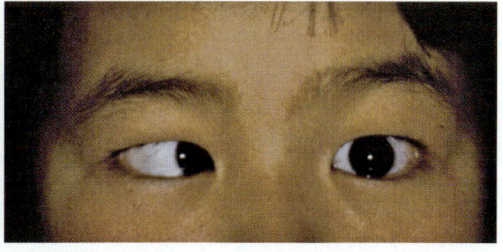

右眼固視　　　　　　　　　　左眼固視

【解説】麻痺性斜視では，固視眼が変わると斜視角度が変わる．すなわち，健眼固視での斜視角のほうが患眼固視での斜視角よりも小さい．図では，右眼固視のほうが左眼固視よりも内斜偏位が小さいので，左眼が患眼である．外転神経麻痺のために左眼が内斜しており，左眼の外直筋を作動させなくても両眼単一視ができるように，顔を左へ回す．

【模範解答】 e

（河野玲華）

眼振，異常眼球運動

眼振

　眼振（nystagmus）は，両眼に繰返し生じるリズミカルな往復運動である．この運動の典型的な波形[*1]の模式図を図1に示す．律動眼振（jerk nystagmus）[*2]は，緩徐相（slow phase）と急速相（fast phase）からなり，往復の速度が異なる．臨床的には急速相の向きで律動眼振の向きを表すが，実際に病的意義があるのは緩徐相の向きである．急速相は病的な眼位のドリフト（緩徐相）を元の位置に引き戻す運動にすぎない．律動眼振は緩徐相の速度変化によって区別される．図1aの波形は緩徐相が速度一定で鋸歯状を呈するもの，図1bは緩徐相で減速するもの，図1cは逆に加速するものである．図1dのように往復速度が同じで，サイン波様のカーブを描くものを振子様眼振（pendular nystagmus）という．ここからは，小児期に発症する眼振（乳児眼振症候群，潜伏眼振，点頭けいれん）について述べる．

乳児眼振症候群

　乳児眼振症候群（infantile nystagmus syndrome；INS）は，乳児期からみられる両眼の共同眼振[*3]である．従来は先天眼振と呼ばれてきたが，その発症時期は出生後2～3か月であり，出生直後から眼振が存在するわけではない．視交叉前病変に起因する視覚障害との関連があると考えられるが，原因は確定されていない．しばしば家族性で，斜視を伴うことも多い．本症の眼振の波形は，振子様眼振は5％と少なく，律動眼振が残り95％を占める．律動眼振は緩徐相で速度が増加するのが特徴で，図1cの形をとる．固視努力や精神的緊張で眼振が増強し，閉瞼および輻湊で減弱する．睡眠時には眼振は消失する．静止位（null zone）をもつこともあり，特定の方向をみると眼振が減弱するため，頭位異常を生じる．これを眼位性眼振と呼ぶ．たとえば右向きの眼位で眼振が減弱する場合は，子どもは顔を左にまわして正面視する．ただし輻湊で眼振が抑制される

[*1] 眼振の波形の記録には，電気眼振図（electronystagmogram；ENG）を用いる．通常，上向きの振れが右方視または上方視となるように記録する．

[*2] 一般的には衝動性眼振と呼ばれているが，ここでは眼科用語集に従って律動眼振とした．

[*3] 共同眼振
conjugate nystagmus．両眼の眼振の向きが等しいことを意味する．

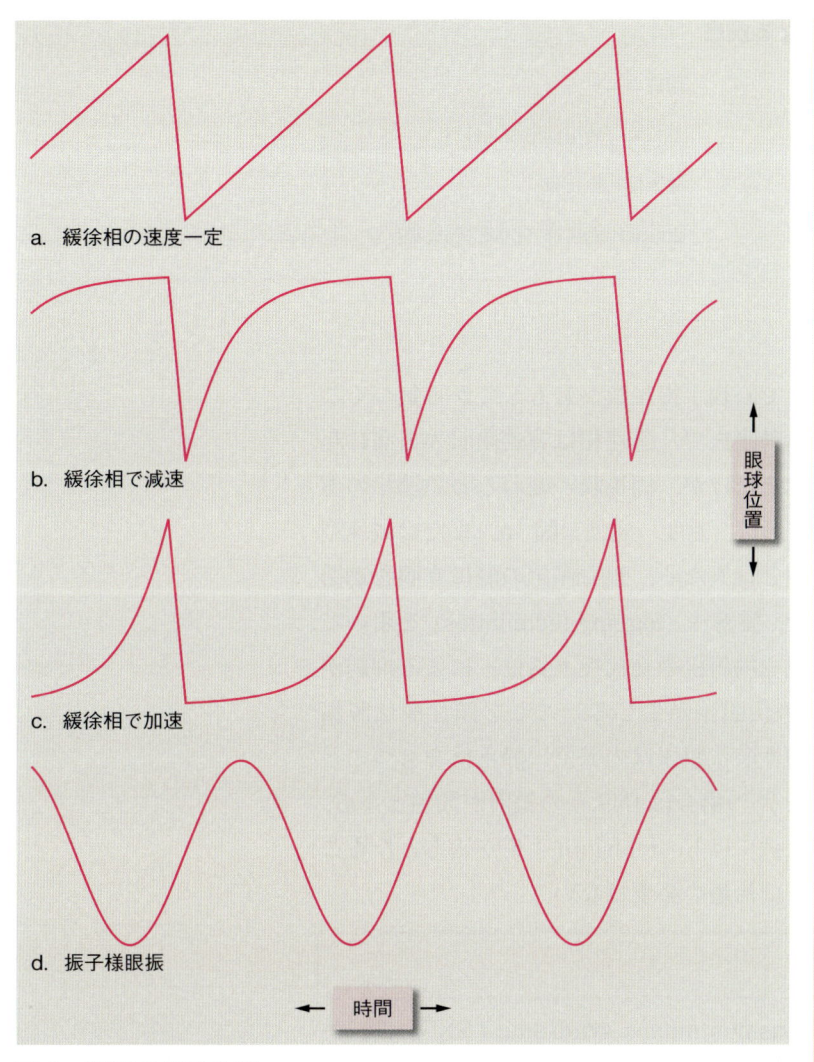

図1 眼振の波形分類

- a. 緩徐相の速度一定
- b. 緩徐相で減速
- c. 緩徐相で加速
- d. 振子様眼振

場合[*4]は，近見時には頭位異常が起こらない．頭位異常を無理に矯正すると眼振のため視力が低下するので，両親や教師にそのことを理解してもらわなくてはならない．学童の場合，教室での席の配置は，眼振の抑制される方向に教壇が来るように配慮し，静止位でも視力低下があれば前列にする．頭位異常が強い場合には，眼振の抑制される向きが正面に来るように，両眼の水平直筋を交互に後転・短縮する．これをKestenbaum手術という．

潜伏眼振

潜伏眼振（latent nystagmus；LN）[*5]は，幼児期に発症する眼振で，両眼視下では異常がないのに片眼を遮閉すると生じる．原因は

[*4] 眼振阻止症候群（nystagmus blockage syndrome）という．INSだけではなく，ほかの眼振でもみられる．眼振を抑制するために輻湊するので，内斜視となる．

[*5] 最近は，fusional maldevelopment nystagmus syndrome（FMNS）とも称する．

表1　小児の眼振の原因となる疾患

視神経低形成	眼底コロボーマ
黄斑低形成	無虹彩（黄斑低形成を伴う）
Leber先天黒内障	先天停在性夜盲
眼白子症（黄斑低形成を伴う）	Joubert症候群（小脳虫部欠損）
杆体1色覚	

不明である．発症が遅いので斜視手術後数か月もしてから気づくこともある．水平共同性の律動眼振で，急速相は非遮閉眼の方向に起こる．眼振のなかで唯一本症だけが，固視眼が変わると急速相の方向が逆転する．緩徐相の波形は，速度一定型（**図1a**）または減速型（**図1b**）で，INSの加速型とは異なる．視力測定の際に片眼を遮閉すると視力が低下するので，雲霧法（fogging techniques）を用いて検査する．片眼弱視や斜視（内斜視や交代性上斜位）による抑制があると，両眼開放下でも潜伏眼振が生じる．これを顕性潜伏眼振（manifest LN）という．顕性潜伏眼振は内転位に静止位をもつことがあり，頭位異常を来たす．この場合はINSとの鑑別が問題となる．頭位異常のある顕性潜伏眼振にはKestenbaum手術が適応となることもあるが，顕性でなければ治療の必要はない．

点頭けいれん症候群

　点頭けいれん症候群（spasmus nutans syndrome；SNS）は，生後1年以内に生じる非共同振子様眼振で，低振幅かつ振動数が高い．INSとは違って，両眼の眼振の方向や振幅が異なる．眼振・頭振（縦または横）・頭位異常（斜頸）を特徴とする．本症は良性の疾患で，これらの症候は発症から2年以内に目立たなくなるが，間脳腫瘍でも本症と同様の所見がみられることがあるので，中枢神経の画像診断は行うべきであろう．特に3歳以降に本症がみられるときは注意を要する．

視力障害に関連する眼振

　固視を安定させるためには，視覚による眼球運動の補正が必要なので，さまざまな視路の疾患によって眼振が発生する．小児の眼振の原因として多い疾患を**表1**にまとめる．
　両眼の先天白内障では約50％に眼振がみられる．眼振がある場合

の視力予後は不良である．

交代性上斜位

　交代性上斜位（dissociated vertical deviation；DVD）は，遮閉した眼が上方に偏位する異常眼球運動で，両眼視機能障害に続発する．ふつうは両眼が交代に上斜するが，左右差が著しかったり，片眼性のこともある．通常の上斜視との違いは反対眼の下斜視が起こらないことである．たとえば，右上斜視患者で左眼を遮閉すると左下斜視になるが，DVDでは決して下斜視がみられない．

カコモン読解 第18回 臨床実地問題5

8歳の女児．視力不良を訴えて来院した．視力は右0.1（0.1×＋0.50D），左0.1（0.1×＋0.25D）．振子様眼振がある．左眼眼底写真を図に示す．右眼も同様である．適切な処置はどれか．
a 屈折矯正
b 着色眼鏡
c プリズム矯正
d 視能矯正
e 眼筋手術

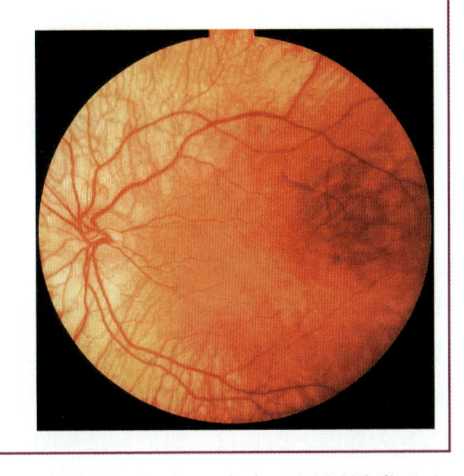

解説 両眼の視力障害と振子様眼振があり，有意の屈折異常はない．両眼の眼底は著明な低色素のために脈絡膜血管が透見できる．これは眼白子症（ocular albinism）に典型的な眼底所見である．屈折異常がほとんどないため，aの屈折矯正は処置法としては誤り．眼振はINSにおける眼位性眼振ではなく，白子症に起因するものなので，cのプリズム矯正やeの眼筋手術（Kestenbaum手術など）は行わない．視力低下の原因は黄斑低形成なので，dの視能矯正は無効．眼白子症の羞明を防止するためには，bの着色眼鏡による遮光が有効である．

模範解答 b

カコモン読解　第19回 臨床実地問題25

6歳の男児．眼球運動の異常に母親が気付き来院した．ENG検査結果を図に示す．この患者にみられるのはどれか．

a 難聴　　b 全色盲　　c 動揺視　　d 頭位異常　　e 交代性上斜位

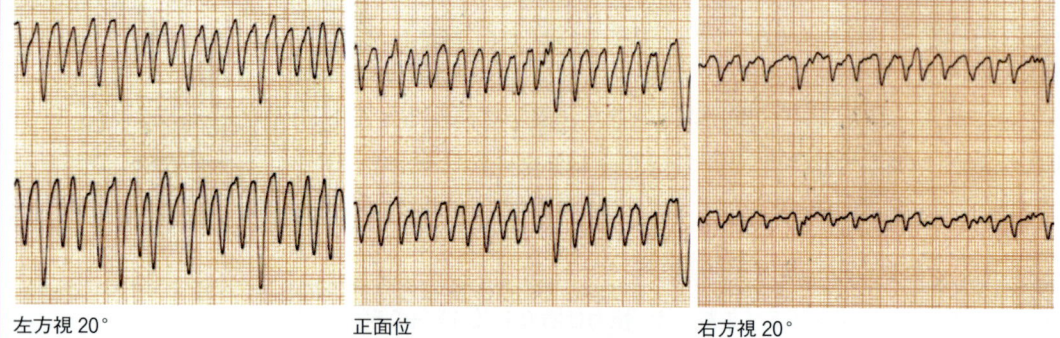

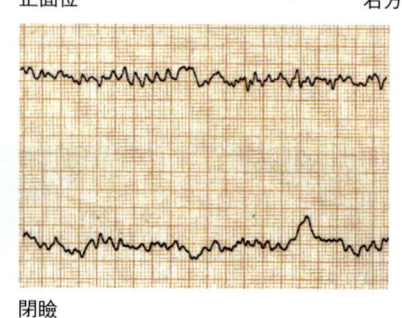

左方視20°　　　　　正面位　　　　　右方視20°

右10°｜　1秒

閉瞼

解説　正面と左方視で水平方向に振子様眼振がみられ，右方視では減弱する．閉瞼すると眼振が抑制される．これは乳児眼振症候群における典型的な眼位性眼振である．眼振を抑制するためdの頭位異常を来たす．本設問の症例では，顔を左にまわし右方視でものを見る．内耳の障害に起因するaの難聴と眼振は，眼位とは無関係に患側に向かって生じる．乳幼児の顔まわしは，片側性の聴覚障害でみられることがあるが，眼位性眼振とは関係がない．bの全色盲における眼振は，眼位とは無関係に生じる．乳児眼振症候群では，一般に後天眼振とは異なり，cの動揺視を自覚しないことが多い．eの交代性上斜位は，両眼視機能障害に続発する両眼の交代性の上転で，本設問の水平眼振とは無関係である．

模範解答　d

（横山　連）

外眼部の異常

眼瞼の腫脹・腫瘤・腫瘍

　最も頻度の高い疾患は，麦粒腫（hordeolum）と霰粒腫（chalazion）である．麦粒腫と霰粒腫の最も大きな違いは，細菌感染の有無である．麦粒腫は感染であり，まぶたが赤く腫れて痛いという炎症症状や，膿点や眼脂を伴う．皮脂腺（Zeis 腺や Moll 腺）に感染が生じた場合は外麦粒腫と呼ばれ，マイボーム腺に感染が生じた場合は内麦粒腫と呼ばれる（図1）．霰粒腫はコリコリと境界鮮明な腫瘤を触知し，炎症所見を伴わないことから患児が痛みを訴えることもない（図2）．ただ，しばしば感染を生じて炎性（急性）霰粒腫となり，麦粒腫に酷似した症状を呈することがある．麦粒腫と炎性霰粒腫への治療は早期の抗生物質の内服と点眼が有効であり，慢性化した霰粒腫に対しては摘出である．

　眼窩血管腫は，時に認められる良性の眼瞼・眼窩腫瘍である．図3の症例は，生後3週くらいから急速に増大してきた血管腫である．

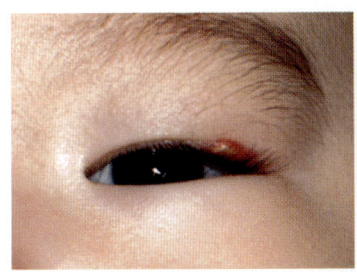

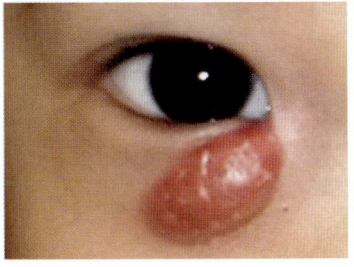

図1　麦粒腫
a. 7か月児の上眼瞼にできた内麦粒腫．
b. 下眼瞼外側にできた外麦粒腫．発赤・腫脹を伴っている．
c. 下眼瞼内側の大きな炎性霰粒腫．自壊寸前である．

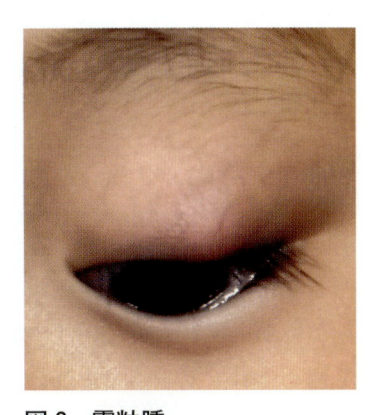

図2　霰粒腫
腫瘤は境界鮮明である．圧痛を伴わない．

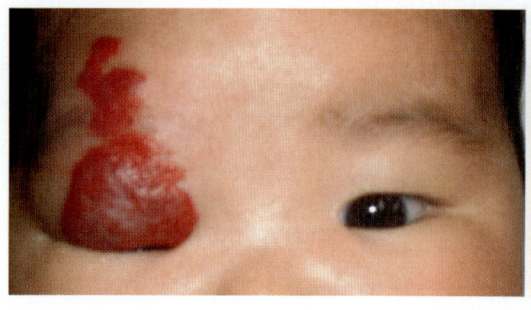

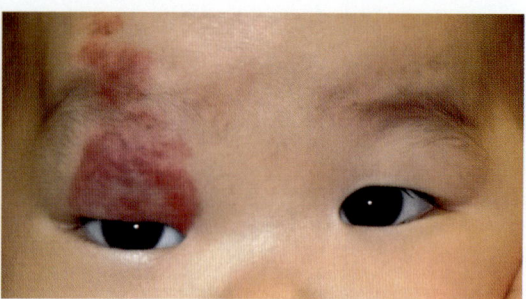

図3 右上眼瞼眼窩血管腫
a. 生後2か月．血管腫により右上眼瞼は瞳孔領を覆っている．
b. 生後8か月から瞳孔領を覆わなくなり，1歳時には血管腫も縮小傾向にある．

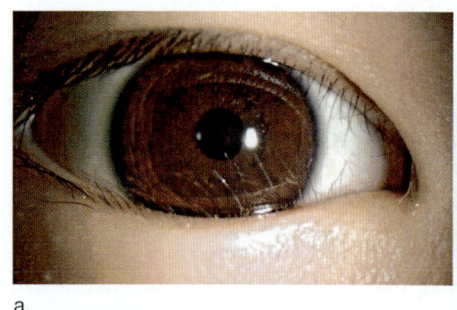

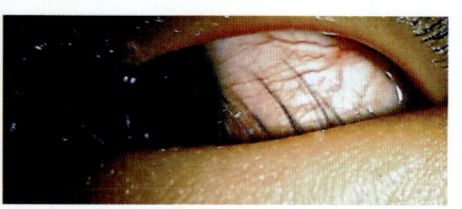

図4 下眼瞼内反症
a. 下眼瞼睫毛列の内反を認める．
b. 下眼瞼が内側を向いており，角膜障害のため結膜充血を認めている．

弱視予防としてテーピングで1日30分〜1時間の開瞼を行った．プロプラノロール内服やステロイド局所注入が奏効するが，この症例では形成外科での治療が奏効し，右眼は開瞼可能となりテーピングは終了した．

流涙・充血

　幼児の下眼瞼内反症の頻度は高く，いつも涙目，白目が赤くなる，眼脂が多いなどの訴えが多い．瞼縁が眼球に向いている場合と睫毛列のみが内反した睫毛内反の状態がある（図4）．流涙や充血，眼脂を認めても，幼少時であれば自然治癒傾向があることから，即手術が必要というわけではない．角膜障害を来たしていなければ就学前まで様子をみる．ただ，角膜障害を来たしている場合には，角膜潰瘍など重篤な角膜疾患を呈する前に手術を行う必要がある．下眼瞼内反症が高度で，視力が十分でていない場合は，まず内反症を治療してから，調節麻痺薬を用いた屈折検査のうえ弱視治療が必要かを

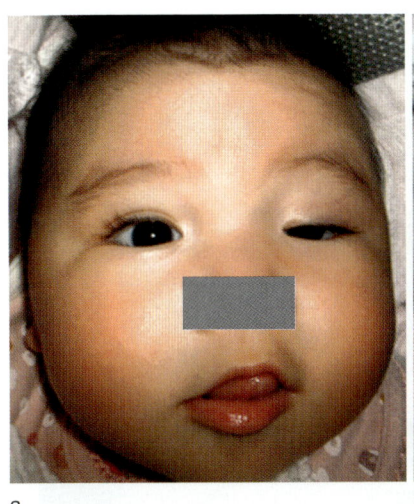

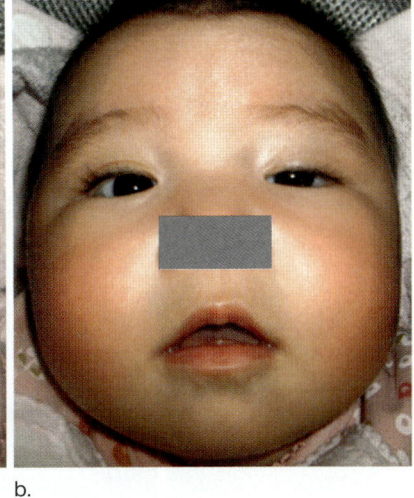

図5 眼瞼下垂症例1
a. 正面視では，左眼瞼下垂は瞳孔領を覆っている．
b. 自由頭位では，顎上げで左眼の瞳孔領は確認できる．

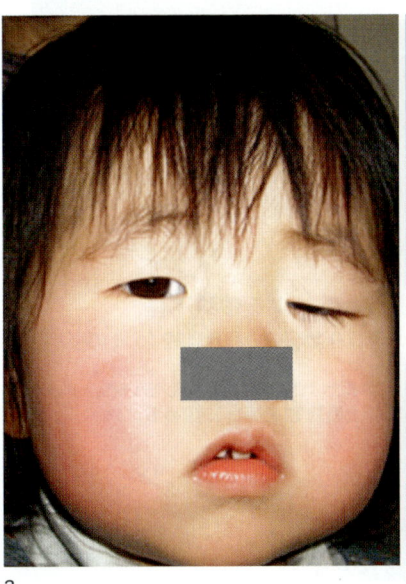

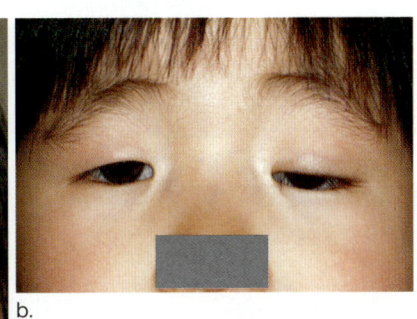

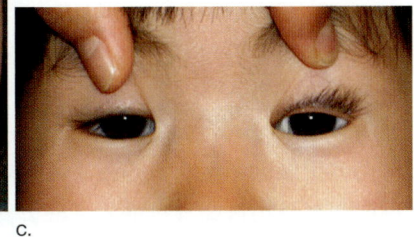

図6 眼瞼下垂症例2
a. 正面視では，左眼瞼下垂は高度で視覚刺激遮断の状態にある．
b. 顎上げ頭位でも左瞳孔領は確認できない．
c. 眼瞼挙上のうえ，眼位の確認を行う．

判断する．そのため，高度な内反症で弱視合併が疑われる場合は，角膜障害が軽度でも3～4歳で内反症手術を施行することが多い．

顎上げ

　顎上げ（chin up）の原因としては，先天眼瞼下垂の場合が最も多い（図5）．先天眼瞼下垂は生後1年までに徐々に改善することが多く，即手術ということはほとんどない．患児は顎上げ頭位で物をみようとするか，親指を上眼瞼に食い込ませるように当てて物をみようとする．両眼性のこともあるし，片眼性のこともある．顎上げ頭位でも瞳孔領が隠れている場合は弱視発生の危険性があり，テーピ

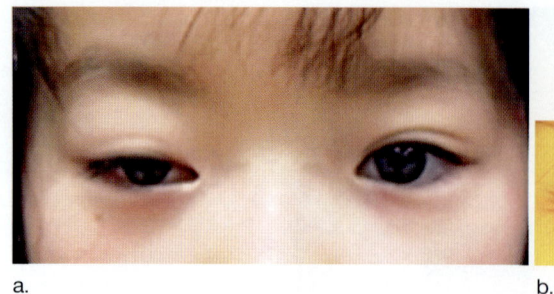

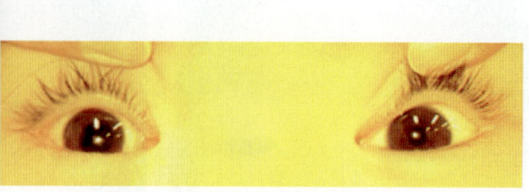

図7 動眼神経麻痺
右動眼神経麻痺による右眼瞼下垂（a）．右瞳孔散大を伴っている（b）．

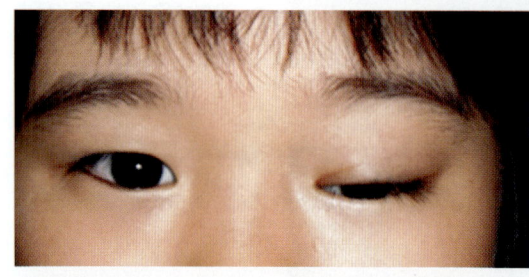

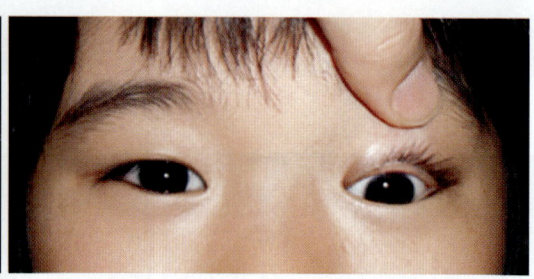

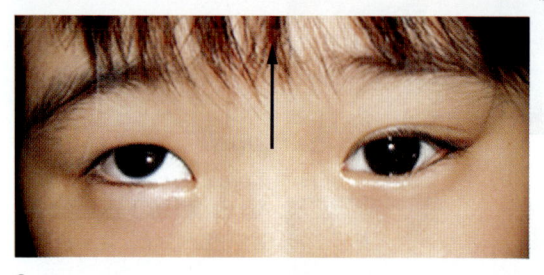

図8 重症筋無力症による眼瞼下垂
a. 左眼瞼下垂は起床後数分のみ程度は軽く，その後，程度は悪化する．
b. 左眼瞼を挙上すると，左下斜視を呈している．
c. 上方視では左眼上転障害を高度に認める．

ングなどを用いて1日数時間の上眼瞼挙上を試みる．顎上げ頭位で瞳孔領が隠れていなければ弱視発生の危険性は低く，経過観察とする（図5）．生後1年を過ぎ，顎上げ頭位でも瞳孔領が確認できない症例では上眼瞼挙筋短縮術，またはつり上げ術の適応となる（図6）．眼瞼下垂のある症例では眼瞼を挙上したうえで眼位検査を行い，斜視の合併の有無を検査する（図6）．また，調節麻痺薬を用いた屈折検査を行い，高度な乱視の合併など屈折異常がないかを精査する．屈折異常があれば矯正する．

後天性眼瞼下垂

小児では頻度は高くはないが，後天性も時に認められる．動眼神経不全麻痺では患眼の眼瞼下垂を認め，瞳孔は散大している（図7）．筋無力症では，斜視の合併をみることも多い（図8）．眼瞼を挙上し

a.　　　　　　　　　　　　　　　　b.

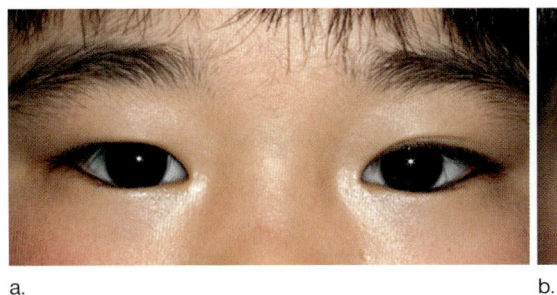

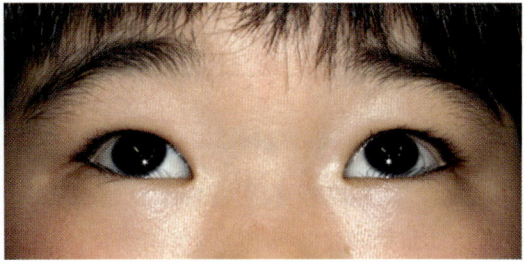

図9　図8の症例の治療後
左眼瞼下垂は消失し（a），眼球運動も制限を認めない（b）．

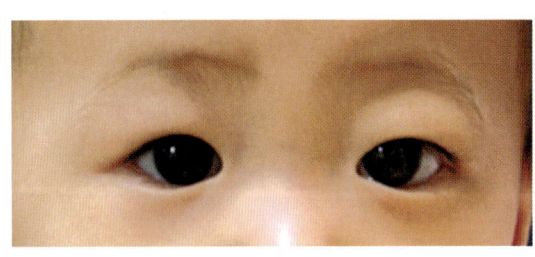

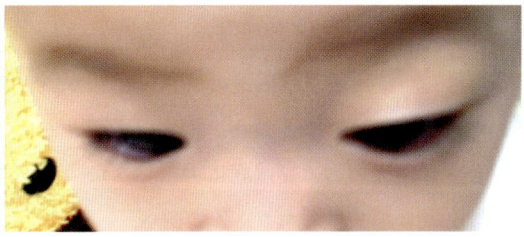

a.　　　　　　　　　　　　　　　　b.

図10　眼球突出
左眼球突出を認める（a）．上方から写真を撮るとわかりやすい（b）．

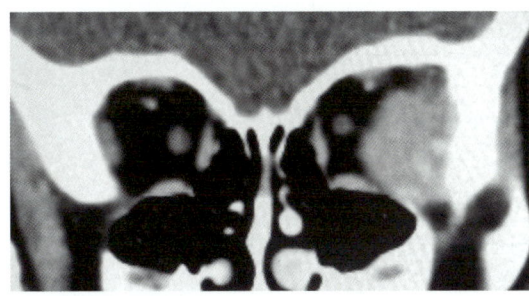

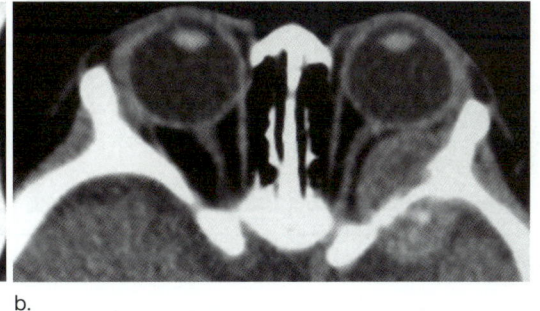

a.　　　　　　　　　　　　　　　　b.

図11　頭部CT
a.　冠状断では，左眼窩の球後に腫瘤を認める．
b.　軸位断では，左眼窩腫瘤は骨融解を来たしながら頭蓋内腫瘍が浸潤してきたと予測された．

眼位の確認を行う．症例は左眼の上転障害を認め，眼位は左下斜視，眼瞼下垂を合併していた．朝は比較的調子がよく，午後から悪くなるのは成人と同じである．ただ，小児の場合は起床から数分〜数時間のみ調子がよいなど，非常に短時間なことも多く問診時には注意が必要である．この症例ではピリドスチグミン臭化物（メスチノン®）内服，ステロイドパルス治療を経て，眼瞼下垂は消失し，眼位も正位となった（図9）．

眼球突出

　生後まもなく認められる眼球突出には，眼窩内腫瘍や眼窩蜂巣炎の可能性がある．図10の症例は8か月の女児で左眼球突出を認めた．頭部CTで左眼窩内に腫瘍を認め，骨融解を伴っていた（図11）．軸位断では頭蓋内腫瘍の眼窩内浸潤が疑われ，ランゲルハンス細胞組織球症（langerhans cell histicytosis；LCH，ヒスチオサイトーシスXのひとつ）と診断された．

カコモン読解　第19回 臨床実地問題31

4歳の男児．数週前から眼瞼の異常に母親が気付き来院した．症状は午後から夕方に目立つという．視力は両眼ともに1.0（矯正不能）．前眼部と中間透光体および眼底に異常はない．顔面写真を図に示す．診断に必要な検査はどれか．2つ選べ．
a 頭部CT　　b 末梢血液像　　c 脳脊髄液検査
d テンシロンテスト　　e 抗アセチルコリンレセプター抗体測定

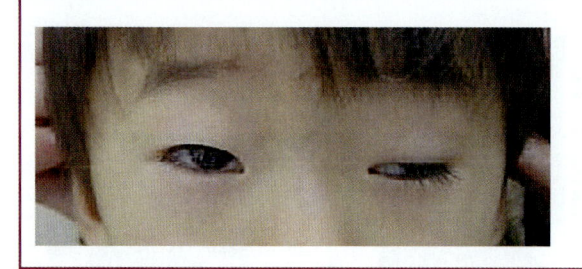

解説　写真の症例は，第1眼位（正面視）で左眼の眼瞼下垂と左眼の外下斜視を認めている．夕方から症状が強くなるのは重症筋無力症に特徴的な疲労現象，日内変動である．重症筋無力症は，神経筋接合部の後シナプス膜に存在するニコチン性アセチルコリン受容体に対する抗体が生じ，この抗体により神経筋伝達がブロックされる自己免疫疾患である．確定診断は，抗アセチルコリン受容体抗体の測定とテンシロンテスト，ほかに誘発筋電図による waning 現象が挙げられる．最近では，抗アセチルコリン受容体抗体陰性例のなかに，抗MuSK（muscle specific thyrosine kinase）抗体陽性例が小児に多いことも知られている．

模範解答　d，e

（木村亜紀子）

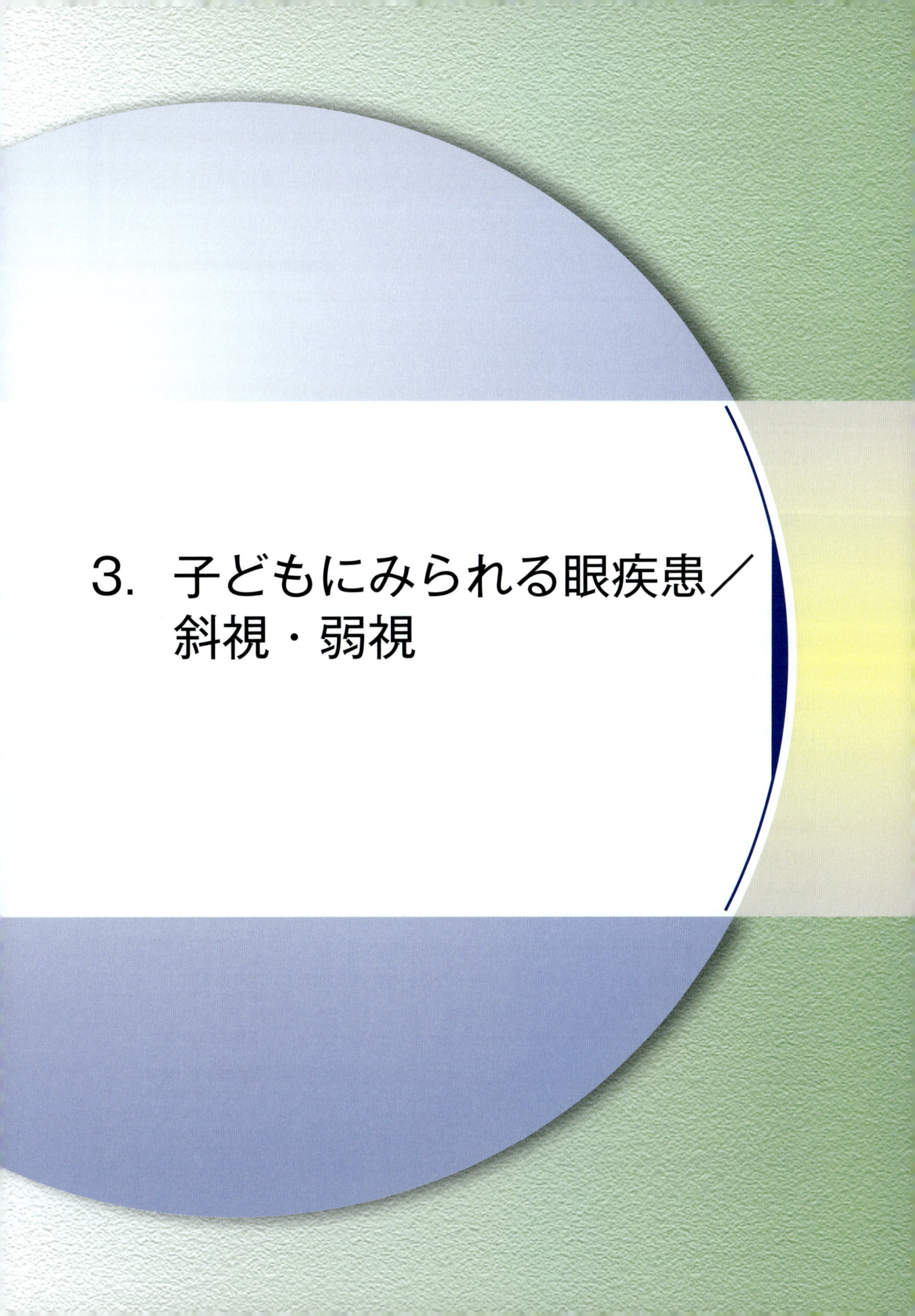

3. 子どもにみられる眼疾患／斜視・弱視

弱視の分類・診断・治療

定義

　弱視は，先天無虹彩症，Leber先天黒内障，白皮症，Peters異常など眼球に器質疾患があって生じる器質弱視と，斜視や屈折異常などによって生じる視覚感受性期特有の機能弱視に大別されるが，器質弱視には機能弱視が合併することも多く，弱視の病態は複雑である．

　視機能が発達していくためには，両眼"同時"に，"網膜中心窩"に，"鮮明な像"が結ばれることが必要であり，このいずれかが視覚感受性期内に阻害されて起こるのが機能弱視である．眼科では，この機能弱視を単に弱視と呼ぶことが多く，定義を再確認する意味で本項で説明する．

　弱視の定義はいろいろ提唱されてきている[*1]が，1960年代ではBangerterの"弱視とは器質的変化がないか，またはあってもそれによっては説明のつかない視力低下をいう"とする定義が広く用いられていた[1]．研究の進歩に伴い，弱視を起こす臨界期（critical period）が存在すること，視性刺激遮断と両眼相互作用によって弱視が起こることが明らかになり，植村は"弱視とは視覚の発達期に，視性刺激遮断あるいは異常な両眼相互作用によってもたらされる片眼あるいは両眼の視力低下で，眼の検査で器質病変がみつからず，適切な症例は，予防，治療が可能なもの"という定義を提唱している[2]．弱視は，視力低下のほか，固視異常・読み分け困難[*2]・眼球運動異常・瞳孔運動異常など多くの症状を伴った症候群と考えられる．

分類

　弱視は，大きく五つに分類される（表1）．以下に，重症のものから解説する．

形態覚遮断弱視（form vision deprivation amblyopia）：片眼または両眼の形態覚遮断によって引き起こされる弱視で，片眼のほうが

[*1] **社会的・教育的立場の弱視**
"原因を問わず，病変の有無にかかわらず，両眼の矯正視力が0.04以上0.3未満のもの"と，視力値により規定されることが多い．これは一つの基準値となっているが，今日では"眼鏡等の使用によっても通常の文字，図形等の視覚による認識が困難な程度のもの（点字教科書使用者を含む）"という基準が用いられるようになってきている（『小・中・高等学校等に在籍する弱視児童生徒に係る調査の結果について』文部科学省　平成21年）．

文献はp.264参照．

[*2] **読み分け困難**
字ひとつ視力に対して，字づまり視力値が低い状態をいい，8歳ころまでの幼年型視覚の特徴であると同時に，弱視，ことに斜視弱視の一つの特徴とされる．

表1　弱視の分類と特徴

	固視異常	読み分け困難	両眼視機能異常
形態覚遮断弱視	＋	／	＋＋＋
斜視弱視	＋	＋＋	＋＋
微小斜視弱視	＋	＋	＋
不同視弱視	－	±	±
屈折異常弱視	－	－	－

（植村恭夫：弱視の診断と治療．東京：金原出版；1993より改変.）

両眼よりさらに重症化しやすく，両眼視機能は弱視のなかで最も強く障害される．機序は形態覚遮断による中心窩機能の発達停止または喪失であり，軽症で可逆的なものから不可逆的なものまで存在する．重症例では偏心固視[*3]がみられ，その領域は鼻側網膜に多い．また外斜視が多く，A-V型ことにA型の頻度が高いのも特徴とされる．

斜視弱視（strabismic amblyopia）：斜視があると，固視眼と斜視眼にそれぞれ別の像が投影される．この混乱を避けるために斜視眼では見ようとしなくなる抑制が起こることで生じる弱視である．この抑制も視覚感受性期特有であり，成人で新たに斜視が起これば複視を自覚することとなるが，幼小児では複視の訴えがないか，あってもすぐに消えてしまうことに注意が必要である．斜視弱視では，両眼視機能は不良であり，偏心固視を伴うことも多い．

微小斜視弱視（microtropic amblyopia）：10Δ以下の小さい角度の斜視に伴ってみられる弱視で，不同視を伴うことが多く，偏心固視，網膜異常対応[*4]など種々の特徴を有する．

不同視弱視（anisometropic amblyopia）：片眼に強い遠視・乱視・近視などの屈折異常があると，その眼の網膜像は不鮮明となる．このため視力発達不全が生じる．両眼視機能は比較的良好で，立体視がとれることが多い．

屈折異常弱視（ametropic amblyopia）：両眼の強い屈折異常によって生じる両眼性の視力発達不良である．両眼視機能は良好である．単純な近視では，近見で焦点が合いやすいため，弱視にならないことが多い．これに対し，遠視や乱視は中心窩の結像が不鮮明となりやすく弱視をつくりやすい．

[*3] **偏心固視と偏心視**
斜視弱視では，非固視眼の中心窩機能が抑制され，中心窩以外の網膜領域が固視眼と対応して固視に参加するようになる．これを偏心固視という．
　これに対し，黄斑疾患など器質病変があって中心固視ができない場合に，中心窩以外の領域で固視しようとする状態を偏心視という．

[*4] **網膜異常対応**
固視眼の中心窩と斜視眼の中心窩以外の網膜点で，外界の像の受けとりが行われる状態．網膜上の非対応点が共通の視方向をもつようになった両眼視機能の異常．

診断

　形態覚遮断弱視の診断については，超早期に行われるべきであり，できる限り発症を予防することが大切である．角膜感染症などで眼帯が必要な場合は，月齢に応じて両眼帯にするなどの配慮も必要である．

　斜視弱視に関しては，斜視ことに内斜視の発見と，固視状態の診断が大切である．固視交代ができていれば，弱視にはなっていないと判断される．日本人に多くみられる偽内斜視（仮性内斜視）は，実は角度の小さい内斜視との鑑別診断が難しいことがあるため，立体視による両眼視機能の確認がとれるまで，安易に偽内斜視と診断すべきではない．

　不同視弱視は，視力の左右差から発見されることがほとんどである．また屈折異常弱視では，テレビや絵本に近づく，眼を細めたりしかめたりする，横目で見ようとするなど，行動の異常がみられることもある．ただ，幼小児の場合，片眼の視力が 0.2 あれば普通に行動することができ，周囲の大人が視力不良に気づかないことがほとんどである．このためにも，片眼ずつの視力測定を 3 歳児健診[*5]で行うことは非常に大切である．これらの原因となる屈折異常の診断にあたっては，調節麻痺下屈折検査が必須である．視力検査の答えができない子どもであっても，調節麻痺下屈折検査がきちんと施行できていれば，不同視弱視や屈折異常弱視の可能性について，また眼鏡装用が必要かどうかの判断は可能である．

　微小斜視弱視は，調節性内斜視や不同視弱視，あるいはその合併例の治療中に，ランダムドットによる立体視が不良であったり，4プリズム基底外方試験（図 1）で抑制暗点を伴う網膜異常対応が検出されることにより，診断されることが多い．

治療

　弱視治療の目的は"両眼の良好な視力"と，"立体視"を得ることである．治療の基本は何といっても屈折矯正であり，これに必要に応じて行う弱視訓練が加わる．

弱視そのものや，眼鏡の必要性についての説明：弱視の病態は，一般の人々には理解しにくいものである．できるだけ噛み砕いてていねいに説明する必要がある．眼鏡の必要性についてもきちんと説明しないと，保護者は子どもに眼鏡装用をさせるのを嫌がるあまりド

[*5] **3 歳児眼科健診**
視覚感受性の高い 3 歳で，早期に眼疾患を発見することを目的にしている．ことに，片眼ずつ視力を測定しないと発見することのできない不同視弱視の発見が主目的である．

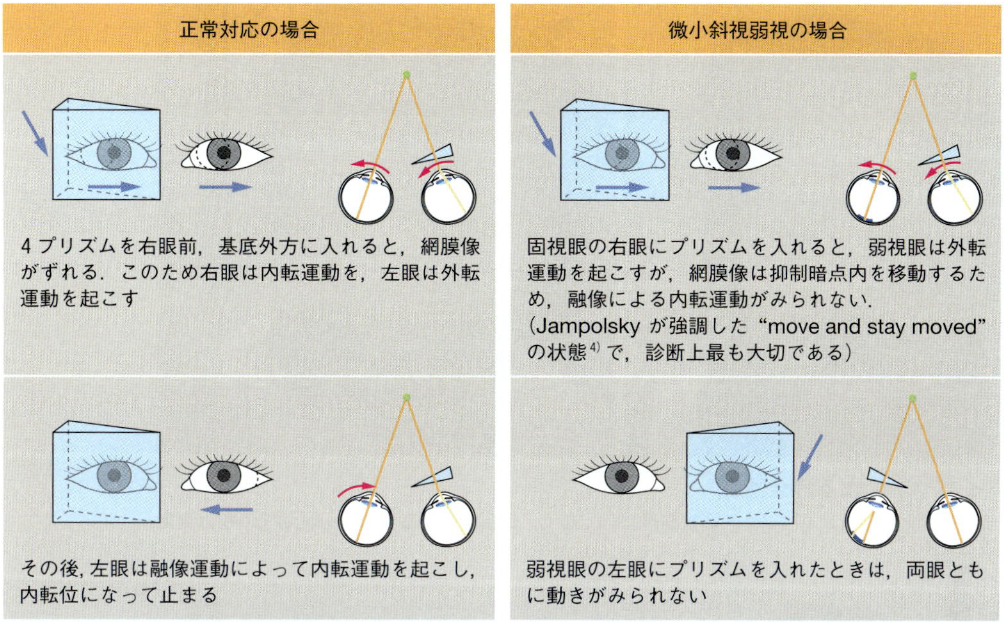

図1 4プリズム基底外方試験
実際には，6プリズムを用いると反応がはっきりとわかりやすい．
(Von Noorden GK；Atlas of strabismus. 4th ed. St Louis：Mosby；1983.)

クターショッピングに走ることすらある．一度だけの説明では理解できていないことも多いことに留意したい．また，子どものほとんどの生活時間は，幼稚園・保育園・学校などで占められる．これらの教育機関に対しても，眼鏡装用の必要性についてきちんと説明しておくことが大切である．

眼鏡処方：眼鏡処方が適切かどうかは，眼鏡装用がきちんとできるようになることや，視力発達そのものに大きくかかわる．内斜視がある場合はアトロピンを，またそれ以外の弱視が疑われる場合は1％塩酸シクロペントラートを用いた調節麻痺下屈折検査を行い，その値をもとに処方する．不同視弱視では健眼の遠視度数を減らすことなく処方することが大事である．また乱視度数に関しても，成人と異なり弱視治療目的の場合は減らさずに処方する．

　保護者の経済的な負担を考慮し，"小児弱視等治療用眼鏡等の療養費"が申請できるように処方せんを記載し，手続き方法についても説明する．

　眼鏡そのものの状態も非常に大切である．小児は眼鏡の取り扱いが乱暴で，調整してもフレームがすぐにゆがんでしまうことがある．ゆがみが原因で乱視矯正が不十分になったり，装用を嫌がったりすることもある．レンズの傷にも注意が必要である．瞳孔間距離，フ

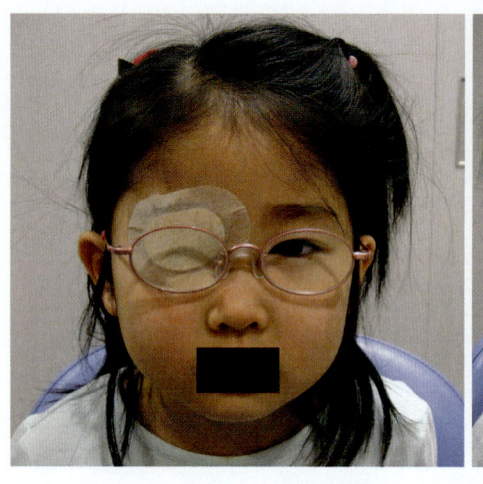

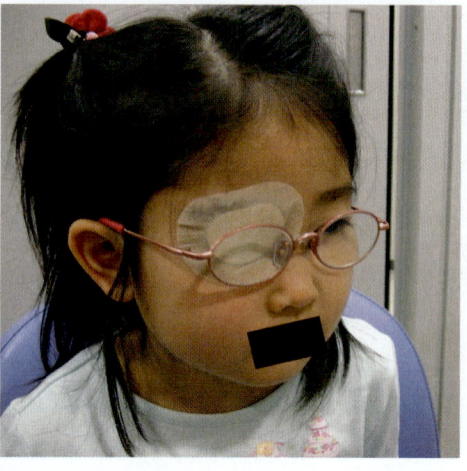

図2 アイパッチによる完全遮閉
皮膚に直接貼りつける形のアイパッチ．弱視訓練だけでなく，眼鏡を装用していない乳幼児の視力測定時に使うことも多い．

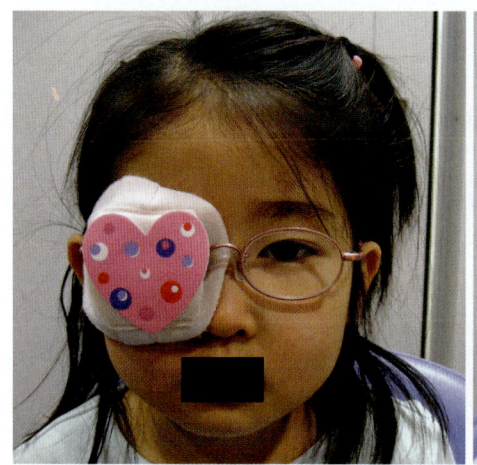

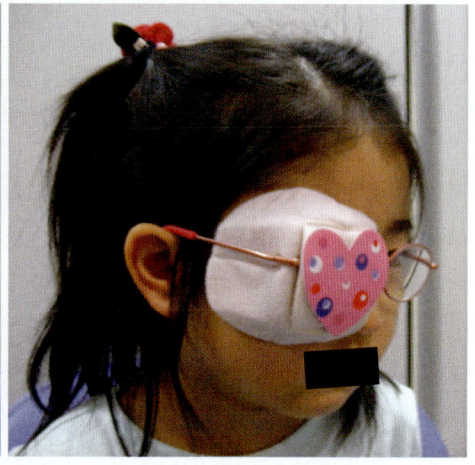

図3 布製アイパッチによる完全遮閉
眼鏡にとりつける形のアイパッチ．皮膚に直接貼りつける形ではないため皮膚炎を起こすことがないが，ずらしてのぞこうとすることがあるため，ある程度聞き分けのよい幼児に用いる．弱視訓練のほか，眼鏡を装用している子どもの視力測定時にも使うことができる．

レームの大きさを含め，診察のたびに眼鏡そのものをチェックすることが大切である．

健眼遮閉による弱視訓練：形態覚遮断弱視に関しては，長時間の健眼遮閉が必要となることが多い．健眼遮閉による弱視訓練を開始することは簡単だが，どこで中止するかを決めることは難しいことがある．健眼遮閉は子どもにとって非常につらいことを理解したい．きちんと遮閉ができているにもかかわらず，視力発達がはかばかしくない場合は，年齢を加味して中止時期をきちんと検討すべきである．

斜視弱視に関しては，両眼同じ視力か，両眼均等に固視ができるようになることを目標に健眼遮閉を行う．その後，眼位が矯正されるまでは，交代遮閉により斜視弱視の予防を続ける．これは，内斜視でしばしばみられる外転抑制改善のためにも有効である．

　不同視弱視の遮閉時間については議論があるところだが，3歳では1日2時間の健眼遮閉で十分な効果が得られることが多い[*6]．

　健眼遮閉は，通常アイパッチによる完全遮閉が行われる（図2, 3）が，潜伏眼振などで完全遮閉が困難な場合は，アトロピン点眼による不完全遮閉が用いられることがある．また，眼鏡を装用している場合は，不完全遮閉として遮閉膜を用いる方法がある．0.1から1.0まで種々の段階の視力低下を起こすことのできる遮閉膜が市販されている（弱視治療用眼鏡箔®，Ryser社製）．

（富田　香）

[*6] **弱視治療を成功させるために**

弱視訓練については，どのくらい家庭でできたか，具体的にカレンダーに記録をつけてきてもらうとよい．また，診察までの期間を長くても2か月とし，細かく経過を診るほうが効果的である．診療のたびに，常に眼鏡装用を励まし，弱視訓練の成果を前向きに評価し，本人や家族をねぎらい，褒め，勇気づけることが弱視治療成功の秘訣だといえる．

エビデンスの扉

弱視治療に関する多施設研究

これまでの弱視治療の現場

　弱視治療の基本は，屈折矯正，視能訓練（健眼遮閉，ペナリゼーション）である．しかし，実際の弱視治療の現場では，屈折矯正のための調節麻痺薬の使い方，調節麻痺下屈折検査の結果と処方する眼鏡度数の決め方，健眼遮閉の時間や中止の方法，アトロピンペナリゼーションの方法，遮閉膜の使い方，などの細かい点が施設によって異なっていた．特に健眼遮閉については"終日"遮閉を主張する人たちも多く，時間を区切って行う"部分"遮閉は効果が劣ると信じられていた．このような考え方の相違は米国とヨーロッパ，あるいは米国のなかでも東海岸と西海岸に存在し，それぞれが最もよいと思う方法を行っていた．いずれの治療方法も弱視治療では，よい成果を上げてきたため，それらを科学的に比較検討することは，つい最近までなされなかった．そのために，これから弱視治療に従事しようとする若い医師たちにしてみれば，どの教科書をみてよいのかわからない，治療法を決定する根拠が見あたらない，など，あいまいな点が多く，弱視研究への興味を失うこととなっていた可能性がある．さらに，医師と視能訓練士が同じ教育を受け，同じ考え方をしていないと，実際の臨床でさまざまな問題を生じることも事実である．

PEDIG による多施設共同研究

　そのような状況のなか，米国を中心に Pediatric Eye Disease Investigator Group（PEDIG）が多施設共同研究を開始した．この研究結果を受けて，従来の治療方法を調整した医師もいるが，多くの医師は自分の行ってきた方法の正しさを再確認したと思う．弱視治療はその治療効果だけでなく，治療中の健眼遮閉が患者や患者家族に与える精神的ストレスについても，多施設共同研究が行われた．それらをまとめたガイドラインが2006年に報告された[1]．

　そのガイドラインに含まれるポイントに，さらに新しいいくつか

文献は p.264 参照．

表1 小児の眼科スクリーニングで検出すべき異常

不同視（球面あるいは円柱）＞1.5 D
顕性斜視
遠視＞＋3.50 D
近視＞－3.00 D
中間透光体の混濁の大きさ＞1 mm
直乱視あるいは到乱視＞1.5 D 斜乱視＞1.0 D
眼瞼下垂（角膜反射と眼瞼縁距離＜1 mm）
視力不良（年齢相応かどうか）

の代表的なスタディの結果を加えて解説する．

弱視のスクリーニングは，屈折検査が重要（表1）

　不同視弱視（anisometropic amblyopia）の発見のためには，スクリーニング検査が有効である．わが国でのスクリーニング検査は，各地方自治体に方法を任された3歳児健診として行われており，一般的には家庭での一次健診，保健所あるいは小児科医による二次健診として行われる．二次健診として眼科医や視能訓練士による屈折検査を行っている地域もあれば，小児科医による問診のみの地域もある．2010年より，保育園や幼稚園で視力検査を行うことが指導され，4～5歳で不同視弱視が発見される例も増えている．

　小児の眼科スクリーニングに対しては，2004年に大規模な研究が行われている．これは絵視標であるLEA symbols® playing card，文字視標のHOTV視力表，自然瞳孔での検影法，オートレフラクトメータ（ハンディレフレチノマックス2®，シュアサイト™），フォトレフラクション，立体視検査，眼位検査などを組み合わせてスクリーニングとしての有効性を評価したものである[2]．その結果，特異度，感度ともに，検影法と二つのオートレフラクトメータ，そしてLEA symbols® playing cardが，フォトレフラクションやその他の検査方法より優れていることが明らかになった．

不同視弱視は眼鏡だけでも視力が改善[3]（表2）

　これまで，不同視弱視の治療は，眼鏡装用とともに健眼遮閉が必要で，眼鏡装用と同時に健眼遮閉を指示する医師が多かった．しか

表2 小児への眼鏡処方のガイドライン（ジオプトリー）

		0〜1歳	1〜2歳	2〜3歳
不同視でない場合	近視	>−5.00	>−4.00	>−3.00
	斜視のない遠視	>+6.00	>+5.00	>+4.50
	内斜視を伴う遠視	>+3.00	>+2.00	>+1.50
	乱視	>3.00	>2.50	>2.00
不同視の場合	近視	>−2.50	>−2.50	>−2.00
	遠視	>+2.50	>+2.00	>+1.50
	乱視	>2.50	>2.00	>2.00
考慮すべき要素	斜視手術の既往，弱視の既往			
	視力不良			
	眼鏡を掛けられるかどうか			
	調節性内斜視疑い／微小斜視			
	全身合併症			
	精神発達遅滞			

(Cotter SA, et al：Treatment of anisometropic amblyopia in children with refractive correction. Ophthalmology 2006；113：895-903.)

し，なかには健眼遮閉の指示を守れていないにもかかわらず視力が改善する症例があった．それは適切に処方された眼鏡を装用していると，遮閉を行わなくても視力が改善するからである．そこで，眼鏡だけでどこまで視力が改善するかを調査したのである．眼鏡だけでの視力の改善は眼鏡装用後3か月まで多くの症例にみられ，4か月目にはいると，改善が止まる者と，引き続き改善して，最終的に正常な視力に到達する者に分かれる．そこで眼鏡装用開始後3か月たっても視力の改善がない場合，4か月以降でも視力が引き続き上昇する場合とで遮閉訓練の適応を考えることを奨めている．一方，斜視弱視であっても，5週間の眼鏡装用で2.1段階の視力改善をみたとのことである[4]．

中等度弱視に対する弱視治療効果は，健眼遮閉とアトロピンペナリゼーションでは同等[5]

これまで，不同視弱視に対する治療は，眼鏡装用と健眼遮閉が第一選択で，アトロピンペナリゼーションは，それができないときのために行う代替治療のように考えられることが多かった．そして治

療効果も健眼遮閉より劣ると思われていた．しかし，中等度の不同視弱視に対する治療効果を比べてみると，治療開始6週間までは健眼遮閉のほうが優れているが，1年後には両者の差がないことが明らかになった．その原因の一つとして，遮閉は指示した時間が守られず治療に対するアドヒアランスが低いことが考えられる[6]．

Bangerterによる弱視治療は遮閉とほぼ同様に用いてよい

80人の不同視弱視患者をBangerter（バンガーター）フィルタによる遮閉をした群と，眼鏡だけの群を比較したところ，Bangerterフィルタを用いた群のほうが早期に視力の改善が得られた．ただし，最終視力は，眼鏡だけとBangerterフィルタに差はなかった[7]．186人の3～10歳の不同視弱視をBangerterフィルタと健眼遮閉で多施設前向きランダム化比較試験を行った結果，24週間後の視力の改善に有意差はなかった．しかし，Bangerterフィルタのほうが家族のストレスは少なかったので，最初の治療として考慮してよいと報告された[8]．

弱視治療開始年齢と治療効果

弱視治療を開始する年齢が早いほど，反応がよいことはほとんどの医師が臨床的に理解している．これは，最近行われた四つの多施設ランダム化比較試験の結果からの解析であるが，患者を3～5歳，5～7歳，7～13歳の3群に分けてその反応をみた結果，7歳以下が7歳以上に比べて明らかに治療への反応がよいことがわかった[9]．その一方で，これまで考えられていたより高い年齢でも弱視治療の効果があることが判明した．49の施設で507人の7～12歳までの小児の弱視治療への反応が報告がなされた．眼鏡処方ののち，遮閉をするグループと遮閉をしないグループに分けて視力の改善を24週間観察したところ，7～12歳の404人のうち，遮閉を行った53％と眼鏡だけの患者の25％が治療に反応した．13～17歳の103人は，遮閉をした25％と遮閉をしない23％が反応した．しかし，それまでに治療を受けたことのない患者に限ると，遮閉をした群の47％と眼鏡だけの20％が治療に反応した．このように，過去に弱視治療を受けた経験がない症例では，視力改善の可能性が高く，治療開始が遅いということであきらめるのではなく，一定の治療を行うことが奨められるようになった[10]．

弱視治療が終わってからも視力の低下がありうる

　弱視治療は，一定の成果が上がると終了するが，終了してから再度視力が低下することもある．7〜12歳までの80人の弱視治療が終了した患者を眼鏡以外の治療をしない状態でフォローした結果，7％の患者で視力低下がみられた[11]．これは健眼遮閉を長時間行った後に急に治療を中止すると高頻度に起こるため，遮閉時間を漸減しながら治療をやめることが推奨される[5]．さらに視力が下がりやすい患者側の条件として，治療中止前の視力がよかった人，弱視治療によく反応して視力がよくなった人，これまでに再発のあった人で，眼位や立体視がよくても，再発はありうることが報告された[12]．また，視力低下は治療終了後2年以内に起こることが多いため，遮閉治療を終了しても2年間は外来でのフォローが必要である．

〈佐藤美保〉

乳児内斜視・調節性内斜視・後天内斜視

新生児の軽度の内斜視（esotropia；ET）は一過性のものが多く，生後 3，4 か月に自然治癒することが多い．これらの症例のなかには，出生時の外傷による一時的な脳圧亢進が一過性の外転神経麻痺を生じている場合もある．しかし，自然治癒しない中等度から強度の乳幼児の内斜視の診断には，表 1 の検査が必要となる．ここでは，乳幼児の内斜視として乳児内斜視・調節性内斜視・後天内斜視について述べる．

乳児内斜視

生後 6 か月以内に発症した内斜視を乳児内斜視（infantile esotropia）[*1] という（図 1）．乳児内斜視の特徴を表 2 にまとめる．乳児内斜視の屈折異常は，近視～2D 未満の遠視が約 50％，2～5D の中等度の遠視は約 45％，5D 以上の遠視は約 5％ といわれている．遠視が強い場合は，調節性因子を除外するために，念のため完全屈折矯

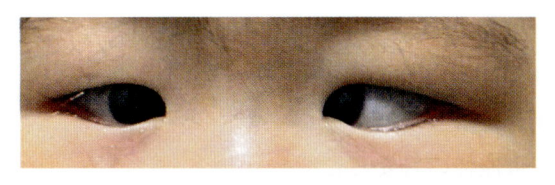

図 1　乳児内斜視

表 1　内斜視診断の検査

眼位検査	斜視角の測定と安定度の確認
固視検査	斜視弱視の有無
眼球運動検査	眼球運動制限の有無
屈折検査	調節性因子の有無
眼底検査	器質的疾患の有無

[*1] **乳児内斜視**
先天内斜視（congenital esotropia）とほぼ同義語で使われているが，先天内斜視でも新生児時期に内斜視が存在するとは限らないため，近年は先天内斜視と呼ばず，乳児内斜視とひとまとめに呼ぶことが多い．

[*2] **OKN**
optokinetic nystagmus（視運動性眼振）．視覚外界の動きにより誘発される生理的な眼振．乗り物から外界を見ているときに生じるため，乗り物眼振ともいう．

[*3] **A-V 型斜視**
上向き眼位と下向き眼位の水平斜視角の差が，A 型は 10Δ 以上，V 型は 15Δ 以上とする．

表 2　乳児内斜視の特徴と時に伴う所見

特徴	時に伴う所見
30Δ 以上の内斜視	みかけ上の外転制限
変動なく安定した斜視角	下斜筋過動
交叉固視による交代固視	交代性上斜位（dissociated vertical deviation；DVD，図 2）
正常な中枢神経系	眼振の併発
非対称性 OKN[*2]	A-V 型斜視[*3]
両眼視機能は不良，など	斜視弱視
	優位眼の早期発生，など

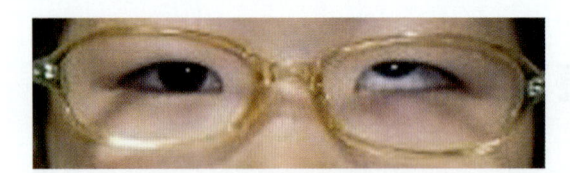

図2　内斜視に伴う左眼のDVD

図3　偽内斜視

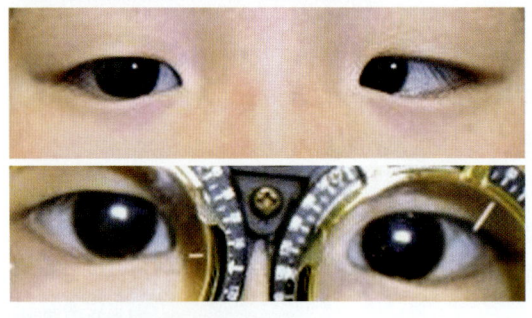

a. 眼鏡装用前，左眼の強い内斜視を認める．

b. 完全屈折矯正下，正位となる．

図4　屈折性調節性内斜視

正位での眼位を検査し，変動がないことを確認する[*4]．乳児内斜視では大斜視角のため，片眼の抑制が働き，両眼視の獲得は困難なことが多い．

鑑別診断：内斜視を生じる器質的疾患を除外する必要がある．しばしば認める外転制限が見かけ上のものか，外転神経麻痺によるものかを鑑別しなければならない．一般に乳児期の外転神経麻痺は少ないといわれている．また，偽内斜視（図3）も除外する必要がある．

治療：斜視手術となる．両眼視機能は早期手術（生後1年以内）や超早期手術（生後6か月以内）にて，ある程度獲得可能である．しかし前述のように新生児の内斜視は，生後3, 4か月に自然治癒する症例も存在するので注意を要する．自然治癒する可能性の目安としては，生後20週以内の乳児内斜視で，①40Δ以内で間欠性の内斜視，②眼位に動揺があること，などが挙げられる．したがって，超早期手術の適応に際しては，内斜視の間欠性や眼位の動揺の有無などを確認してから施行すべきである．

調節性内斜視

調節性内斜視（accommodative esotropia）は調節性輻湊によって生じる内斜視で，中等度以上（2～6D程度）の遠視を認める．斜視角は不安定で，遠方を明視せず，ぼおっと眺めているときは内斜視とならない．調節麻痺薬[*5]を用い，遠視の完全屈折矯正眼鏡により斜視角が減少する．1～2歳ころに発症することが多い．調節性内斜

[*4] 調節輻湊反射は1歳前後から可能といわれているため，生後6か月前後の乳幼児では眼鏡を装用しても眼位に変動はないはずである．

[*5] 調節麻痺薬
0.5～1%のアトロピンを用いることが多い．

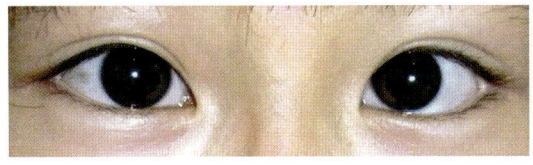

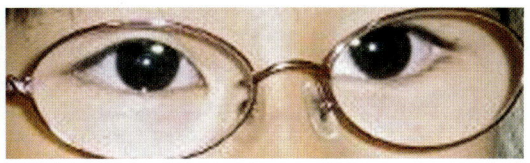

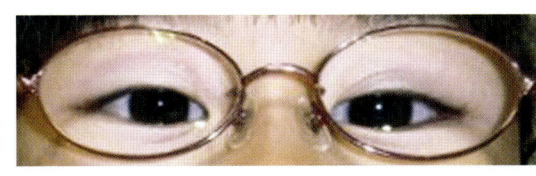

図5 非屈折性調節性内斜視
a. 近見眼位で強い内斜視を認める.
b. 遠見は完全屈折矯正下で正位となる.
c. 近見は3D付加(レンズ下方)にて正位となる.

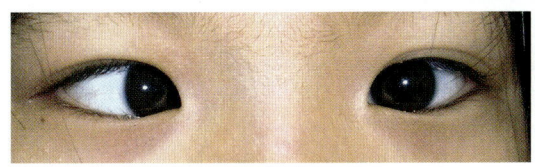

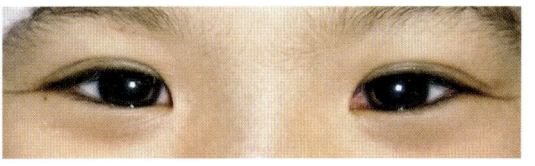

図6 早期後天性内斜視の術前後
a. 術前. 約40Δの内斜視を認める.
b. 術後. 両内直筋後転術施行後, 正位となる.

視は以下の三つに分類される.

屈折性調節性内斜視(refractive accommodative esotropia, 図4a, b):調節性内斜視の大部分を占める.中等度以上の遠視を認める.完全屈折矯正により眼位は矯正される.AC/A比[*6]は正常である.近見と遠見の眼位はほぼ同じで,両眼視機能は比較的良好である.

非屈折性調節性内斜視(nonrefractive accommodative esotropia):AC/A比が高いことにより生じる.近見眼位が遠見眼位より10Δ以上大きく,遠見での内斜視は軽度である.眼鏡の近用部に+3.0D前後を付加した二重焦点眼鏡を用いることで,近見眼位は改善する(図5a, b, c)[*7].眼鏡にても眼位が不良な場合や,眼鏡装用が困難な場合は斜視手術を施行する.

部分調節性内斜視(partially accommodative esotropia):完全屈折矯正による眼鏡を装用しても10Δ以上の内斜視を呈する.調節性内斜視と非屈折性調節性内斜視の混合型といえる.両眼視機能は一般に良好であるが,軽度不良の症例も案外多い.残余斜視に対しては斜視手術を施行する.

[*6] AC/A比
AC/A比は斜視における調節と輻湊の関係に用いられる. ACはaccommodative convergence, Aはaccommodationの略である. Gradient法では,

$$AC/A = \frac{\Delta b - \Delta a}{D}$$

となる.
Δa:完全矯正のみの眼位
Δb:完全矯正後にレンズ付加したときの眼位
D:レンズの屈折度
AC/A比の正常値:
 2〜5Δ/D

[*7] 二重焦点眼鏡
小児の場合,近用部のレンズ(いわゆる小玉)の幅が小さいと上手に眼鏡を使いこなせないので,眼鏡処方の際に注意する.

a. 右方視．右眼の外転制限はない．

b. 第1眼位．40Δの右内斜視

c. 左方視．左眼の外転制限はない．

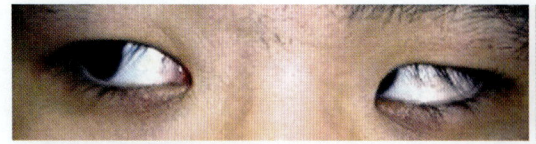

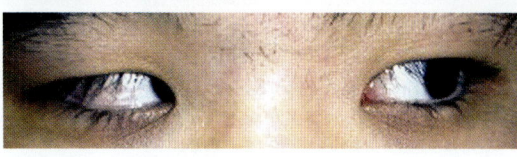

図7　急性内斜視（13歳，男子）
第1眼位で右眼の強い内斜視を認める．眼球運動に制限はない．

後天性内斜視

　生後6か月以降に発症する非調節性内斜視を総称して，後天性内斜視（acquired esotropia）という．

早期後天性内斜視（early acquired esotropia）：生後6か月以降から2歳までに発症したものをいう．両眼視機能は通常良好であるが，生後6か月から1年以内での発症の場合は，乳児内斜視より若干良好な程度といわれている．臨床的には早期であればあるほど，乳児内斜視との鑑別は難しい．生直後からの顔写真などを提示してもらい，生後6か月以内での眼位を確認する必要がある．治療は斜視手術となる（図6a, b）．

開散麻痺（divergence palsy）：近見眼位は良好であるが，遠見眼位が内斜視となり，遠見での複視を自覚する．眼球運動および両眼視機能は正常である．脳疾患が原因となることもあり，頭部精査を要する．治療は斜視角が小さい場合はプリズム療法を試み，必要があれば斜視手術（外直筋強化術）を施行する．

非調節性輻湊過多（convergence excess）：遠見眼位は正位か軽度の内斜視で，近見眼位は著しい内斜視（20～40Δ）となる．AC/A比は正常である．近見用に＋3.0D付加の眼鏡を装用しても近見眼位の改善はなく，治療は斜視手術となる．

周期内斜視（cyclic esotropia）：眼位のよい日と悪い日が周期的に生じるまれな内斜視．24時間から48時間周期で内斜視を呈することが多い．1日おきに生じる場合を隔日性内斜視という．周期内斜視では，眼位の悪い日の斜視角を術量の参考にして斜視手術を施行するとよい．

急性内斜視（acute esotropia）：ある日突然発症する内斜視で，眼球運動制限がなく，外転神経麻痺による麻痺性内斜視は除外される

(図 7a, b, c)．幼児で誤って片眼を遮閉した場合，片眼の外傷で眼帯をした後など両眼視を妨げた後に発症する場合と，心因性や原因不明で発症する場合がある．数か月経過観察後，眼位の改善を認めない場合は手術を行う．術後眼位は良好であるが，両眼視機能は良好な場合と不良な場合がある．

感覚性内斜視（sensory esotropia）：器質的疾患（網膜芽細胞腫，先天白内障など）による片眼の視力不良により生じる内斜視をいう．

続発性内斜視（consecutive esotropia）：外斜視の手術後に生じる内斜視．一般に外転制限を多く認め，側方視での内斜視が強いことが多い．再手術を要する．

カコモン読解　第 20 回　一般問題 64

乳児内斜視の治療で誤ってるのはどれか．
a 完全屈折矯正を行う．
b 弱視治療が手術に優先する．
c 手術には内直筋後転と外直筋短縮がある．
d 手術を行っても立体視獲得は困難である．
e プリズム療法では基底内方の眼鏡を処方する．

解説　a．乳児内斜視で中等度以上の遠視を伴う場合は，調節性因子の関与がないことを確認するために完全屈折矯正を試みるべきである．

b．斜視手術後は眼位が良好になるため，両眼視の獲得に期待がかかる．斜視手術後に遮閉（弱視治療）を行うことは両眼視の獲得に不利にはたらく可能性があるので，斜視手術前に弱視治療を行うのが理想である．

c．内斜視の斜視手術は，"両眼の内直筋後転"か，"片眼の内直筋後転と外直筋の短縮"が施行される．

d．乳児内斜視症例の両眼視獲得は超早期手術，早期手術により，ある程度期待できるが，一般に立体視の獲得は困難である．

e．内斜視の場合は，基底外方のプリズム眼鏡や Fresnel 膜を処方する．

模範解答　e

（大庭正裕）

クリニカル・クエスチョン

乳児内斜視は，超早期手術によってどのくらい立体視を獲得できるのでしょうか？

Answer 2歳までに行う乳児内斜視に対する早期手術によって獲得された両眼視のほとんどは，融像のみであり，周辺立体視の獲得でも数％〜20％にすぎませんでしたが，21世紀になって生後6か月以内に行う超早期手術の術後成績が数多く報告され，60″未満の正常立体視の獲得にはいまだ問題点は残されているものの，60〜3000″の周辺立体視の獲得は60〜80％で可能となり，進歩しています．

クエスチョンの歴史的背景

20世紀前半では2歳以後の晩期手術が主流であり，手術によって良好な眼位が得られても，感覚異常説や運動異常説によって両眼視機能は不良であると考えられていた．

20世紀後半になり，2歳までの早期手術と10Δ以内の術後眼位によって立体視と融像を獲得した症例が初めて報告され，その後von Noorden[1]や多くの報告によって，手術時期2歳までの早期手術と10Δ以内の術後眼位を達成できれば正常立体視の獲得は難しいもの

文献はp.265参照．

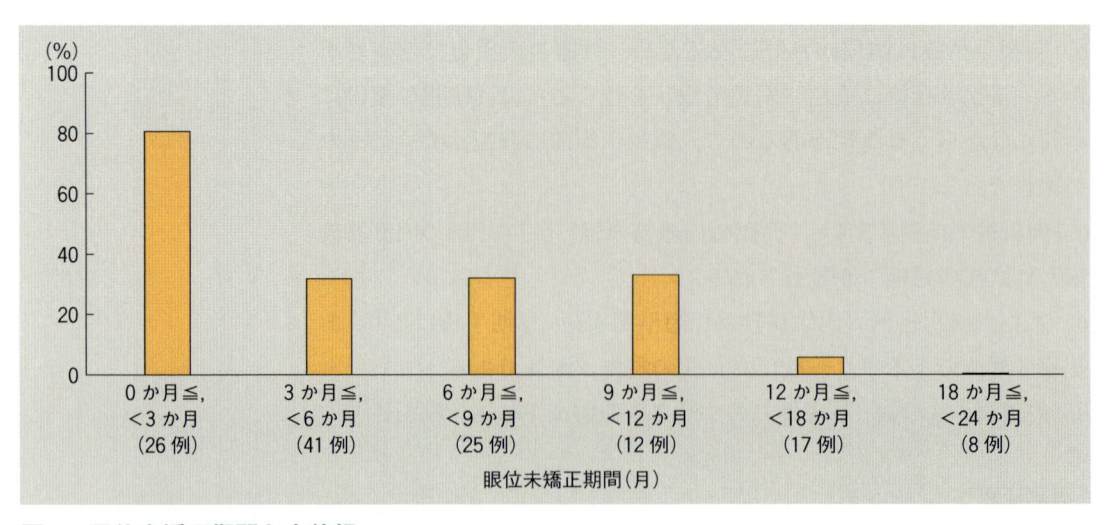

図1 眼位未矯正期間と立体視
内斜視発症からの眼位の未矯正期間が短いほど立体視を獲得する頻度は高い．このことは，超早期手術が立体視の獲得に有用であることを示している．
(Birch EE, et al：Why does early surgical alignment improve stereoacuity outcomes in infantile esotropia? J AAPOS 2000；4：10-14.)

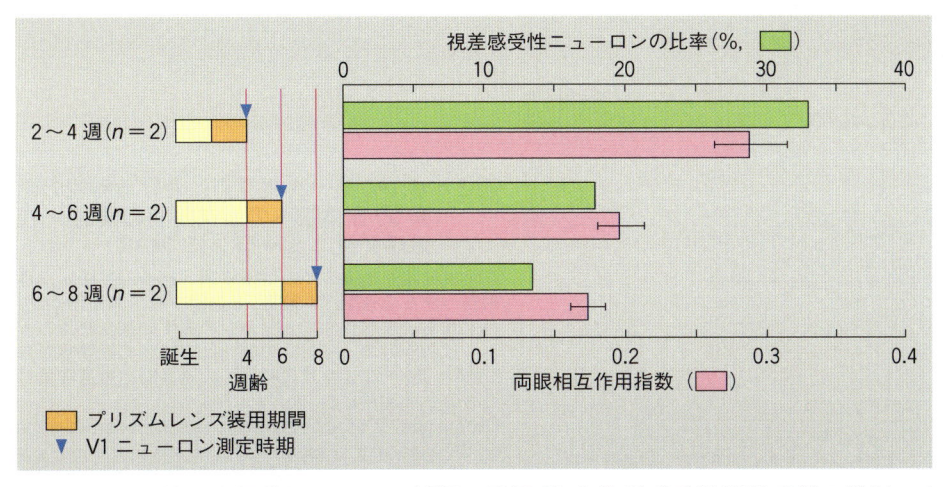

図2 サルの第一次視覚野における斜視の影響① 立体視感受性開始時期の検討
生後6週から2週間プリズム装用したサルは，生後2週から2週間プリズム装用したサルの3倍の視差感受性ニューロンの減少と2倍の両眼抑制ニューロンの増加を示した．両眼相互作用指数は，指数の低いほうが抑制が強い．
(Mori T, et al：Effects of the duration of early strabismus on the binocular responses of neurons in the monkey visual cortex（V1）. Invest Ophthalmol Vis Sci 2002；43：1262-1269.)

の，両眼視の獲得が有意に可能であることが臨床的に証明された．

1994年，Wrightら[2]が生後6か月以内の超早期手術によって正常立体視を獲得した症例を報告して以来，正常立体視の獲得を目指して超早期手術の有用性を臨床的に検証する報告が数多くされている（図1）[3]．

サルを用いた実験モデルによる検証

立体視発達前モデルの生後2週（ヒトの生後2か月相当）から，2週間プリズム装用をしたサル，立体視発達開始モデルの生後4週（ヒトの生後4か月相当），立体視発達中モデルの生後6週（ヒトの生後6か月相当）のサルに，2週間（ヒトの2か月間に相当）プリズム装用して人為的に内斜視を作製すると，いずれのサルも正常サルと比較し，一次視覚中枢（V1）の視差感受性ニューロンは減少し両眼抑制相互作用が認められる．特に生後6週から2週間プリズム装用したサルは，生後2週から2週間プリズム装用したサルの3倍の視差感受性ニューロンの減少と2倍の両眼抑制ニューロンが存在しており，斜視が立体視発達開始期（生後4週から6週：ヒトの生後4か月から6か月に相当）に存在すると，一次視覚中枢（V1）に視差感受性の減少と抑制の発生が生じる（図2）[4]．

立体視発達開始モデルの生後4週（ヒトの生後4か月相当）のサルに，それぞれ2週間，4週間，8週間プリズム装用して一次視覚中

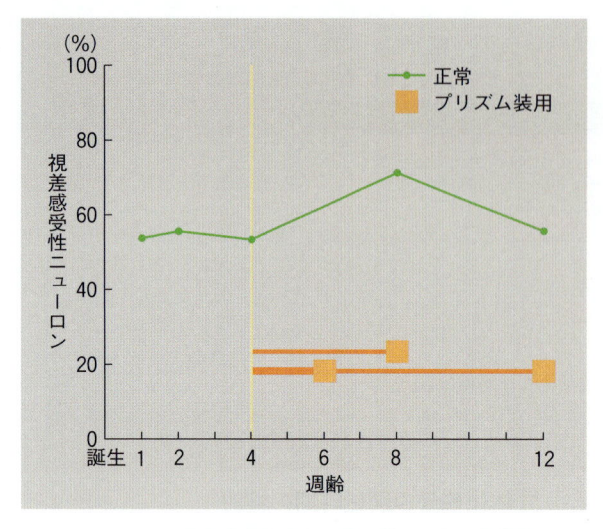

図3 サルの第一次視覚野における斜視の影響② 立体視への斜視期間の検討―視差感受性ニューロンについて

立体視発達開始モデルの生後4週（ヒトの生後4か月相当）から2週間，4週間，8週間プリズム装用した．いずれも視差感受性ニューロンの高度の減少が認められ，これらのニューロンの変化は立体視発達開始から2週間（ヒトの2か月に相当）の短期間で急速に生じたものと推定される．
(Kumagami T, et al：Effect of onset age of strabismus on the binocular responses of neurons in the monkey visual cortex. Invest Ophthalmol Vis Sci 2000；41：948-954.)

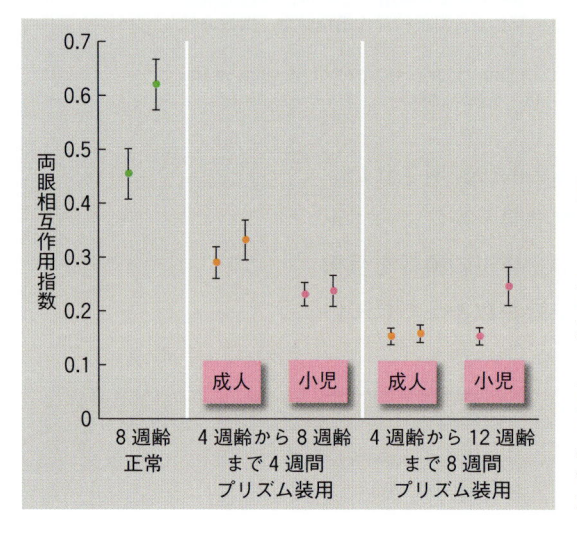

図4 サルの第一次視覚野における斜視の影響③ 眼位矯正期と視覚発達終了期における抑制の可塑性

立体視の可逆性は，生後8週（ヒトの生後8か月相当）には程度は弱いなりに残存しているため，成人期には両眼相互作用指数は上昇しているが，生後12週（ヒトの生後12か月相当）における立体視の可逆性はほとんど消失し，成人期の両眼相互作用指数は定値のままである（両眼相互作用指数は，低いほうが抑制的である）．
(Mori T, et al：Effects of the duration of early strabismus on the binocular responses of neurons in the monkey visual cortex (V1). Invest Ophthalmol Vis Sci 2002；43：1262-1269.)

枢（V1）ニューロンを比較すると，すべてにおいて視差感受性ニューロンの高度の減少と高頻度の両眼抑制相互作用が認められ，これらのニューロンの変化は，おのおののサルに大差がなく認められたことより，立体視発達開始から2週間（ヒトの2か月に相当）の短期間で急速に生じたものと推定される（図3）[5]．

立体視発達開始モデルの生後4週（ヒトの生後4か月相当）のサルに，4週間（ヒトの4か月）と8週間（ヒトの8か月）プリズム装用した後，プリズムを除去して内斜視治療後モデルとしたサルを比較すると，前者では2歳時（ヒトの8歳時相当）の一次視覚中枢（V1）における視差感受性障害と両眼抑制の改善は著明ではないものの認められるのに対し，後者ではまったく認められない（図4）．このことは，立体視の可逆性は生後8週（ヒトの生後8か月相当）

3. 子どもにみられる眼疾患／斜視・弱視

図5 手術時期と立体視
超早期手術による立体視の獲得の可能性が有意に高いことを示している．
（矢ヶ﨑悌司：両眼視機能の発達と内斜視の早期手術．あたらしい眼科 2006；23：11-18．）

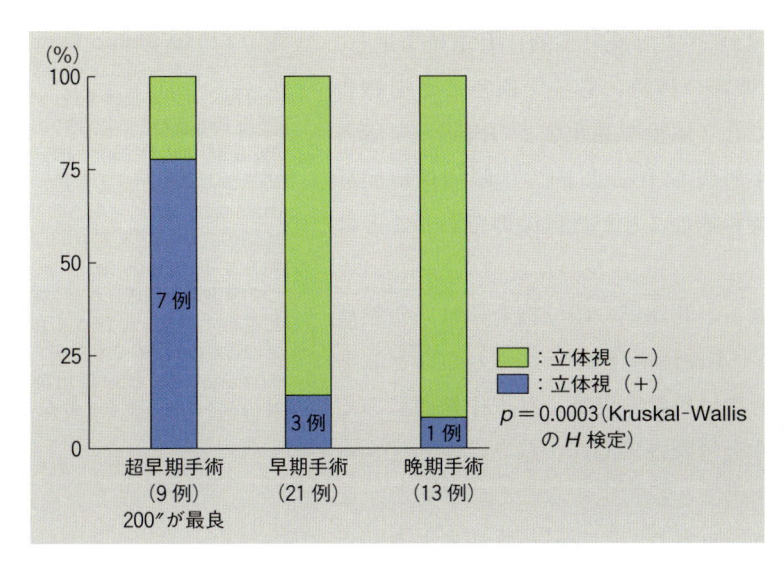

表1 術後眼位と両眼視

		最終眼位≦10Δ （61例）	10Δ＜最終眼位 （44例）	有意差 （χ^2検定）
融像	Bagolini線条レンズ試験 Worth 四灯試験	57例（93％） 37例（61％）	31例（70％） 6例（14％）	$p<0.001$ $p<0.001$
立体視	Titmus Stereo Tests	23例（38％）	3例（7％）	$p<0.001$

(Zak TA, et al：Early surgery for infantile esotropia：results and influence of age upon results. Can J Ophthalmol 1982；17：213-218.)

には程度は弱いなりに残存しているが，生後12週（ヒトの生後12か月相当）における立体視の可逆性はほとんど消失していることを証明している[4]．

アンサーへの鍵

乳児内斜視において，両眼視を獲得するためには，眼位の未矯正期間をできる限り短くするように，手術時期を考慮することが最も大切な鍵であることはいうまでもない（図5）[6]．しかし，立体視を得るために，そのほかの数多くの鍵が必要である．

8～10Δ以内の術後眼位：いまだ超早期手術が行われていなかった1982年に，ZacとMorinが両眼視獲得には8～10Δ以内の術後眼位が必要であることを報告している（表1）[7]．5年以上術後経過観察を行った早期手術例105症例を，術後眼位が10Δ以内の61症例と11Δ以上の44症例に分類し，術後眼位10Δ以内群ではBagolini線条レンズ試験[*1]による融像を93％，Worth四灯試験[*2]による近見融像を61％，Titmus Stereo Tests[*3]による立体視を38％に認め，

[*1] **Bagolini 線条レンズ試験**
多数の線条が入った2枚のレンズを直交して装用させ，点光源によって発生する2本の光線の見え方で，同時視，網膜対応，抑制を判定する．2本の光線が光源の位置で直交する場合，両眼とも中心固視では正常網膜対応，片眼の偏心固視では異常網膜対応で融像している．1本の光線しか見えない場合には，見えない光線側の眼が抑制されている．1本の光線が交差する位置でのみ認知する場合には，偏心領域での抑制暗点が示唆される．

[*2] **Worth 四灯試験**
赤緑フィルターで両眼を分離し，同時視と抑制を検査する．1個の白色の固視灯のほかに，上部に1個の赤色灯，左右に2個の緑色灯が配置され，赤色フィルターでは白色灯と赤色灯の2個，緑色フィルターでは白色灯と緑色灯の3個が認知される．同時視があれば4灯全部が認知されるが，非検者に認知している個数をたずね，「2」個と答えた場合には緑色フィルター，「3個」と答えた場合には赤色フィルターの装用眼側に抑制がある．

[*3]は p.76 参照．

術後眼位 11Δ 以上群と比較したすべてで統計学的に有意差を示し，10Δ 以内の術後眼位は両眼視機能の獲得に必要であることを報告している．超早期手術においても立体視や融像などの両眼視を獲得するためには，8Δ 以内の微小斜視や 10Δ 以内の単眼固視症候群（monofixation syndrome）に持ち込むことが最低条件であることは同様である．

正確な術前眼位測定：固視が難しい乳幼児の眼位検査には，角膜反射像を利用した Hirschberg 法や Krimsky 法が多用されるむきもある．しかし，正位での角膜反射像は角膜中央部よりやや鼻側にあるため，成書のように角膜反射像を角膜中央部に一致させて判定すると約 5°（10Δ）程度の内斜視を正位と誤判定するおそれがある．また，Hirschberg 法や Krimsky 法の検者による不一致性も大きいため，測定誤差の混入しやすいこれらの測定方法は採用せず，同時プリズム遮閉試験や交代プリズム遮閉試験を基本検査にしなければならない[8]．術前に遠見眼位を計測できれば理想的だが，乳幼児では難しいため，筆者はペンライトなどの非調節視標を用いて近見眼位を測定して手術量を決定している．

調節要素を除去：乳幼児の屈折状態は，遠視であることがほとんどである．さらには，調節は生後 4 か月までにほぼ正常値まで発達する．そのため，1〜2D のわずかな遠視でも正常 AC/A 比（2〜6Δ）によって，屈折未矯正では 10Δ の内斜偏位が生ずる可能性は否定できない．また，生後 6 か月以内に発症する調節内斜視も鑑別する必要がある．したがって，術前には必ず調節麻痺下の屈折検査を行って，完全屈折矯正下での眼位検査を心掛ける．筆者は，1.5D 以上の遠視，1.5D 以上の乱視があれば，必ず完全屈折矯正眼鏡を処方して 2 週間後に最終眼位検査を行っている．

乳児期の眼位は不安定？：乳幼児の内斜視角は不安定であり自然治癒することもあるとして，超早期手術に反対している術者もいる．しかし，Pediatric Eye Disease Investigator Group によると，生後 2.5 か月（10 週）までに 40Δ 以上の大角度を示した症例で自然治癒したものはほとんどなく，初診時より 2.5 か月間の経過観察した 59 症例で平均 13.0±10.7Δ の斜視角の変動を認めたものの，内斜視角の減少を示したものは 12％ にすぎず，多くは内斜視角の増大であり，乳児内斜視の自然治癒を期待しうる確率は超早期手術によって立体視を獲得しうる確率よりはるかに低いと報告している[9]．また，眼位の変化が認められても手術直前の眼位に対して手術量を決定

＊3　Titmus Stereo Tests
偏光フィルターによって両眼を分離する立体視検査表．立体視約 3,000″〜4,000″ の Fly test，400″，200″，100″ の三つの図形からなる Animals test，800″〜40″ の 9 段階の立体視差を定量的に測定する Circles test の三つの検査から構成される．実質図形パターンで作成されているため，片眼でも合格する monocular clue の可能性のあることが欠点である．

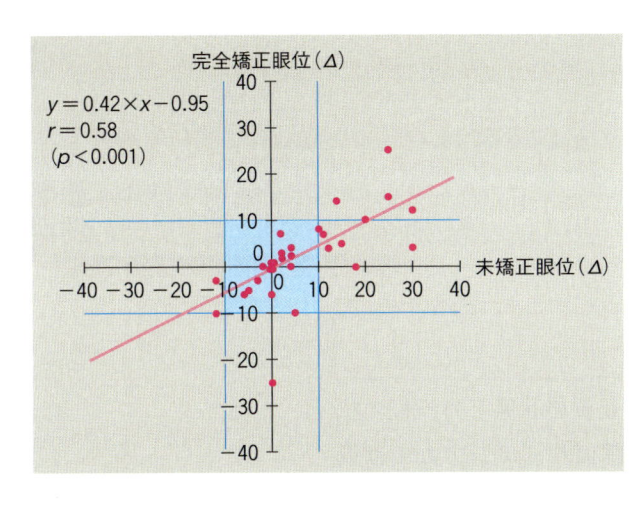

図6 術後の屈折矯正下眼位と屈折未矯正下眼位の比較
屈折矯正下のほうが，±10Δ以内の術後眼位を示す頻度が多い．

し，眼位の変化がなくなるのを待つ必要がないとも報告している．
術後眼位の管理：先にも解説したが，術後にも遠視の影響によって8〜10Δを超える内斜視が再発する可能性がある．8歳以内に内斜視手術を行った自験例43症例の術後調節麻痺下屈折値は球面等価度数で +1.27±2.20 D であった．これら症例の完全屈折矯正下の近見眼位は平均 +1.28±7.56Δ であり，未矯正下の平均 +5.37±10.58Δ より有意（$p=0.0039$，t検定）に眼位がコントロールされ（**図6**），8〜10Δ以内の眼位コントロールのために術後に眼鏡を処方したものは30例（69.8％）にも及んでいる[10]．

アンサーからの一歩

良好な立体視を獲得するためには，超早期の手術のみならず，8〜10Δの術後眼位を得ることを目的とした，正確な眼位測定や術前術後を通した屈折管理が必要不可欠である．期待した結果が得られない場合には，これらの要因が十分に満たされていたか，治療過程を再検討すべきである．このような原因分析を怠ると，ともすると乳児内斜視では立体視の獲得は期待できず，整容的治癒のみで十分であると結論づけてしまう可能性もでてくる．特に治療時期が遅れ，両眼視発達が不良となると自然経過とともに外斜偏位が合併することも少なくない．両眼視発達不良の乳児内斜視に外斜偏位が合併して外見上内斜視が改善したものを自然治癒と判定しがちであるが，乳児内斜視の治療目標は整容的治癒ばかりでなく，21世紀の目標でもある機能的治癒も念頭に置いて，乳児内斜視の治療計画を速やかにたてなければならない．

（矢ヶ﨑悌司）

間欠性外斜視

病態

　間欠性外斜視は外斜位の状態，すなわち正位の状態と外斜視の状態が混在している斜視で外斜位-斜視とも呼ばれ，アジア人では最も多い斜視といわれている．外斜位は一般的に大きな偏位を有し，主に融像性輻湊（運動性融像）によって保たれている融像が破られると外斜視となる．眼位が正位のときは良好な両眼視を有しているが，外斜視になると片眼に抑制がかかり両眼視機能に障害を生ずる．さらに外斜位の状態でも 57〜74％[1,2]に生理的複視の抑制があると報告され，間欠性外斜視のなかには両眼視機能が完全でないものが存在している．

文献は p.265 参照．

分類

　間欠性外斜視は近見眼位と遠見眼位の差によって，基礎型，輻湊不全型，開散過多型に分類される．基礎型は近見，遠見眼位の差が 10Δ[3] から 15Δ[4] 以内（筆者は 10Δ 以内の立場をとっている）で，輻湊不全型は近見の斜視角が多いもので，開散過多型は遠見の斜視角が多いものである．開散過多型のなかには偽開散過多型があり，注意が必要である．これは基礎型が頑固な融像によって開散過多型になっているか，high AC/A があり開散過多型になっているものである．まず，片眼を 40〜60 分間遮閉したり（パッチテスト；patch test）[5]，片眼に 40 分間プリズム装用したり（プリズム順応試験；prism adaptation test；PAT[*1])[6,7] して，近見眼位が増大すれば基礎型となる．増大しなければ +3 D を近見に付加し，近見眼位が増大すれば high AC/A の合併となる．この場合は，手術後に近見が内斜視になる可能性があるので注意が必要である．

症状

　小児では自覚症状がなく，家族が外斜視に気づいたり，屋外で片目つむりをすることに気がつき来院する．外斜視になるのは視線が

*1 PAT
PAT は Fresnel 膜プリズム検眼セット（図1）が発売され，容易に施行できるようになった．間欠性外斜視の最大斜視角を引き出す以外に，斜視手術術後の複視の出現有無の検査，麻痺性斜視の手術適応・手術量の決定，内斜視の術後眼位の安定の判定などにも用いられ，斜視には不可欠な検査である．

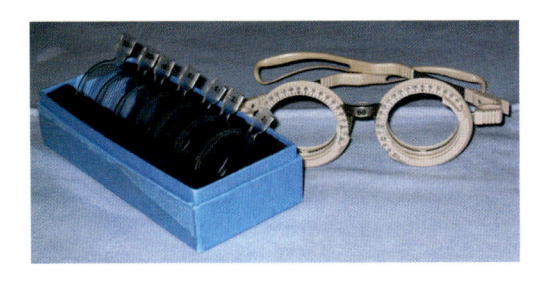

図1 Fresnel膜プリズム検眼セット
プリズム度数は小さい度数のセットでは2Δから10Δまで，大きい度数のセットは12Δから40Δまである．両方のセットが必要となる．

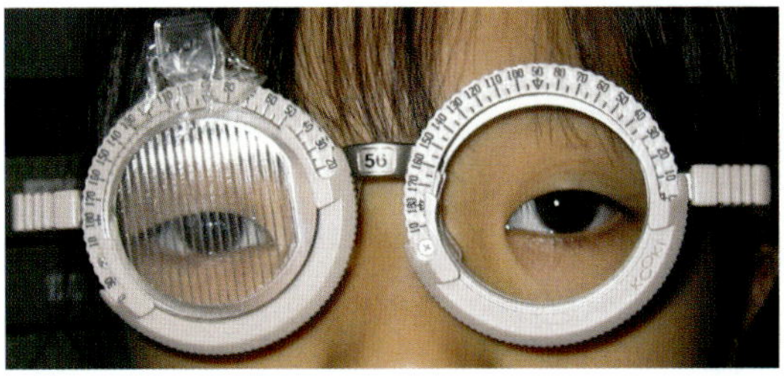

図2 間欠性外斜視に対するPAT
Fresnel膜プリズムは非優位眼に40分装用させる．斜視角が大きいと両眼に分けて装用させる．この上からAPCTを行い，両者の和を求める．

うつろなときや疲れたときが多い．成人では鏡を見たり，他人に指摘されて外斜視状態に気づくだけではなく，正位を保つために眼精疲労を感じたり，複視を自覚することが多い．

最大斜視角の検出

　間欠性外斜視の手術適応があるか，眼精疲労や複視の原因となりうるか，などを決めるためには最大斜視角を求めることが重要になる．以前は数回斜視角を測定をして，最も強い偏位量を最大斜視角としていたが，頑固な融像をとるためにKushnerらは60分のパッチテストが有効であることを報告した[5]．著者はパッチテストとPATを比較した結果，小児，成人ともPATのほうが有意に斜視角を増大させることを報告した[6,7]．**図1**にPATに用いるFresnel膜プリズム検眼セットを示す．**図2**は間欠性外斜視に対するPATを示す．実際には通常のAPCT（alternate prism cover test，；プリズム交代遮閉試験）での測定，パッチテストの測定，PATでの測定を行い，最も斜視角の大きいものを最大斜視角[*2]としている．

観血的治療

術式：間欠性外斜視の術式は，外直筋後転術と内直筋短縮術を組み合わせて行われる．一般に基礎型，開散過多型には両眼の外直筋後転術を，基礎型，輻湊不全型には片眼の後転短縮術を用いることが多い．欧米では，基礎型に対して両眼外直筋後転術が多用されている．

小児の手術適応：小児では自覚症状を訴えないので，将来のことを考慮しながら手術適応を決めることになる．大阪医科大学附属病院眼科では通常のAPCTで30Δ以上，もしくは通常のAPCTが20Δ

[*2] 最大斜視角
間欠性外斜視で最大斜視角を求めることは，実際には不可能である．PATやパッチテストも常に一定の値ではない．筆者はPATやパッチテストも複数回行い，最大値を最大斜視角として採用している．

表1 小児間欠性外斜視の手術量と手術効果（Δ）

手術量(mm)	1週間	1か月	3か月	6か月
4.0	26	27	23	19
4.5	30	30	27	23
5.0	34	33	30	27
5.5	38	36	34	31
6.0	41	40	38	35
6.5	45	43	41	39
7.0	49	46	45	43

等量の後転短縮術を行った場合の手術量と手術効果を示す．手術後各時期の手術効果をΔで表している．術後経過により手術効果が減少している，すなわち戻りが生じていることがわかる．
（寺井朋子ら：間歇性外斜視のプリズム装用後眼位に対する手術効果の検討．眼科臨床医報 2003；97：535-538.）

以上でかつ最大斜視角が30Δ以上の場合に手術を考慮する．しかしながら，普段の生活で外斜視になる機会がほとんどなければ経過観察することもある．

　術式に関しては，当科はほぼ片眼の後転短縮術を行っている．これは再手術（追加手術）の際に，非手術眼の定量を初回手術と同等に行えることによる．定量に関しては最大斜視角を求め，**表1**[8]に従って定量を行っている．小児では戻りが100％に生ずるため，少し過矯正に定量している．近見斜視角と遠見斜視角が異なっているときには，短縮量と後転量を変えている．たとえば，近見40ΔX(T)，遠見30ΔX(T)では，術後1か月で正位になる定量では，内直筋短縮6mm，外直筋後転4.5mmとしている．なお，当科では実際の後転量は1mmを追加している．すなわち，この例では5.5mmの後転を行う．小学校入学前では術後3〜6か月後に正位になるように定量を行っている．

成人の手術適応：成人の場合は，眼精疲労や複視などの自覚症状や外見的理由から，手術適応を決定する．すなわち，手術可能な斜視角であれば手術を考慮する．定量に関して注意する点は，小児よりも手術効果が強いこと，戻りが少ないことである．過矯正で複視を生ずると日常生活が不便となるので，斜視の80〜90％を直すことを目標としている．**表2**は最大斜視角に対して当科で暫定的に用いているものであるが，同じ量の後転短縮量を行っても近見眼位の手術効果が大きい．近見眼位と遠見眼位が異なる場合は，短縮量は近

表2 成人間欠性外斜視の手術量と手術効果（Δ）

手術量(mm)	1週間	
	近見	遠見
3.0	28	26
3.5	32	30
4.0	37	34
4.5	42	38
5.0	47	42
5.5	51	46
6.0	56	50

等量の後転短縮術を行った場合の1週間目の手術効果を示している．近見と遠見では手術効果が異なる．

表3 成人間欠性外斜視の内直筋短縮量と手術効果（Δ）

手術量(mm)	1週間	
	近見	遠見
3.0	20	15
3.5	21	16
4.0	23	17
4.5	24	18
5.0	26	20
5.5	28	21
6.0	29	22

片眼の内直筋短縮術を行った場合の1週間目の手術効果を示している．近見の手術効果が大きい．

見手術効果を，後転量は遠見手術効果を参考に定量している．たとえば近見 $50\Delta X(T)$，遠見 $40\Delta X(T)$ では，内直筋短縮 4.5 mm，外直筋後転 4+1 mm としている．

近年，輻湊不全型で遠見眼位が少ない症例で眼精疲労を訴える例が増加している．当科では遠見眼位が 20Δ 以上あれば，暫定的に表3 に従って内直筋短縮術を行っている．この術式は近見眼位に対する効果が強いので輻湊不全型では有用であるが，戻りが生ずるのが問題である．

非観血的治療

プリズム療法：斜視手術ができない程度の偏位量や手術を希望されないときに行う．症状を訴える成人に用いることが多い．プリズムの種類はガラスプリズムと Fresnel 膜プリズムがある．視力低下を生じないガラスプリズムが選択されることが多いが，矯正量は片眼 7Δ 程度が限度である．特に，遠見眼位が少ない輻湊不全型に対してはよい適応となる．

視能訓練：間欠性外斜視による症状の緩和，すなわち外斜視の状態をほとんど生じないようにすることを目的とする．抑制がある場合には適応年齢が 7〜12 歳，抑制がない場合は成人でも行うと報告[9]されているが，成人でも症状が強い場合は適応となると考えられる．しかし，斜視角が 25Δ 以上であれば，手術との併用が必要である．

自然経過：自然経過の報告は少ないが，138例を20年間観察した結果，消失したものは3.6%で，初診時より10Δ以上斜視角が増大したものは5年後で23.1%，20年後で52.8%と報告されている[10]．すなわち，間欠性外斜視の治癒はほんのわずかで，50%は斜視角が変化ないか，斜視角が増大すると考えてよいと思われる．初診時に，手術適応でない症例でも増大することを説明する必要があると考えられる．

カコモン読解　第19回　一般問題60

間欠性外斜視で十分な斜視角が検出されない場合に行う検査はどれか．2つ選べ．
a 遮閉試験　　b おおい試験　　c パッチテスト
d ひっぱり試験　　e プリズム順応試験

解説　a．遮閉試験：おおい試験あるいはcover testともいう．被検者に両眼で目標を固視させて，片眼に遮閉板をあてて，ほかの眼の状態をみる斜視検査の一つ．斜視と斜位の区別が可能である．したがって不正解である．

b．おおい試験：上記参照．不正解である．

c．パッチテスト：片眼を40〜60分遮閉して，その後，両眼で固視させないように斜視角を測定し，最大斜視角を求める方法の一つ．したがって正解である．

d．ひっぱり試験：眼球運動障害がある場合に，眼筋に伸展障害があるかを判定する検査法．甲状腺眼症，眼窩吹き抜け骨折，眼窩筋炎などで陽性となる．したがって不正解．

e．プリズム順応試験：片眼にプリズムを40〜60分装用させた後，その上から眼位検査（交代プリズム遮閉試験）を行い，最大斜視角を求める方法の一つ．したがって正解である．

模範解答　c, e

（菅澤　淳）

先天上斜筋麻痺

診断

　先天上斜筋麻痺については，その病態は神経原性のものは少なく，腱の異常や付着異常あるいは欠損など，解剖学的異常によるものが多いことが知られている．先天上斜筋麻痺の場合は，回旋性の複視を自覚しないこと，上下の融像幅が広いこと，顔面の非対称があることが特徴である．顔面の非対称は，常に頸を傾けている方向と同側の顔面が低形成になり，頬が薄くなり鼻や口の偏位が認められる．

Parks 3段階法：診断には Parks 3段階法が有用である．Parks 3段階法は，上下斜視を認めた場合，罹患筋の同定に用いられる方法である．外眼筋のいずれか1筋の異常を検出する方法で，障害筋が複数にわたる場合は適用されない（**表1**）．

　片眼性上斜筋麻痺では健側へ斜頸することがほとんど（**図1**）であるが，奇異性頭部斜頸を示す例もある[*1]．両眼性上斜筋麻痺においても頭位異常は認められるが，下方視での回旋斜視に対する代償として顎下げ頭位が最も多い．しかし，上斜筋麻痺の程度が非対称である症例においては，麻痺の弱い側への斜頸が認められることも少なくない．

　次のような所見がみられた場合は，両眼性麻痺を疑う．
① 10°を超える外方回旋偏位．

表1　Parks 3段階法

Step 1
第1眼位でどちらの眼が上であるか
Step 2
上下ずれは左方視，右方視のどちらで著明になるか
Step 3
頭をどちらに傾けたときに上下ずれが著明になるか

上下斜視を認めた場合，罹患筋の同定に用いられる方法．外眼筋のいずれか1筋の異常を検出する方法で，障害筋が複数にわたる場合は適用されない．

[*1] **奇異性頭部斜頸** paradoxical head tilt．麻痺側あるいは麻痺の強いほうへ斜頸する頭位である．

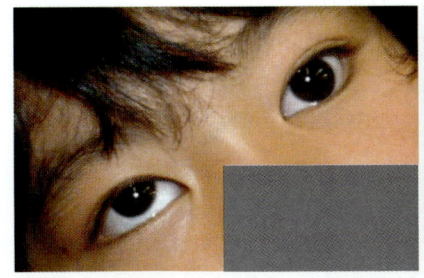

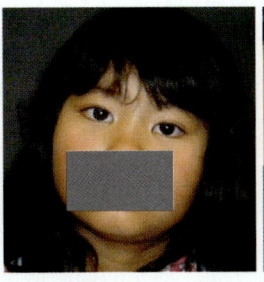

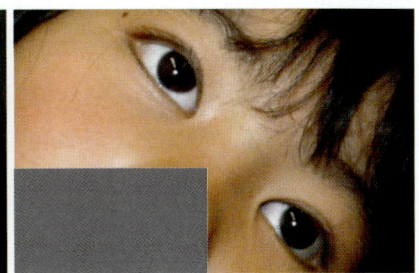

a. 右への斜頸時には右上斜視が著明となる．　b. 自然頭位　　c. 左への斜頸時には斜視はない．

図1　右上斜筋麻痺
7歳，女性．左への斜頸がみられる．右方向への Bielschowsky 頭部傾斜試験陽性である．

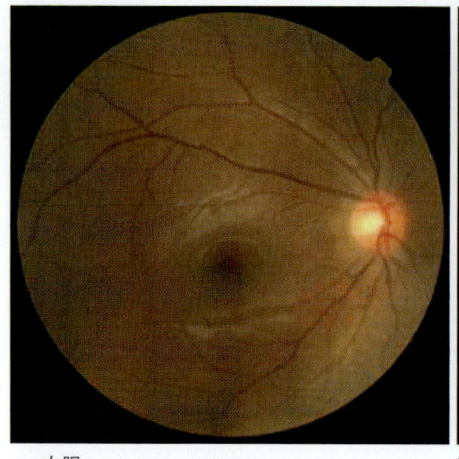

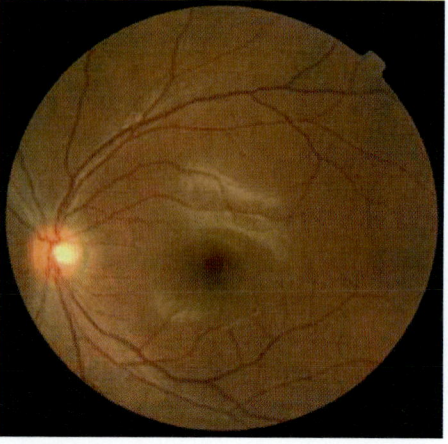

a. 右眼   b. 左眼

図2 右上斜筋麻痺の眼底写真
13歳,男性.視神経乳頭の下線を通る線が黄斑部の上方を通る場合,眼球は外旋している.回旋の指標となる乳頭中心窩傾斜角の正常範囲は0〜12.5°である.本例では,右眼は外方回旋している.

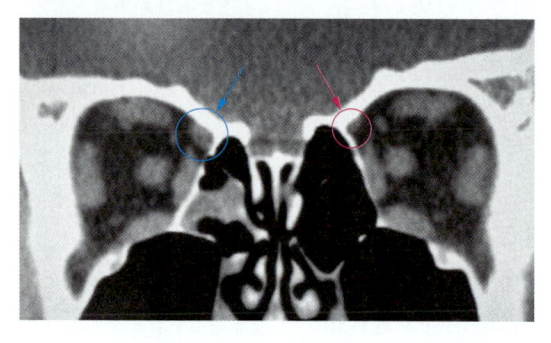

図3 左上斜筋麻痺(眼窩MRI像,冠状断,T1強調像)
12歳,男性.右眼上斜筋(——→)と比較して,左上斜筋の低形成(——→)を認める.

② 水平右方視時の左上斜視,および左方視時の右上斜視.
③ 左右両方向でのBielschowsky頭部傾斜試験陽性.
④ V型内斜視,顎下げ頭位.
⑤ ともむき運動における両眼上斜筋遅動または両眼下斜筋過動,または両所見の合併.

回旋斜視:上斜筋麻痺においては上斜筋の有する下転作用,外転作用および内方回旋作用の障害により,上下斜視,水平斜視のほかに回旋斜視も合併するため,麻痺の程度の判定には回旋斜視も考慮しなければならない.先天上斜筋麻痺の場合には複視を自覚することが少なく,double Maddox rod test(Maddox二重杆試験)では回旋偏位の測定ができないこともある.そこで,上斜筋麻痺の診断には眼底検査や眼底写真撮影法などのような,他覚的回旋偏位の測定を行うことが重要である(**図2**).

画像診断:画像診断で上斜筋の収縮力の低下を確認すれば,診断は

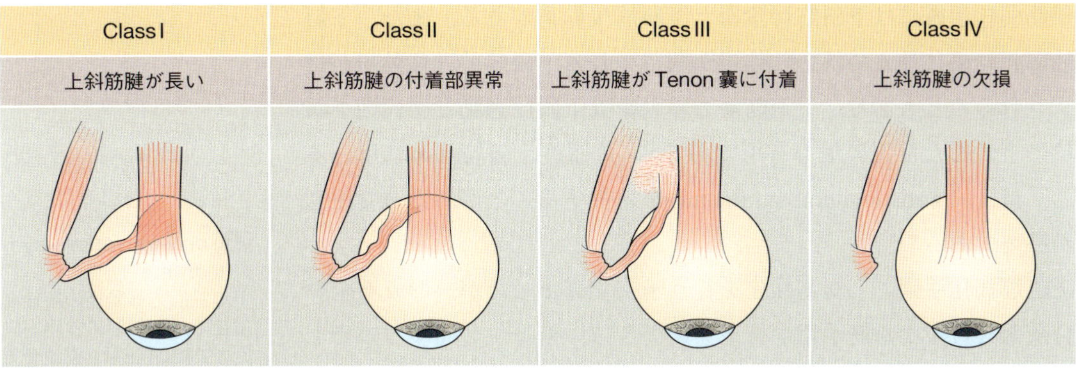

Class I	Class II	Class III	Class IV
上斜筋腱が長い	上斜筋腱の付着部異常	上斜筋腱がTenon嚢に付着	上斜筋腱の欠損

図4 上斜筋腱の先天異常
(Helveston EM：Surgical management of strabismus. 5th ed. Oostende：Wayenborgh Publishing；2005. p.156-157.)

確実になる．骨所見の描出にはCTが有用であるが，外眼筋の病態をより正確に把握できるのはMRIである[1]．上斜筋麻痺では，上斜筋の萎縮と収縮力の低下を認める（図3）．筋の描出には劣るものの，短時間で撮影可能なCTは年少児の診断に用いやすい．

上斜筋麻痺の手術治療

手術の目的には，①第1眼位での上斜視の改善，②代償性頭位異常の改善，③良好な立体視の獲得と維持がある．上斜筋麻痺の手術方法としては，麻痺筋である上斜筋強化，はりあい筋[*2]である下斜筋の弱化・上直筋の弱化，健眼のともむき筋[*3]である下直筋の弱化の四つが主に行われている[2]．

上斜筋強化手術：麻痺による運動不全がある筋を強化するので，まず行うべきでありそうだが，上斜筋は先天異常が多く，欠損，形成不全，付着異常などがしばしばあり，実際にはこれを利用することが不可能なことが少なくない．Helvestonは上斜筋腱の先天異常の状態をClass IからIVの四つに分類している（図4）[3]．上斜筋に緩みがないのに強化手術を行うことにより，術後医原性Brown症候群を起こすことがある．牽引試験で上斜筋の緩み（floppy tendon）があるのを確認したうえで強化術を行うべきである．Floppy tendonのある先天上斜筋麻痺には縫い上げ術を行うが，どのくらいの量を縫い上げるかは術中に牽引試験をして左右差を比較して決める．

下斜筋弱化手術：先天上斜筋麻痺では下斜筋過動を合併しやすい．下斜筋過動があれば，下斜筋弱化手術が選択される．第1眼位で15プリズム以上の上斜視に対しては下斜筋弱化の単独手術では治癒させることはできないので，2筋以上の筋肉の手術が必要である．下

文献はp.266参照．

[*2] **はりあい筋**
antagonistic muscle. ある方向をみるために収縮している外眼筋と逆方向に働く筋のことをいう．拮抗筋ともいう．

[*3] **ともむき筋**
yoke muscle. 一方向をみるために共同して作用する二つの外眼筋のことをいう．共同筋ともいう．

斜筋弱化手術には下斜筋切除術と下斜筋後転術がある．また，下斜筋弱化効果に加えて抗上転作用が期待される下斜筋前方移動術が選択されることもある．下斜筋前方移動術は下斜筋過動と交代性上斜位の合併した症例に最も有用である[4]．片眼性上斜筋麻痺に用いると，術後に anti-elevation syndrome を合併することがあるので注意が必要である[*4]．

上直筋弱化手術：上斜筋強化を行う予定で露出したが，形成不全や付着部異常で上斜筋手術が行えない場合に，術野が共通するので上斜筋手術から上直筋手術に変更しやすい．このような場合，上直筋後転術を選択する．回旋に関しては，上直筋の後転により外方回旋が悪化する．

下直筋弱化手術：健眼の外下転を抑制することによって，上斜筋作用方向での上下偏位を矯正し，外方回旋も若干矯正できるので合理的である．

　回旋斜視の矯正のために上下直筋の水平移動術（上直筋の耳側移動，下直筋の鼻側移動）も行われている[5]．回旋が矯正されているかは，あらかじめ散瞳しておき，術中に眼底を確認しながら判断するとよい．

[*4] **anti-elevation syndrome**
下斜筋前方移動術の術後合併症で，下斜筋の作用方向だけでなく，上むき眼位全方向での運動障害を起こす．

カコモン読解　第 21 回　一般問題 66

先天上斜筋麻痺の患側手術で誤っているのはどれか．
a 下斜筋後転術　　b 上直筋後転術　　c 下斜筋切除術
d 上斜筋前部前転術（原田・伊藤法）
e 下直筋 Faden 法（後部強膜縫着術）

解説　先天上斜筋麻痺手術は，主に以下の四つが行われる．
1. 患側上斜筋の強化（上斜筋縫い上げ術，原田・伊藤法）
2. 患側下斜筋の弱化（下斜筋切除術，下斜筋後転術，下斜筋前方移動術）
3. 患側上直筋の弱化（上直筋後転術，Faden 法）
4. 健側下直筋の弱化（下直筋後転術，Faden 法）

模範解答　e

> **カコモン読解** 第21回 一般問題67
>
> Parks 3段階法で,第1眼位で右上斜視がみられ,左方視で右上斜視の程度が増すのはどの筋の麻痺か.2つ選べ.
> a 右眼上斜筋　　b 右眼下直筋　　c 左眼上直筋
> d 左眼下直筋　　e 左眼下斜筋

解説

Step 1:第1眼位で右上斜視がみられる麻痺筋は,右眼の下転筋(右下直筋,右上斜筋),左眼の上転筋(左上直筋,左下斜筋)である.

Step 2:左方視で右上斜視の程度が増す麻痺筋は,直筋は外転位で上下転作用が最も強く,斜筋は内転位で最も上下作用が強くなるから,右眼の斜筋(上斜筋,下斜筋),左眼の直筋(上直筋,下直筋)である.

　Step 1とStep 2を組み合わせると,右上斜筋と左上直筋である.

模範解答　a,c

（彦谷明子）

特殊な斜視

どんな疾患が含まれるのか

斜視特殊型は統一された疾患ではなく，神経支配の異常や外眼筋・周囲組織の解剖学的異常などを原因とし，通常の水平斜視，上下斜視，回旋斜視，麻痺性斜視，輻湊・開散の異常などを除外した疾患の寄せ集めである．なお，交代性上斜位は通常，上下斜視のなかに分類されるが，後述するように分離性眼球運動のひとつである．

ここでは Duane 症候群，Brown 症候群，general fibrosis syndrome，Möbius 症候群，double elevator palsy，交代性上斜位をとりあげて解説する．

文献は p.266 参照．

Duane 症候群

先天性の眼球運動障害で，高度の外転障害，内転時の眼球後退とそれに伴う内転時の瞼裂狭小を特徴とする．内転眼の上下偏位（upshoot, downshoot）がみられることがある．外直筋の異常神経支配が主因で，眼球運動障害から以下の3型に分類される[*1]．治療としては，第1眼位で斜視がなければ経過観察し，手術は第1眼位で内斜視あるいは外斜視があり，代償性頭位異常を呈していれば考慮する．一般に，内斜視に対しては患眼内直筋後転，外斜視には患眼外直筋後転を行う．

I 型／古典的 Duane 症候群：外転は不能か著明な制限，内転は正常かわずかに制限，内転時の眼球後退，瞼裂狭小がみられる（"カコモン読解"，〈p.93〉参照）．3型のなかで最も多い．片眼性では左眼に

[*1] 3型に共通して内転時の眼球後退がみられるので，retraction syndrome とも呼ばれる．

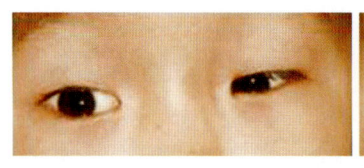

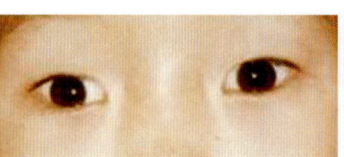

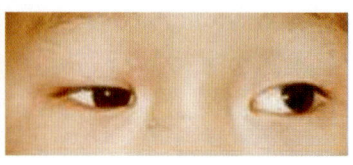

a. b. c.

図1 両眼性の Duane 症候群（I 型）
第1眼位は外斜視を呈し，外転制限は右眼に強いが，内転時の眼球後退，瞼裂狭小は両眼にみられる．

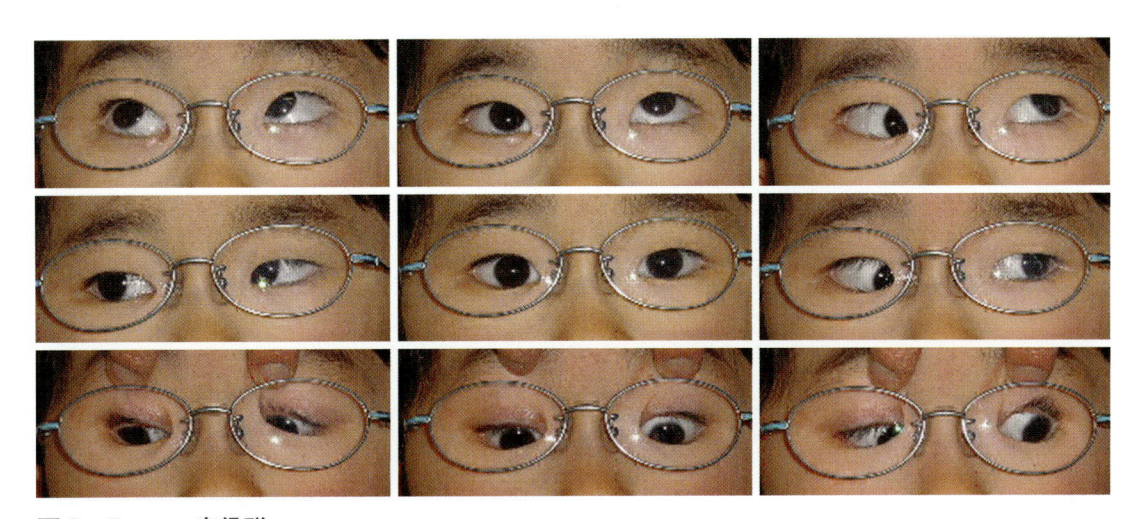

図2 Brown症候群
第1眼位は正位であるが，右眼の内上転制限がみられる．

多く，女性に多い．両眼性にみられることもある（**図1**）．片眼性では，第1眼位は正位か内斜視で，外斜視は少ない．牽引試験は陽性で他動的外転制限がある．筋電図では，内転時に内直筋と外直筋に放電がみられる．

II型／内転障害が著明なDuane症候群：内転は不能か著明な制限，外転は正常かわずかに制限，内転時の眼球後退，瞼裂狭小がみられる．片眼性が多く，第1眼位は外斜視が多い．牽引試験は陽性で他動的内転制限がある．筋電図でI型との違いは外転時に外直筋に放電がみられることであるが，内転時にはI型と同様に内直筋と外直筋に放電がみられる．

III型／外転障害と内転障害がみられるDuane症候群：外転障害と内転障害があり，内転時の眼球後退，瞼裂狭小がみられる．両眼性が多く，第1眼位は正位が多い．牽引試験は陽性で他動的外転制限，内転制限がある．筋電図では外転時，内転時いずれにも外直筋，内直筋に放電がみられる．

Brown症候群

内転位での上転障害を呈し，下斜筋の作用方向である内上方へのむき運動が障害される（**図2**）．先天性では上斜筋腱自体の短さ，非弾力性，滑車部での上斜筋腱の通過障害など，後天性では医原性，炎症性，感染性，外傷性などが原因として挙げられる[*2]．

内転時の上転障害が強く，上方視で外方偏位するV型を呈する．外転時の上転障害はないか，あっても軽度である．第1眼位で患眼

[*2] 以前は上斜筋腱鞘症候群と呼ばれていたが，上斜筋腱鞘だけでなく，上斜筋腱，滑車部に異常がみられたりする症例が報告され，上斜筋の伸展障害による病態と広義に解釈されている．

が下斜視を呈し，顎上げなどの頭位異常を示すことがある．下斜筋麻痺との鑑別には牽引試験を行い，他動的内上転制限の有無を確認するが，下斜筋の運動障害を単独でみた場合，下斜筋麻痺よりBrown症候群を疑うことが重要である．

　先天性では，発達に伴い自然治癒がみられることがあるため，経過観察を行い，第1眼位での明らかな上下偏位や代償性頭位異常があれば手術を考慮する．術式には上斜筋腱鞘内での上斜筋腱切断，上直筋鼻側端での上斜筋切除，上斜筋腱へのシリコーン挿入による伸長手術などがある．後天性では原因の除去，上斜筋麻痺に対する上斜筋手術後の医原性のものに対しては経過観察の後，追加手術を考慮する．

general fibrosis syndrome

　古典的定義では3筋以上の外眼筋の線維化により，片眼または両眼が下方視にて固定し，眼瞼下垂，顎上げの頭位異常を示すことを特徴とする．現在ではcongenital fibrosis of the extraocular muscles（CFEOM）と総称され，典型的general fibrosis syndromeはCFEOM 1に分類される[*3]．常染色体優性遺伝を呈し，12番染色体に遺伝子異常がある．背理性神経支配として，上転時あるいは水平注視時に異常輻湊運動を呈することがある．Bell現象はなく，弱視を伴うことも多く，水平斜視がみられることもある．確定診断は外眼筋の線維化を病理学的に確認することであるが，通常，臨床所見から診断できる．第1眼位を正位にする手術（下直筋後転，切腱術）が行われることがある．眼瞼下垂に対しては顎上げを改善する目的に吊り上げ術を弱めに行う．

[*3] CFEOM 1に固定外斜視を伴ったものはCFEOM 2に分類され，常染色体劣性遺伝で11番染色体に遺伝子異常がある．病態の個体差が大きいものはCFEOM 3に分類され，常染色体優性遺伝で16番染色体の異常が考えられている．

Möbius症候群

　先天性の両側性の顔面神経麻痺，外転神経麻痺，側方注視麻痺などを来たす．仮面様顔貌があり，両眼とも内転位でほとんど不動のこともある．胎生期の発達過程における異常により，四肢の奇形（合指症，指欠損，内反足など），体幹の奇形（大胸筋欠損，手の奇形と同側の場合，Poland anomalyと呼ばれる），小顎症，耳介異常，難聴，精神発達遅延などのさまざまな異常を伴うことがあり，最近ではMöbius sequenceとも称される．先天異常であるため，臨床所見から診断可能であるが，脳幹に焦点をあわせて画像検査を行うことで脳幹の低形成，第四脳室底の直線化などの病変が確認できること

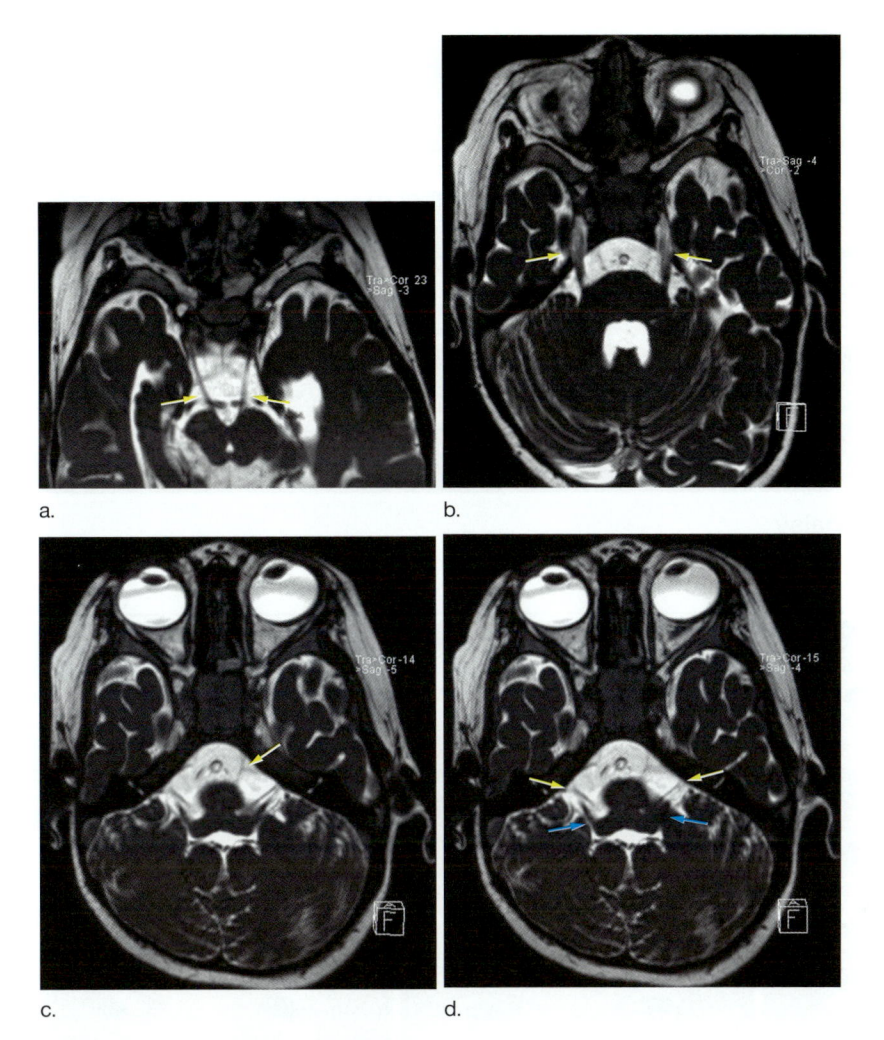

図3 Möbius症候群のMRI画像
動眼神経（a），三叉神経（b），顔面神経（d，黄矢印），聴神経（d，青矢印）に左右差はみられないが，外転神経の右側は左側（黄矢印）に比べ不明瞭である（c）．また，両眼球が内転位をとっていることもわかる．

もある（図3）．

double elevator palsy

　上直筋と下斜筋の機能不全による片眼の外転時と，内転時の上転障害を呈する（図4）．両眼にみられることもある（図5）．一般に核上性の病変による．第1眼位で正位のものもあるが，通常は患眼が下斜視となり，上転障害のため，上方視で上下偏位が著明になる．眼瞼下垂が合併することがあるが，みかけ上で偽性眼瞼下垂と呼ばれることもある．手術は上直筋短縮術では効果が期待できないため，水平直筋上方移動術（Knapp法）が行われる．

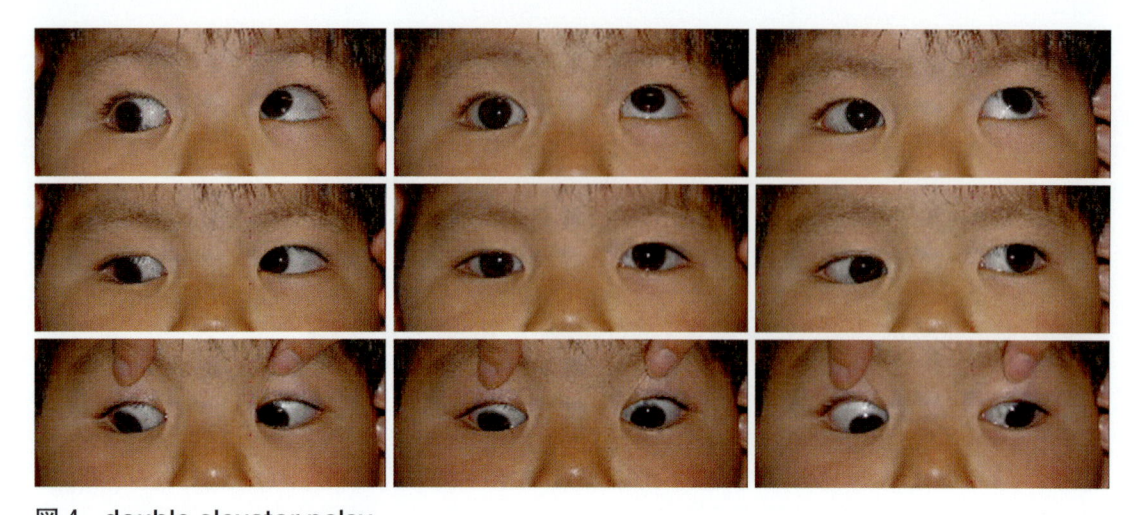

図4 double elevator palsy
第1眼位で右眼外下斜視を呈し，右眼の上転障害がみられる．

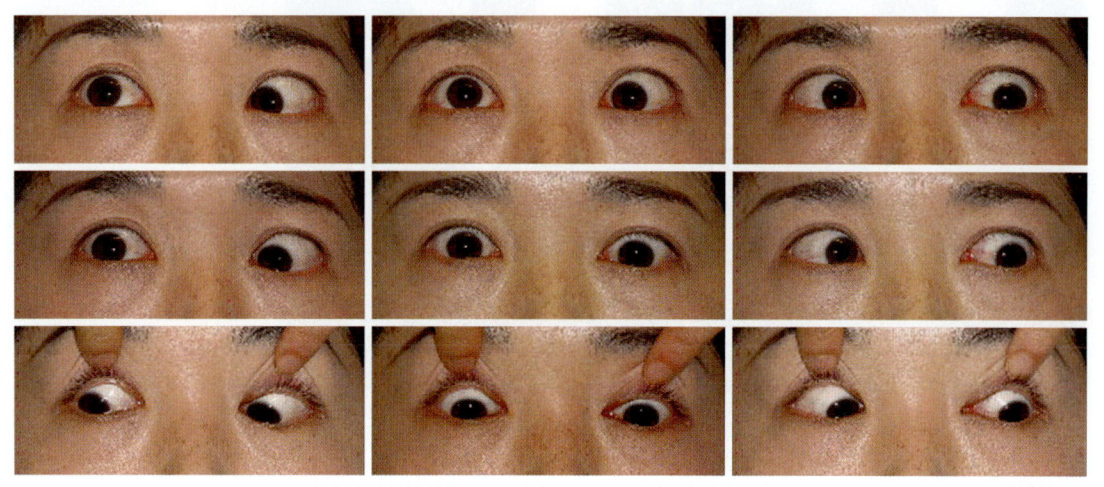

図5 両眼性 double elevator palsy
両眼の上転障害がみられる．

交代性上斜位（dissociated vertical deviation；DVD）

　片眼を遮閉すると遮閉眼が常に上転していく現象で，Hering の法則に従わない分離性眼球運動のひとつである（図6）*4．したがって，通常の斜位や斜視とは根本的に異なる眼球運動で，遮閉下の眼球が固視眼とは独立して別の動きを呈する．上下偏位の程度は左右眼でも，状況によっても変動がみられる．早期発症の斜視，特に先天内斜視に高率に合併することが知られているが，その他の水平斜視や眼振，弱視に伴ってみられることもある．通常の眼位検査で検出できるものもあるが，大型弱視鏡を用いた検査で特徴的な所見から検

*4 分離性眼球運動は上下運動だけでなく，水平運動，回旋運動にもみられ，それぞれ dissociated horizontal deviation（DHD），dissociated torsional deviation（DTD）と呼ばれ，これらをあわせて dissociated strabismus complex（DSC）とも称される．

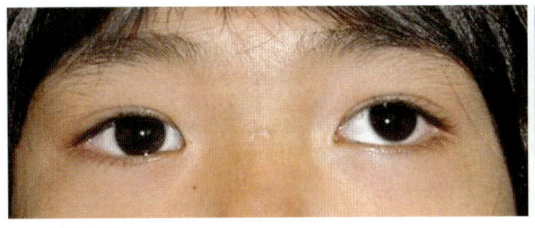

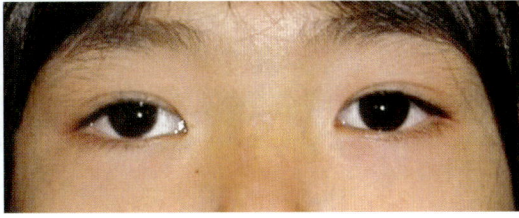

a. 右眼固視　　　　　　　　　　　　　　　b. 左眼固視

図6　交代性上斜位
右眼固視で左眼外上斜（a），左眼固視で右眼外上斜（b）を呈している．

出できる．潜伏眼振を伴うことも多く，視力検査では眼位に注意しながら両眼開放下で測定することも必要である．

　両眼開放下で斜位を保っている場合は積極的な治療は必要ないが，屈折異常のある場合，矯正は不可欠である．手術による完治は困難であるが，整容的に気になった場合に手術を考慮することがあり，両眼の上直筋後転・Faden手術・下斜筋後転・下斜筋過動を伴っている場合は下斜筋後転前方移動術などが行われる．水平斜視に伴っている場合は手術効果が低矯正，過矯正になりやすく，術前にDVDの有無に注意しておく必要がある．

カコモン読解　第18回　臨床実地問題32

6歳の男児．就学時健診で眼位異常を指摘されて来院した．正面視と左右注視時の眼位写真を図に示す．正しいのはどれか．

a　経過観察　　b　左前後転術　　c　右前後転術　　d　左外直筋前転術　　e　左上下直筋移動術

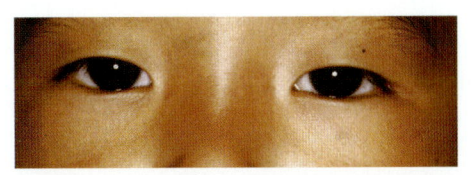

正面視

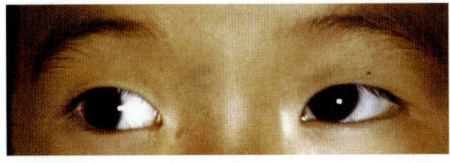

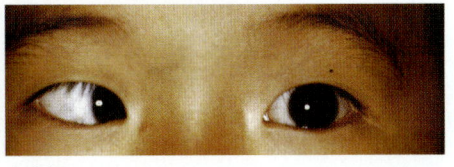

右方視　　　　　　　　　　　　左方視

解説　まず，正面視の眼位写真をみる．角膜反射はほぼ瞳孔中心にあることがわかる．また，顔向けなどの頭位異常もないことが推測できる．
　次に，左右注視時の眼位写真をみる．目を引くのは左方視で左眼

が外転していないことで，左眼に外転障害があることがわかる．右方視では左眼がやや内上転していることがわかる．さらに瞼裂に注目すると左方視より右方視で瞼裂が狭小していることもわかる．

以上の所見をまとめると，左眼の外転障害，内転時の瞼裂狭小と上下偏位があり，Duane症候群I型と診断できる．

Duane症候群I型では外転障害のため，正面視で内斜視になることが多く，その場合，患眼側へ顔を向ける異常頭位をとることがあるが，この症例では正面視で眼位異常がなく，頭位異常もないことから手術を要さず，経過観察でよいと考えられる．

[模範解答]　a

（牧野伸二）

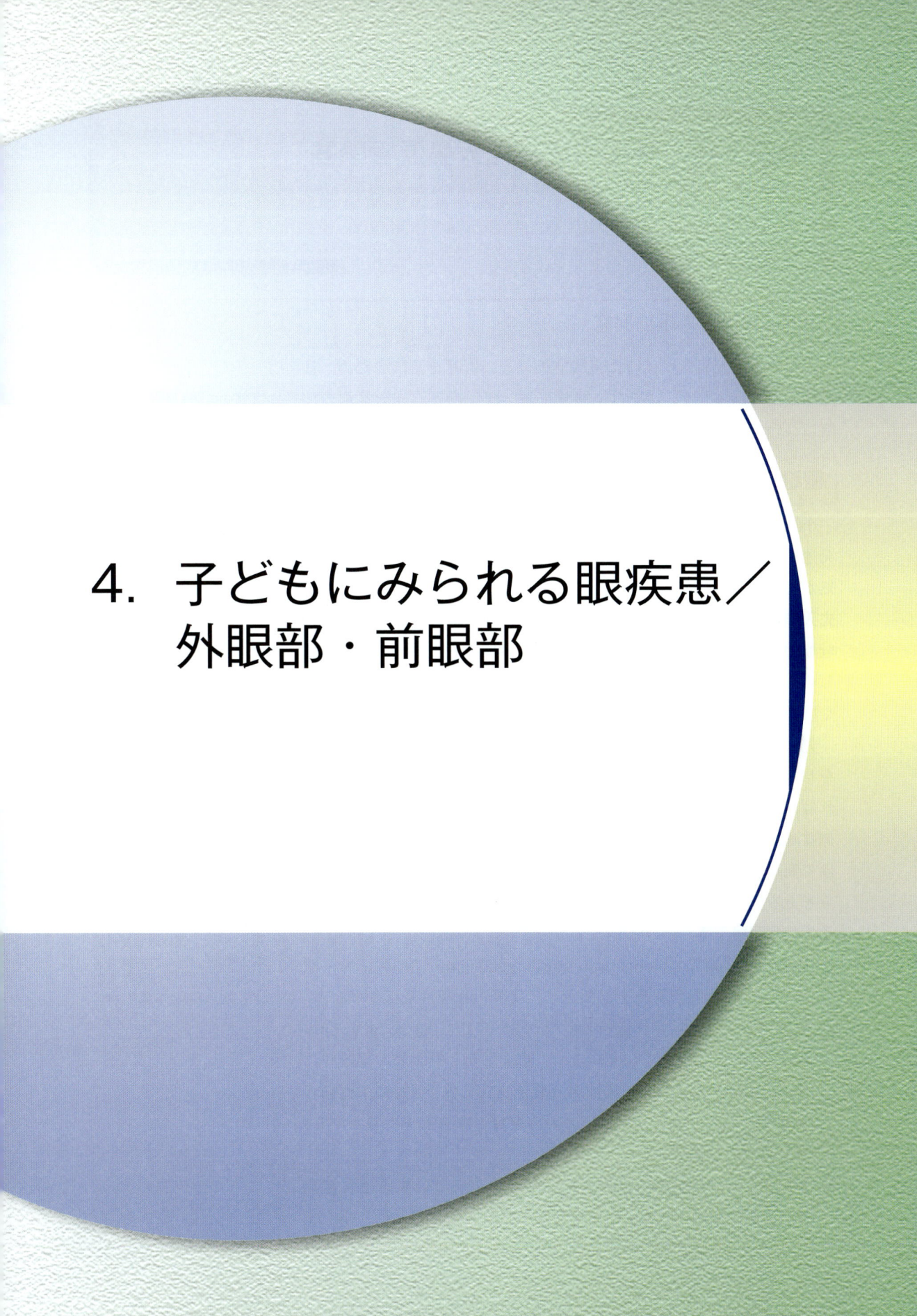

4. 子どもにみられる眼疾患／外眼部・前眼部

眼瞼下垂，睫毛内反，先天鼻涙管閉塞

小児における外眼部異常

　小児の外眼部異常は，時に視機能の発達に影響を及ぼすため，注意が必要である[1]．ここでは，眼瞼下垂，睫毛内反，先天鼻涙管閉塞について診療のポイントを述べる．

文献はp.266参照．

眼瞼下垂

　小児の眼瞼下垂（blepharoptosis）は，整容上の問題以外に，視覚発達期には弱視や斜視など視機能異常を合併しうるため，慎重な対処が必要である[2]．

先天単純眼瞼下垂：ほかの眼瞼異常を伴わないもので，筋原性と神経原性がある．生直後まったく開瞼しない例でも，数日で開瞼しはじめ，日を追って瞼裂高が増していく傾向にある．また，次第に顎や眉毛を上げて見る特徴的顔貌が明らかとなる（図1）．

　先天眼瞼下垂では弱視の発生が危惧されるが，顎を上げて両眼視をしていたり，片側性でも早期から健眼遮閉や屈折矯正を行っていれば，通常は弱視にはならない．いつまでも開瞼しない新生児では，無眼球症や全身の多発奇形などほかの疾患を疑う必要があり，片側性で開瞼努力がみられない例では，斜視弱視や器質的眼疾患の合併を考える*1．

その他の眼瞼下垂：

1. 眼瞼縮小症候群（blepharophimosis syndrome）：眼瞼下垂，眼瞼縮小，逆内眼角贅皮を三徴とし，常染色体優性遺伝が多い．

2. 先天外眼筋線維症（congenital fibrosis of the extraocular muscles, general fibrosis syndrome）：眼瞼挙筋と外眼筋の線維化により，眼瞼下垂に眼球運動障害と眼位異常を伴う．特に下直筋の線維化が強く，上転制限のための高度な下顎挙上を特徴とする．家族性にみられる．

3. Marcus Gunn現象：眼瞼挙筋と外側翼突筋との異常連合運動で，片側の眼瞼下垂が，哺乳や食事など口の動きと連動し挙上す

*1 片側の眼瞼下垂と思われるなかに，下垂側の眼で固視させると，実は眼瞼縁は正常の高さにあり，反対眼が上斜視であることが判明する例がある．偽眼瞼下垂である．

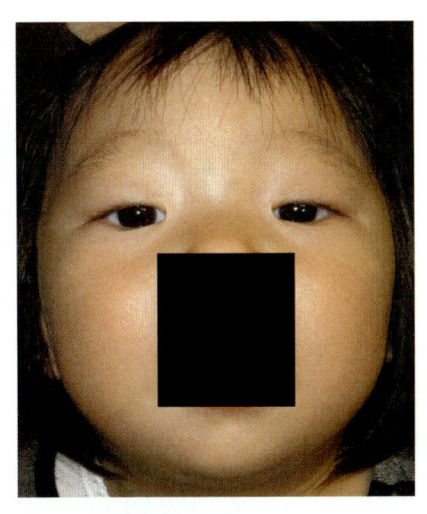

図1 先天眼瞼下垂
眉毛を八の字にし，顎を上げて下方視で両眼視を得ている．

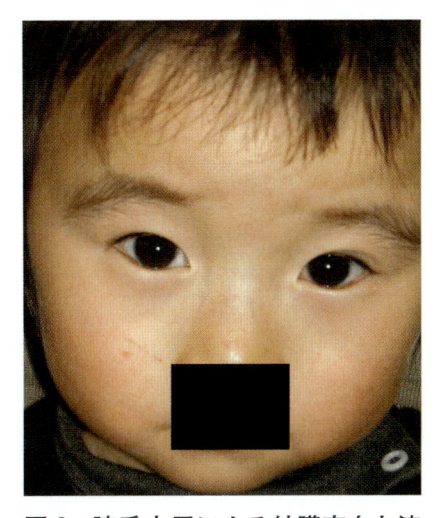

図2 睫毛内反による結膜充血と流涙
患児は，睫毛が角膜に接触しないように顎を引いている．

るもの．

4. 重症筋無力症（myasthenia gravis；MG）：抗アセチルコリン受容体抗体による神経筋接合部疾患で，小児では眼瞼下垂や眼球運動障害にとどまる眼筋型が多い．
5. 麻痺性眼瞼下垂（paralytic ptosis）：動眼神経麻痺によるものと，交感神経麻痺である Horner 症候群がある．

小児眼瞼下垂の治療法：重症筋無力症や麻痺性のものでは，まず原因療法を行い，治療効果がない例や先天性では手術を行う．下垂の程度，視機能発達への影響，本人や家族の希望などから適応と時期が決定される*2．挙筋機能があれば挙筋短縮術を，挙筋機能がなく眉毛を挙上している例では，前頭筋の作用を利用して上眼瞼吊り上げ術を選択する．いずれの方法でも，下方視での眼瞼後退や就寝時の兎眼の可能性があり，家族や本人と十分に話し合っての選択が必要である．術後にも引き続き視力の観察が必要である．

*2 きわめて高度な例では早期に手術を行うが，成長に伴う再発もあるため，視機能発達への影響がなければ，頭位異常や姿勢，整容面での精神的負担などを参考に，症例ごとに時期を決定する．

睫毛内反

瞼縁の位置は正常なものの，余剰皮膚により睫毛が眼球方向へ押されている状態で下眼瞼に多く，下眼瞼後退筋皮膚穿通枝の未発達が原因と推測されている．

アジア人に頻発し，日本人では乳児の約半数に認められる．顔面の成長とともに自然寛解することが多いが，成人まで持ち越す例も

ある[3]．流涙，角膜上皮障害，結膜充血，羞明などの同症状を認める発達緑内障や先天鼻涙管閉塞，結膜炎などとの鑑別を要し，乳幼児でも細隙灯顕微鏡検査が必須である[4]．

　無症状の場合，自然寛解を期待して経過観察とするが，角膜乱視を併発する例もあり，早期より視機能を評価する必要がある．手術の要否は，角膜上皮障害や視力障害の程度のほか，痛い，まぶしいなどの自覚症を参考に判断する（図2）[*3]．角膜潰瘍が形成される重症例は，緊急手術の適応である．経過観察中の点眼薬は，結膜炎を合併し眼脂や濾胞形成を認める時期には抗菌薬を，高度の角膜上皮障害があっても手術を希望しない例には角膜保護薬を使用するが，特に抗菌薬は短期使用にとどめ，点眼で症状が改善しない場合は手術を選択する．

　手術は通糸埋没法，皮膚切除法，Hotz法などの手技が用いられる[*4]．

先天鼻涙管閉塞

　鼻涙管下部の鼻腔への開口部が閉じたまま生まれたもので，流涙や眼脂を主訴とする．発生頻度は，全新生児の6〜20％と高率であるが，生後12か月までに90％前後が自然治癒するとされている[5]．涙管通水試験で診断するが，内眼角贅皮が顕著な新生児期には，涙道損傷の危険があり，避けたい．

　自然治癒の可能性が高いことから，乳児期には経過観察か家族による涙囊マッサージのみの治療が選択されるが[6]，早期治癒を望む例，結膜炎や眼瞼炎を伴うもの，涙囊炎を起こした例には，いたずらに経過観察をせず，早期にプロービングを行う[*5]．涙囊炎では，細菌の同定，抗菌薬の選択，洗浄による十分な排膿の後にプロービングを行うことが重要で，涙道カニューレでの加圧通水プロービングがよい．これらプロービングで改善しない難治例には，全身麻酔下でのシリコーンチューブ留置術，まれに涙囊鼻腔吻合術が選択される[7]．

（森　隆史）

[*3] 経過観察の際，家族から"眼をこする"，"瞬きが多い"，"まぶしそう"などの様子を聴取し，患児にも「チクチクする？」，「まぶしくない？」と問いかけるなど，手術適応を見逃さない姿勢が必要．"ほかの子も同じ"と思っている例も多い．

[*4] 眼瞼贅皮の程度により術式を選択するが，両親のいずれか，または同胞に本症を認める場合には，その経過を参考にする．内眼角贅皮を伴う例には内眼角形成，Down症など睫毛根部の異常を伴う例では部分睫毛列切除を併施する．

[*5] プロービングは著効するが，誤道を形成すると自然治癒を得にくい状態をつくる可能性があるため，特に流涙のみを主訴とした乳児の施行時期については家族の希望を踏まえて判断する．

角結膜感染症

考慮すべき小児の特性

角結膜感染症の診断と治療においては，乳幼児は粘膜の免疫機構が発達過程にあり，未熟であることを考慮しなければならない．乳児に多い先天性鼻涙管閉塞や，幼小児によくみられる内反症といった器質的疾患も感染症の発症に関与する．近年はアトピー性皮膚炎に罹患する小児が増えており，アトピー素因やアレルギー性疾患の影響も考慮する必要がある．

結膜炎 (1) ウイルス性結膜炎 (viral conjunctivitis)

アデノウイルス結膜炎：アデノウイルスによる流行性角結膜炎と咽頭結膜熱の鑑別は，臨床的に難しいことが多い．発熱，咽頭炎があると小児科を先に受診していることがあり，すでに治癒した分も含めて全身症状の有無を聴取する（**表1**）．細菌性結膜炎との鑑別は，急性濾胞性結膜炎であること，耳前リンパ節腫脹であるが，家族歴，集団保育や学校での流行の有無も目安になる．

治療では低濃度ステロイド点眼と抗菌点眼薬を併用する．流行性角結膜炎で炎症が高度な場合に，広範囲の角膜上皮欠損を来たすことがある．その際に細菌性角膜炎を合併すると，角膜混濁を残して治癒し，弱視を招くことがある（**図9**参照）．また軽快後に斑状の上皮下混濁を来たすこともあるため，小児であっても必ずスリットラ

表1 ウイルス性結膜炎

	流行性角結膜炎 （EKC）	咽頭結膜熱 （PCF）	急性出血性結膜炎 （AHC）
ウイルス	Ad 8型，19型， 37型，54型	Ad 3型，7型， 11型	EV 70型 CA 24変異型
潜伏期	1〜2週間	1〜2週間	1日
症状	濾胞形成 角膜上皮下浸潤 偽膜形成 耳前 LN 腫脹	濾胞形成 発熱・咽頭炎 耳前 LN 腫脹	軽度濾胞形成 結膜下出血 耳前 LN 腫脹（軽度）

AHC：acute hemorrhagic conjunctivitis
EKC：epidemic keratoconjunctivitis
PCF：pharyngoconjunctival fever
Ad：アデノウイルス
EV：エンテロウイルス
CA：コクサッキーウイルス
LN：lymph node（リンパ節）

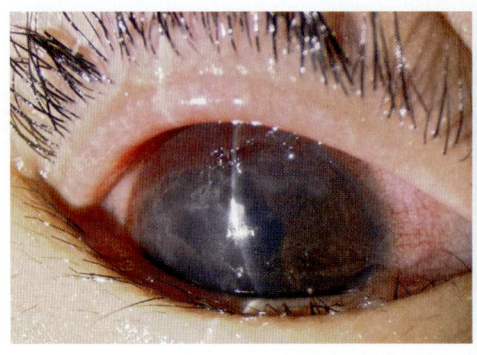

a. 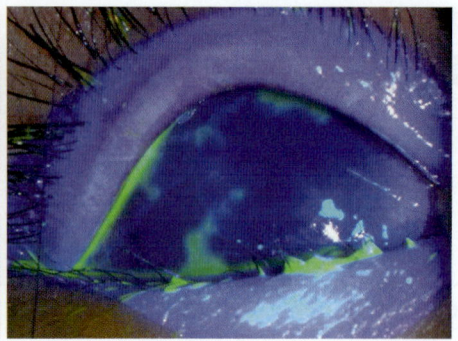　　　　　　　　　　　　　　　　b.

図1　初発ヘルペス
7歳，女児．1か月前に流行性角結膜炎（epidemic keratoconjunctivitis；EKC）と診断され，抗菌薬およびステロイドを点眼するも改善しないため来院した．角膜周辺部に樹枝状潰瘍を認め，涙液よりHSV DNAを検出した．

ンプで診察を行い，結膜のみならず角膜所見を確認する．

単純ヘルペス結膜炎（herpes simplex conjunctivitis）：単純ヘルペスウイルス1型（HSV-1）の初感染は90％が不顕性であるが，10％は眼瞼の皮疹，結膜炎，角膜炎といった臨床所見を呈する．単純ヘルペス結膜炎とアデノウイルス結膜炎の鑑別は難しく，臨床的に診断されるウイルス性結膜炎の5％程度がHSV-1によるという指摘もある．単純ヘルペス結膜炎に長期にステロイドが点眼され，治らないままに悪化することがあり注意を要する（図1）．鑑別点は，発症初期における眼瞼の皮疹であるが，皮疹は数日で消退する．典型的には，樹枝状の角膜および結膜病変が多発する．アデノウイルス結膜炎は両眼性が多いが，単純ヘルペス結膜炎は片眼性である．フルオレセインで上皮病変の有無を確認し，涙液PCRによるHSV DNAの検出，血清HSV抗体値（IgM，IgG）の測定が診断に有用である．

結膜炎（2）細菌性結膜炎（bacterial conjunctivitis）

　ウイルス性結膜炎に比べて充血の程度が軽く，粘性膿性の眼脂を呈する．生後半年まではブドウ球菌属，乳幼児期はインフルエンザ菌，肺炎球菌，αレンサ球菌が起炎菌となりやすい．その後は，年齢が上がるほどにブドウ球菌属の検出頻度が増えるとされる．セフェム系およびキノロン系抗菌点眼薬は，これらに良好な抗菌力を示す．
　ただし，近年はMRSAによる結膜炎[*1]，涙囊炎を呈することがあり，特にNICUの入室などの入院歴がある場合に注意を要する．MRSA結膜炎は臨床上，MSSA結膜炎との鑑別が困難である．治療はクロラムフェニコールに感受性を示すことが多く，難治あるいは

[*1] **MRSAとMSSA**
MRSA（methicillin-resistant *Staphylococcus aureus*；メチシリン耐性黄色ブドウ球菌）
MSSA（methicillin-sensitive *Staphylococcus aureus*；メチシリン感受性黄色ブドウ球菌）

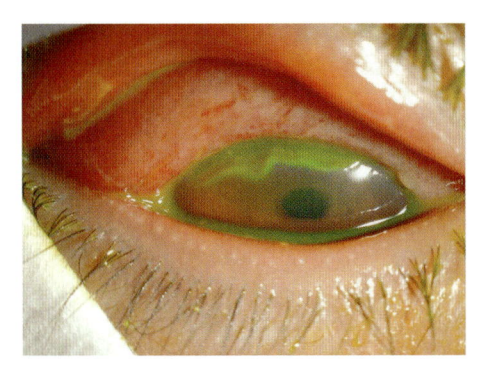

図2 淋菌性結膜炎に合併した角膜潰瘍
26歳，男性．著明な眼瞼発赤，眼瞼腫脹，膿性眼脂を呈して眼科受診．初診時の眼脂よりグラム陽性双球菌を検出した．翌日，上方に深い角膜潰瘍を形成しており，直ちにセフトリアキソンを投与した．

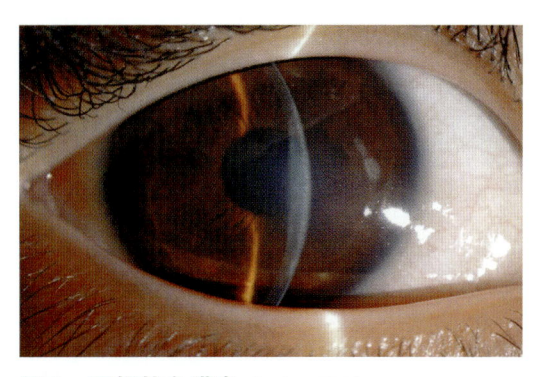

図3 円板状角膜炎（6歳，男児）

重篤な場合にバンコマイシン眼軟膏を用いる．

結膜炎（3）性行為感染症（sexually transmitted disease；STD）

近年は，性器の不顕性感染に伴うクラミジア結膜炎が増加している．性器クラミジア感染症に伴う垂直感染で，新生児封入体結膜炎を発症する．クラミジア感染症が青壮年に発症するのに対して，淋菌感染症は家族内感染として，幼児や学童での発症が報告されている．淋菌性結膜炎は，強い結膜充血と浮腫，眼瞼腫脹，膿性眼脂を伴って急性に発症し，数日で進行して高頻度に角膜融解，角膜穿孔を来たす（図2）．近年はキノロン耐性を獲得した淋菌による感染症が蔓延しており，キノロン系抗菌薬では軽快しない．眼脂の塗抹鏡検でグラム陽性双球菌を検出すれば，直ちにセフトリアキソン（ロセフィン®）の点滴，および点滴と同じ濃度での点眼を行う．

角膜炎（1）角膜ヘルペス

三叉神経節に潜伏したHSV-1の再活性化により上皮型ヘルペス，実質型ヘルペスを来たす．実質型ヘルペスは多くが円板状角膜炎（disciform keratitis, 図3）として発症するが，再発を繰り返すと血管侵入を伴い壊死性角膜炎（necrotizing keratitis, 図4）となる．

治療は上皮型ヘルペスではアシクロビル眼軟膏1日5回を用いる．実質型ヘルペスはバラシクロビル内服，アシクロビル眼軟膏1日3回，低濃度ステロイド点眼1日2回程度を用いるが，小児ではステロイド点眼による眼圧上昇を来たしやすいことに留意する．実

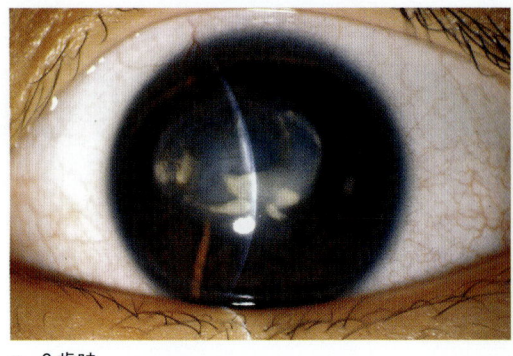

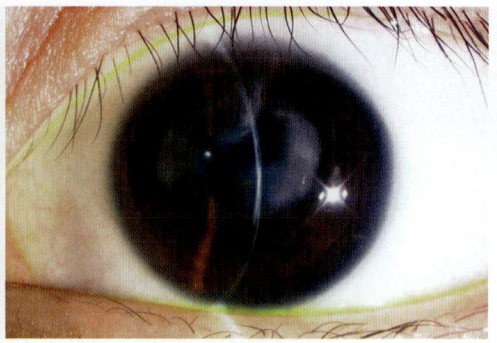

a. 8歳時   b. 14歳時

図4　壊死性角膜炎
0.02％ フルオロメトロン，アシクロビル眼軟膏を各1日1回使用し，角膜炎の悪化時には回数を増加して経過観察した．

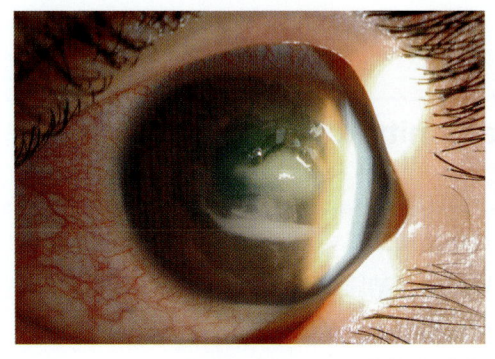

図5　シールド潰瘍に合併した細菌性角膜炎
8歳，男児．シールド潰瘍の治療のためベタメタゾン点眼中に角膜炎を発症した．角膜浸潤と前房蓄膿を伴う．起因菌を同定できなかったが，キノロン系抗菌点眼薬にて治癒した．

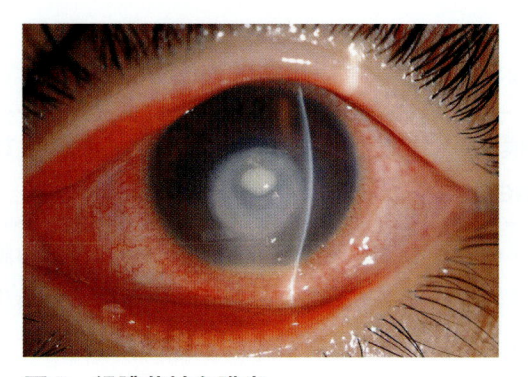

図6　緑膿菌性角膜炎
19歳，男性．2週間交換型 SCL を使用中に発症．

質型ヘルペス治癒後も再発防止のため，アシクロビル眼軟膏1日1回（眠前）を用いて長期の経過観察を行う．

角膜炎（2）細菌性角膜炎（bacterial keratitis）

　小児の細菌性角膜炎は頻度が少なく，内反症やシールド潰瘍に合併して生ずることがある（**図5**）．角膜擦過物の鏡検および培養検査を行い，薬剤感受性を確認する．角膜擦過の困難な小児では眼脂で代用するが，その場合には，常在細菌を検出する可能性のあることに留意する．一般的には，広域スペクトルのキノロン系抗菌点眼薬の頻回点眼が有用である．

角膜炎（3）CL 関連角膜感染症

　コンタクトレンズ（CL）装用の低年齢化に伴い，中高生において

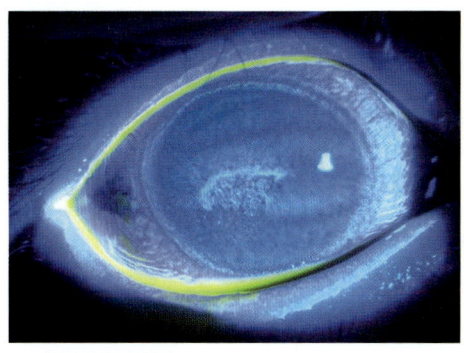

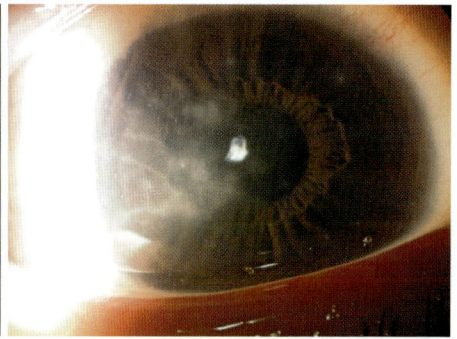

a. 偽樹枝状角膜炎　　　　　　　　　　b. 放射状角膜神経炎

図7　アカントアメーバ角膜炎
18歳，女性．2週間交換型SCLを使用中に発症．

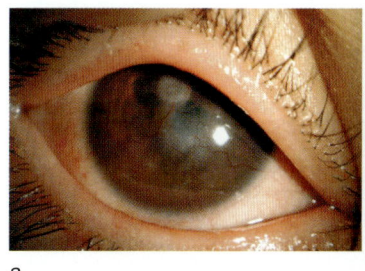

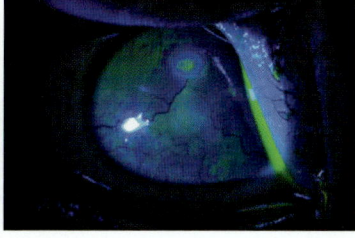

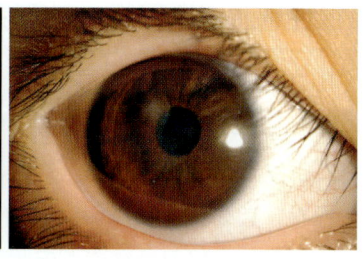

a.　　　　　　　　　　b.　　　　　　　　　　c.

図8　角膜フリクテン
9歳，女児．1年前より視力低下を自覚して来院．瞳孔辺縁近くの角膜表層に円形の細胞浸潤を認め（a, b），その部に向かう血管が顕著である．他眼も同様の所見であり，抗菌薬の内服と点眼により，約1年後に鎮静化した（c）．

　重篤なCL関連角膜感染症を発症することがある．緑膿菌性角膜炎（図6）は実質内膿瘍を呈し，重篤な場合は角膜穿孔を来たす．キノロン系あるいはアミノグリコシド系抗菌点眼薬の頻回点眼を行う．アカントアメーバ角膜炎（acanthamoeba keratitis）は，初期には偽樹枝状角膜炎あるいは放射状角膜神経炎を呈する（図7）．進行すると輪状の細胞浸潤を来たし，さらには円板状の膿瘍を形成する．抗真菌薬の点眼，クロルヘキシジンなど消毒薬の頻回点眼を行う．

角膜炎（4）角膜フリクテン（corneal phlyctenule）

　感染そのものではないが，細菌に対する免疫反応による角膜炎を来たす疾患として角膜フリクテンがある．角膜周辺部に浸潤を伴う結節を生じ，それに向かう血管侵入を伴う（図8）．病変に一致する眼瞼には充血，マイボーム腺開口部の閉塞などの所見がみられ，マイボーム炎角膜上皮症とも呼ばれる．小学校高学年以降の女性に多く，両眼性である．
　治療は，セフェム系抗菌薬あるいはクラリスロマイシンの内服，

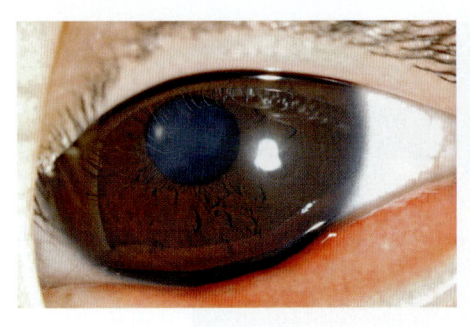

図9 EKCに合併した角膜混濁

生後6か月時，母親が流行性角結膜炎に罹患したあとに結膜炎を発症，角膜びらんを眼科で指摘された．結膜炎の治癒後3か月に，母親が角膜混濁に気づいて来院．軽度であるが表層性の実質混濁を認め，流行性角結膜炎における細菌の混合感染が疑われた．図は3歳時であり，不正乱視を伴う．眼鏡装用と健眼遮閉による弱視治療を行うも不十分であり，HCL装用と健眼遮閉により最良矯正視力（1.0）を得た．

抗菌点眼薬（セフェム系あるいはキノロン系）1日4回程度で開始し，安定したあとも抗菌点眼薬を数か月以上継続する．

視性刺激遮断弱視への配慮

　乳幼児期に発症した角膜感染症のために角膜混濁を来たした場合には，たとえ混濁が軽微であっても弱視や斜視を招く（**図9**）．定期的に眼位をチェックして，斜視あるいは弱視が疑われたら健眼遮閉を行う．必要があれば眼鏡装用やハードコンタクトレンズ（HCL）装用を行って視力の発達を促す．

カコモン読解　第19回 臨床実地問題9

14歳の男子．2年前から両眼の眼脂と掻痒感とを認める．2日前から右眼痛と霧視とを訴えて来院した．右眼前眼部写真を図に示す．
　診断上重要なのはどれか．
a 角膜知覚検査
b 角膜擦過物の塗抹検鏡
c 結膜擦過物の塗抹検鏡
d 涙液のPCR法
e 角膜擦過物のウイルス分離培養

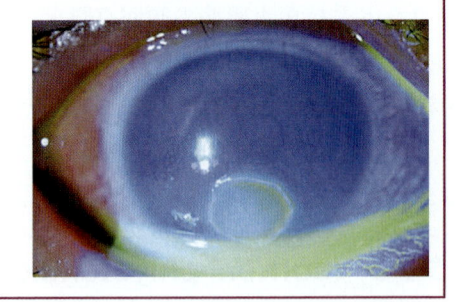

解説　円形の角膜上皮欠損を認めるが，感染に伴う細胞浸潤や膿瘍を認めない．掻痒が主訴であることから，春季カタルもしくはアトピー性角結膜炎に伴って生じたシールド潰瘍と思われる．結膜擦過物の塗抹検鏡により多数の好酸球を認めることで診断できる．

模範解答　c

（外園千恵）

角膜の先天異常

遺伝性疾患のなかで，特に乳幼児期に気づかれるものを中心に述べる．なお，遺伝形式[*1]は頻度の多いものを記す[1-3]．

前眼部形成不全

前眼部形成不全は前眼部の発生を理解することにより，疾患概念をつかむことができる．発生の詳細は本巻"眼の発生と疾患"に譲るが，眼球は神経外胚葉，表面外胚葉および間葉系細胞により構築される．前眼部の形成は，胎生5週頃に表面外胚葉より水晶体胞の分離が始まり，その後の発生過程は3段階に分けられている（表1）[4-6]．おのおのの組織の由来細胞が異なることに留意が必要である（表2）．

前眼部の発生過程における障害により前眼部形成不全を発症するが，その障害程度はさまざまであり，臨床所見も幅広く，一連の疾患としてとらえると理解しやすい（図1）[7-9]．

後部円錐角膜（posterior keratoconus）：特発性．第1波の障害により中央角膜内皮の形成不全を生じ，中央角膜の菲薄化が起きる．Peters異常の軽症型とも考えられる．

Axenfeld-Rieger症候群（Axenfeld-Rieger syndrome，図2）：AD．神経堤由来細胞，第1，3波の障害．臨床所見により下記のように分類される．

1. Axenfeld異常：前方に突出したSchwalbe線による後部胎生環に索状の虹彩癒着
2. Rieger異常：Axenfeld異常＋虹彩萎縮
3. Rieger症候群：Rieger異常＋眼外部異常（歯牙異常，顔面骨異常など）

[*1] 遺伝形式

AD
常染色体優性遺伝
(autosomal dominant)

AR
常染色体劣性遺伝
(autosomal recessive)

XR
伴性劣性遺伝
(X-linked recessive)

文献はp.266参照．

表1 水晶体胞分離以降の発生過程

胎生5週
角膜上皮の形成
胎生6週（第1波）
角膜内皮の形成
胎生7週（第2波）
角膜実質の形成
胎生8週（第3波）
虹彩実質の形成

表2 角膜各層の由来

神経外胚葉	表面外胚葉	神経堤細胞（二次間葉細胞）
虹彩上皮	角膜上皮 Bowman膜 水晶体	角膜実質 Descemet膜 角膜内皮 虹彩実質

図1 前眼部形成不全の分類

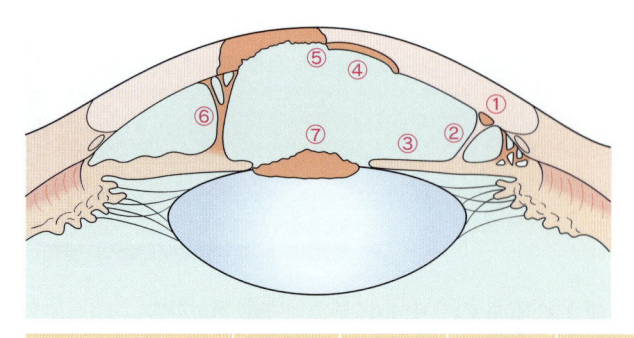

		後部胎生環	Axenfeld異常	Rieger異常	虹彩隅角異常	後部円錐角膜	Peters異常		
Schwalbe線の前方移動	①	■	■	■	■				
虹彩索	②		■	■	■				
虹彩実質の萎縮	③			■	■				
角膜後面陥凹	④					■			
角膜後面欠損・白斑	⑤						■	■	■
角膜白斑への虹彩癒着	⑥							■	■
角膜白斑への水晶体偏位	⑦								■

図1 前眼部形成不全の分類
■は関連のあることを示す．前眼部形成不全の程度はさまざまであり，一連の疾患としてとらえると理解しやすい．
(Waring GO, et al：Anterior chamber cleavage syndrome. A stepladder classification. Surv Ophthalmol 1975；20：3-27.)

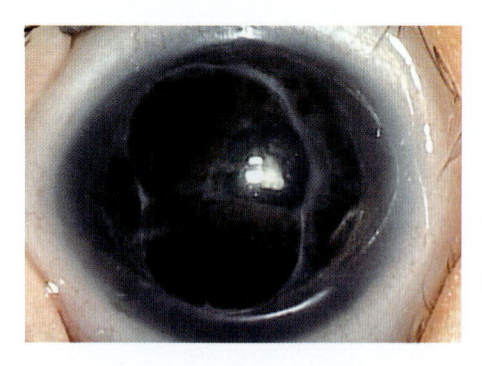

図2 Axenfeld-Rieger症候群
前方に突出したSchwalbe線による後部胎生環に索状の虹彩が癒着している．

Peters異常（Peters anomaly，図3）：特発性．第1波の障害に由来する角膜後面の欠損に伴う先天的な角膜混濁．続発的に第2波，第3波の異常も引き起こす．そのため臨床像は多岐にわたり，ほかの前眼部形成不全はPeters異常の亜系という考えもできる．

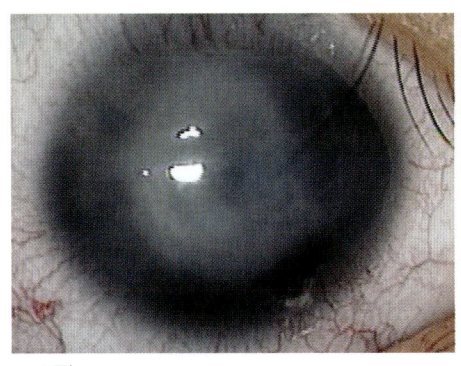

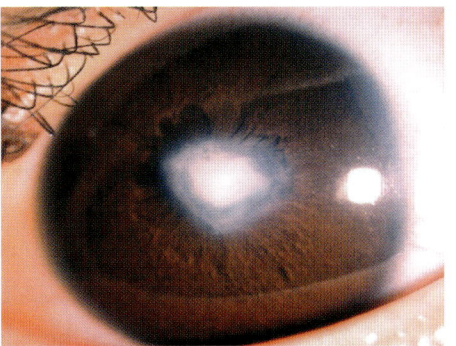

a. Ⅰ型　　　　　　　　　　　　　　　b. Ⅱ型

図3　Peters 奇形
水晶体異常を伴わないⅠ型（a）と，異常を伴うⅡ型（b）.

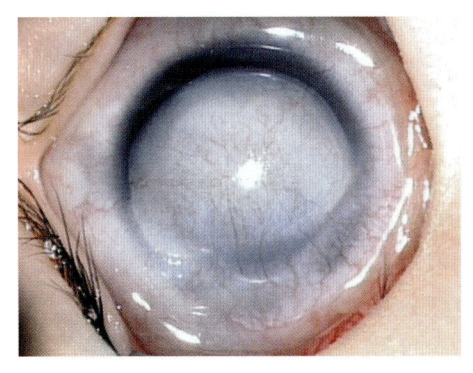

図4　強膜化角膜
角膜輪部は不明瞭であり，強膜類似組織がみられる.

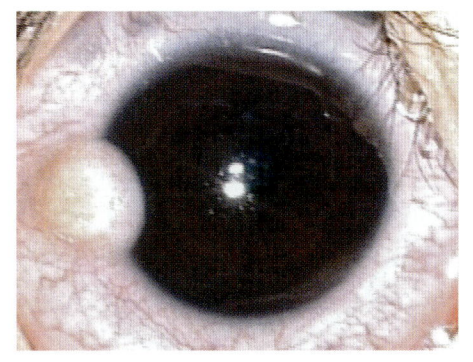

図5　角膜輪部デルモイド
本症例では右眼，9時の輪部にみられる.

Peters 異常Ⅰ型：水晶体異常（−）
Peters 異常Ⅱ型：水晶体異常（＋）（水晶体の前方移動，白内障）
強膜化角膜（sclerocornea，図4）：特発性．第2波の障害による，角膜と強膜の分化異常．
先天性前部ぶどう腫（congenital anterior staphyloma）：特発性．角膜が菲薄・混濁し，ぶどう腫状に突出する．角膜穿孔を起こすことが多い．Peters 異常の重症型とも考えられる．

角膜デルモイド

　第1および第2鰓弓の形成異常による．良性の先天性腫瘍，分離腫．

1. **輪部デルモイド（limbal dermoid，図5）**：特発性．下耳側に多い．輪部デルモイド，副耳，耳瘻孔の三主徴からなるものを Goldenhar 症候群と呼び，さらに骨格系の奇形を伴うこともある．

2. **central corneal dermoid**：特発性．角膜全体，前眼部を占めるもの．非常にまれ．

角膜ジストロフィ

角膜実質ジストロフィ

1. 後部無定形角膜ジストロフィ（posterior amorphous corneal dystrophy）：AD．実質深層のDescemet膜に接した混濁．
2. 先天性遺伝性実質ジストロフィ（congenital hereditary stromal dystrophy；CHSD）：AD．実質のコラーゲン合成の異常，グリコサミノグリカンの異常に伴う，実質全層の中央部のすりガラス状の混濁．

角膜内皮ジストロフィ

1. 先天性遺伝性角膜内皮ジストロフィ（congenital hereditary endothelial dystrophy；CHED）：AR/AD．異常な内皮細胞に伴う角膜浮腫．
2. 後部多形性角膜ジストロフィ（posterior polymorphous dystrophy；PP〈M〉D）：AD・両眼性．角膜内皮面に小水疱や帯状病変がみられ，病変部に一致し，ごく軽度の実質浮腫を認めることもあるが，自覚症状がないことが多い．
3. posterior corneal vesicle（PCV）：非家族・片眼性．後部多形性ジストロフィと同様の所見を呈する．
4. 先天性滴状角膜（congenital corneal guttata）：AD．Descemet膜，内皮細胞間にコラーゲン様物質が蓄積し，beaten-metal appearanceを呈する．

角膜の形状の異常[*2]

大角膜（megalocornea）：XR．眼球は正常の大きさだが，新生児で角膜横径12mm以上のもの．

小角膜（microcornea）：AR/AD．眼球は正常の大きさだが，新生児で角膜横経が10mm未満のもの[*3]．

球状角膜（keratoglobus）：AR．角膜全体が球状に突出，角膜厚は薄く，角膜穿孔のリスクがある．

[*2] 新生児の角膜横径の正常値は約10mm．

[*3] 小眼球は，眼球自体が小さい真性小眼球（構造正常）と小眼球症（構造異常）に分類される．

> **カコモン読解**　第19回 一般問題57
>
> 疾患と所見の組合せで誤っているのはどれか．
> a Axenfeld 異常 ——————— 後部胎生環
> b Chandler 症候群 —————— 角膜浮腫
> c Cogan-Reese 症候群 ——— 虹彩黒色腫
> d Peters 奇形 ——————— 角膜混濁
> e Sturge-Weber 症候群 ——— 脈絡膜血管腫

解説　緑内障を併発しうる英文字の疾患名が並んでいるが，大きく分けて三つの疾患群が含まれている．前眼部形成不全，虹彩角膜内皮症候群（iridocorneal endothelial syndrome；ICE）および母斑症である．主なものを**表3**にまとめる．

表3　前眼部形成不全，ICE症候群，母斑症

前眼部形成不全	前眼部の発生段階で生じる障害	Axenfeld-Rieger 症候群	Axenfeld 異常	後部胎生環に索状の虹彩癒着
			Rieger 異常	Axenfeld 異常＋虹彩萎縮
			Rieger 症候群	Rieger 異常＋眼外部異常
		Peters 異常		角膜後面の欠損に伴う先天的な角膜混濁
		強膜化角膜		角膜と強膜の分化異常
ICE症候群	異常な角膜内皮細胞由来の膜様物質の産生による．角膜内皮異常，虹彩萎縮，周辺虹彩前癒着がみられる．右記のように分類されるが，同一の疾患群と考えられている．非遺伝性，片眼性．	Chandler 症候群		虹彩の変化は軽度で，角膜浮腫が主体
		Cogan-Reese 症候群		虹彩の有色素性の病変
		進行性虹彩萎縮症		虹彩の進行性変化に伴う症状
母斑症	皮膚・神経・視覚器・内臓に生じる外胚葉由来の過誤腫性病変．常染色体優性遺伝が多い．	von Hippel-Lindau 病		血管芽細胞性の小脳血管腫，網膜血管腫
		Bourneville-Pringle 病		結節性硬化症．顔面の皮脂腺腫，網膜・視神経の過誤腫
		Sturge-Weber 症候群		顔面血管腫，同側の脳萎縮，眼症状（特に緑内障）
		von Recklinghausen 病		多発性神経線維腫，虹彩結節，視神経膠腫

ICE：iridocorneal endothelial syndrome

模範解答　c

（重安千花，山田昌和）

水晶体の先天異常・白内障と全身疾患

種々の水晶体の先天異常と全身疾患

水晶体の先天異常[1-3]としては，白内障や偏位水晶体（ectopic lens）が主要なものであるが，それ以外にも小球状水晶体（microspherophakia），円錐水晶体（lenticonus），球状円錐水晶体（lentiglobus），水晶体欠損（lens coloboma）などがある．これらの多くは，代謝異常などの全身疾患の眼所見であることがある．

文献は p.267 参照．

先天白内障[*1]

主要な先天白内障の病因を表1に示す．混濁の部位・型は，成人とは異なる（表2）．遺伝歴や全身疾患のある場合を除くと，眼振・視線が定まらない（両眼性），斜視（片眼性），瞳孔内が白いことにより発見されることが多く，片眼性では視力障害を訴えないことが多い．

[*1] 乳幼児期，小児期に生じる白内障全体を先天白内障と呼ぶ．狭義には，生直後に存在していた場合に限り先天白内障とし，それ以後に生じた小児期の白内障を発達白内障と区別する場合がある．

表1 先天白内障の病因

特発性	
遺伝性	
子宮内感染症	
先天風疹症候群，ムンプスなどのウイルス感染など	
代謝異常	
ホモシスチン尿症，ガラクトース血症，Lowe 症候群，Alport 症候群など	
染色体異常を伴うもの	
Down 症候群など	
眼疾患に伴うもの	
コロボーマ，先天無虹彩，第1次硝子体過形成遺残など	
全身異常に伴うもの	
myotonic dystrophy，Hallermann-Streiff 症候群，Cokayne 症候群など	

表2 先天白内障の混濁

部位	タイプ
前部	前極，前部円錐状，前囊下
中央（皮質―核）	核，層状，縫合，粉状，青色，さんご状
後部	後囊下，後部円錐，第1次硝子体過形成遺残
全	

(Veen DV: congenital and childhood cataracts. Albert & Jakobiec Ed. Principles and Practice of Ophthalmology. Philadelphia: Saunders Elsevier; 2008. p.4213-4223.)

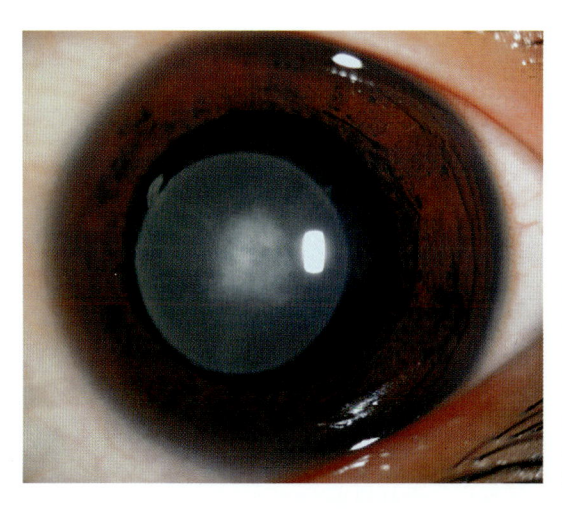

図1 先天白内障（層間白内障）
層状に混濁がある．左右差がなければ，手術を学童まで待っても良好な視力が得られる．
（黒坂大次郎：白内障・水晶体位置異常．樋田哲夫編．眼科プラクティス 20 小児眼科診療．東京：文光堂；2008. p.144-147.）

　視機能評価として，3歳以上では，Landolt環による視力測定が可能になるが，乳幼児では固視反射，追従反射，視覚誘発電位（visual evoked potential；VEP），アキュイティ・カード™などのおおまかな視力測定と斜視（片眼性）・眼振（両眼性）の有無を検査する．

　細隙灯顕微鏡検査では，白内障の状態をよく観察するとともに，角膜などに異常がないかどうか，白内障と瞳孔領との関係などを観察する．散瞳させ，白内障の型，混濁程度，部位，血管侵入の有無，前部硝子体の状態を可能な限り検査する．白内障の混濁の評価では，混濁が視機能に現在どの程度影響を与えているのか，過去与えていたのか（すでにどの程度弱視が形成されているか）を判断する．両眼性の場合には明らかな左右差がないかが重要である．左右差がない場合で，眼底がある程度観察可能で眼振がなければ，手術は行わず経過観察を行う（**図1**）．片眼性の場合には，混濁部位（前囊側か中央部か後囊側か），範囲（中心部のみか全体的かなど），程度（すき間なく混濁しているかどうかなど）を観察し混濁影響の程度を判断する．

　全身的に重篤な疾患が合併している場合には，全身の治療が優先される．さらに，ほかの眼疾患を合併している場合には，その疾患の重篤度によって治療方針が変わる．ほかに重篤な合併症がなく白内障が視機能に影響を与えており，手術によって視機能の獲得が可能であると判断されれば，視軸の透明性を確保し維持するために手術が行われる．しかし，後発白内障により視軸の透明性が失われると，年齢によっては弱視を形成させるため，スリットに座らせてのYAGレーザーによる後囊切開術が難しい乳幼児では，後発白内障予防の観点から，一次的に後囊・前部硝子体切除術があわせて行われ

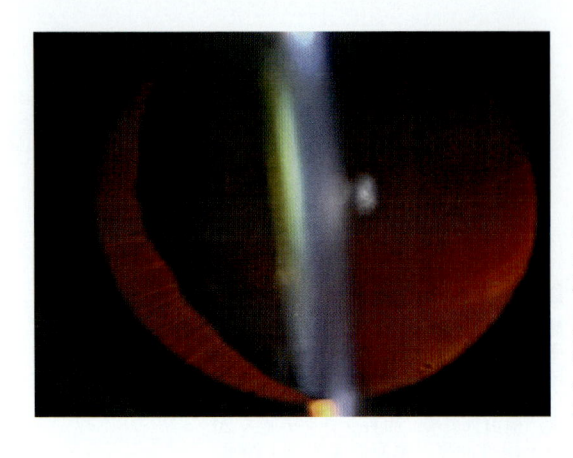

図 2　偏位水晶体
水晶体が偏位し，伸びた Zinn 小帯が観察される．
(黒坂大次郎：白内障・水晶体位置異常．樋田哲夫編．眼科プラクティス 20 小児眼科診療．東京：文光堂；2008. p.144-147．)

る．眼内レンズ挿入は，2歳以降に行われることが多く，それ以前では，術後にコンタクトレンズ（CL）や眼鏡による屈折矯正を行う．片眼症例や，両眼性でも左右差がある場合には，術後に健眼遮閉を行う．

偏位水晶体

　Zinn 小帯に異常があり，水晶体の位置異常を来たした状態である．部分的な Zinn 小帯の欠損は，水晶体偏位ではなく，水晶体欠損（lens coloboma）となる．偏位水晶体を来たす疾患で代表的なものに Marfan 症候群（上方に偏位），ホモシスチン尿症（下方に偏位），Weill-Marchesani 症候群がある．偏位が軽度の場合には無症状のことが多い．進行すると不正乱視を生じ視力が低下する．不正乱視の程度と年齢によっては，弱視の原因となる．軽度の偏位では散瞳しないとわからない（図 2）．

　初期症状としては，不正乱視が原因の視力障害であることが多い．CL・眼鏡などの矯正によっても視機能障害が大きい場合や，左右差がある場合などに手術が検討される．左右差の程度が大きな場合に放置しておくと，術後の弱視治療への反応が悪く視機能を回復させられない場合もあるので，ある程度以上，偏位が進行し視力障害が生じた時点で手術を考える．手術は，経角膜または経毛様体扁平部で水晶体切除，前部硝子体切除を行う．

小球状水晶体

　水晶体が小さく球状を呈するもので，Zinn 小帯の脆弱性に伴うものが多く，Marfan 症候群や Weill-Marchesani 症候群に合併する．瞳孔ブロックを来たすことがある．

円錐水晶体や球状円錐水晶体

水晶体上皮細胞の異常や部分的な水晶体囊の脆弱性により，水晶体が変形するもの．後者では，Alport症候群に伴うものが知られている．

カコモン読解　第21回　一般問題56

Marfan症候群で誤っているのはどれか．
a 水晶体脱臼　　b 心血管異常　　c 筋の発育不全
d 常染色体優性遺伝　　e 外胚葉由来組織の異常

解説　Marfan症候群[4]は，fibrillin（結合織蛋白の一つ）の遺伝子異常で，常染色体優性遺伝である．fibrillinはZinn小帯の主要構成要素であり，この異常により偏位水晶体や球状水晶体を呈し，（亜）脱臼や瞳孔ブロックを生じる．角膜扁平化，水晶体近視や軸性近視を来たし，裂孔原性網膜剥離を生じる．眼球陥凹，眼瞼裂斜下が特徴的顔貌とされている．全身的には，骨格系（鳩胸，脊柱側彎など），心血管系（上行大動脈解離など），肺（自然気胸など），皮膚（線状皮膚萎縮症など）に異常を来たす．筋の発育不全を伴うことがある．結合組織の異常であり，中胚葉由来組織に異常を来たすので，誤りはeである．

偏位水晶体を来たすものとしては，Marfan症候群以外にホモシスチン尿症，Weill-Marchesani症候群がある[5]．ホモシスチン尿症は，先天性アミノ酸代謝異常症の一つでメチオニンの代謝酵素異常により生じる．高身長などの骨格系，心血管系の異常を来たしMarfan症候群と鑑別を要す．わが国では，新生児マススクリーニング検査によって，メチオニンの摂取制限が行われる．Weill-Marchesani症候群は，常染色体劣性遺伝をとることが多い．偏位水晶体も来たすが小球状水晶体・水晶体近視が特徴で，時に急性瞳孔ブロックを来たす．全身的には，短指症，短躯，関節可動域の制限などを示す．

模範解答　e

（黒坂大次郎）

クリニカル・クエスチョン

先天完全白内障による形態覚遮断弱視は，いつごろ起こるのでしょうか？

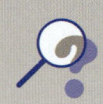

Answer 先天完全白内障は，生直後より高度の水晶体混濁によって視覚刺激を遮断し，形態覚遮断弱視を来たす疾患ですが，両眼性では生後8〜10週，片眼性では生後5〜6週までに手術を行い，速やかに屈折矯正・健眼遮閉を開始すると，弱視治療が奏効して良好な視力および両眼視機能を獲得できる可能性があります．

クエスチョンの背景

乳児期は視性刺激遮断に対する感受性がきわめて高く，生直後より高度の水晶体混濁を来たす先天白内障は，高度の形態覚遮断弱視を形成する代表的疾患である．ことに片眼性では，健眼からの抑制の機序のため容易に弱視を形成することが知られている．近年，水晶体・前部硝子体切除術が確立し，早期手術と屈折矯正・健眼遮閉によって良好な視機能の得られる例が増加した．先天白内障において視力予後を決める第一の要因は，白内障や術後合併症（後発白内障・緑内障など）による視覚刺激遮断の程度と期間である．

アンサーへの鍵

先天白内障の早期手術後の視機能を解析したこれまでの報告を集約すると，最良の視力および両眼視機能を獲得するためには，両眼性は生後8〜10週，片眼性では生後5〜6週までに手術を行い，速やかに適切な屈折矯正・健眼遮閉を開始する必要があると考えられる[1-3]*1．Gregg，Wrightは，予後不良とされていた片眼性の先天完全白内障において，術後に両眼視機能を獲得した例をはじめて報告した．生後5週以内の超早期手術，コンタクトレンズの装着と月齢に応じた健眼遮閉による弱視訓練，術後の長期管理により得られた成果である[6,7]．生後4か月以降，片眼性では患眼が斜視となり目立ってくるが，この時期になると患眼に高度の形態覚遮断弱視が形成され，視覚誘発電位（visual evoked potential；VEP）は不良となり，手術を行っても視力予後不良である．また両眼性では，生後10週を過ぎると眼振や異常眼球運動が次第に顕著となる．眼振が出始

文献は p.267 参照．

*1 サルの実験
生後1〜2週に片眼水晶体切除を行った無水晶体眼は，近見に焦点を合わせたコンタクトレンズの装着と50％健眼遮閉によって，視力が正常に発達した[4]．また生直後から片眼を遮閉し，生後1〜2週に水晶体切除＋IOL挿入を行った患眼は，術後合併症がなければ，近見に焦点を合わせたコンタクトレンズの装着と70％健眼遮閉によって，視力が正常に発達することが示された[5]．

めたら早急に手術を行わないと視力予後不良となる[8]．自験例では，小角膜・小眼球などの術前合併症のない両眼先天完全白内障において，生後3か月以内の手術例で0.8以上の視力，生後2か月以内の手術例では両眼視機能を獲得したが，生後4か月〜1歳の手術例では全例術前に眼振を認め0.3〜0.7の視力となった．一方，片眼性では生後3か月以内の手術例で0.3〜0.7，生後4か月以降の手術例では0.08以下の視力であった[9]．

アンサーからの一歩

形態覚遮断弱視の予防・治療のためには，原因疾患をより早期に発見することが重要な課題である．近年，先天白内障に関しては，乳児健診において斜視や眼振で発見されるより前に，瞳孔領の白濁に気づいて眼科へ受診する例，家族歴や全身疾患のためスクリーニング検査を行って早期に発見される例が増えている[*2]．眼科医のみならず小児科・産科医，保護者に対しても生後早期の発見・治療が必要な重症眼疾患であるという知識が普及してきた成果と考えられる．

(仁科幸子)

[*2] 2002〜2008年に，われわれの施設へ精査加療目的で紹介された先天完全白内障を調査した結果，10年前の調査と比較して初診時期が大幅に早くなった．依然として片眼性では生後2週〜1歳7か月（平均6.2か月）と初診時期の遅い例が多いが，両眼性では生後4日〜6か月（平均2.3か月）となり，最適な時期に治療できる例が増加した[10]．

先天無虹彩，白子症，黄斑低形成

先天無虹彩

先天無虹彩（aniridia）の典型例は，先天的に虹彩がほぼ欠損している状態である（図1）[1]．11番染色体短腕にある *PAX6* 遺伝子の染色体欠損もしくはナンセンス変異などによって通常両眼に起こる．発生頻度は5万～10万人に1人．家族性を呈することもあるが，孤発例もある．視力予後はおおむね不良で，0.1～0.2程度となることが多い．

症状：羞明，眼振，固視不良などで，比較的生後早期に発見されることが多い．ほかの眼合併症として，白内障，緑内障，角膜混濁，黄斑低形成などを呈する．

PAX6 遺伝子は，癌抑制遺伝子である *WT1* 遺伝子と隣接しており，隣接遺伝子症候群としてWilms腫瘍を呈することがある（WAGR症候群[*1]）ため，腹部エコーやMRIなどによる精査が必要である．

治療：屈折異常がある場合には眼鏡で補正し，弱視治療を行う．特に羞明が強い場合には遮光眼鏡を処方する[*2]．水晶体混濁が強くなった場合には白内障手術を行い，眼圧が高くなった場合には緑内障治療（点眼・手術）を行う．

患者のほとんどは普通学級に進学できるが，拡大教科書などの支

文献は p.268 参照．

[*1] **WAGR症候群**
Wilms tumor, Aniridia, Genitourinary anomalies, mental Retardation syndrome.

[*2] 虹彩つきコンタクトレンズは虹彩の代替とはならないが，自覚的に羞明の改善がみられるようであれば処方することもある．

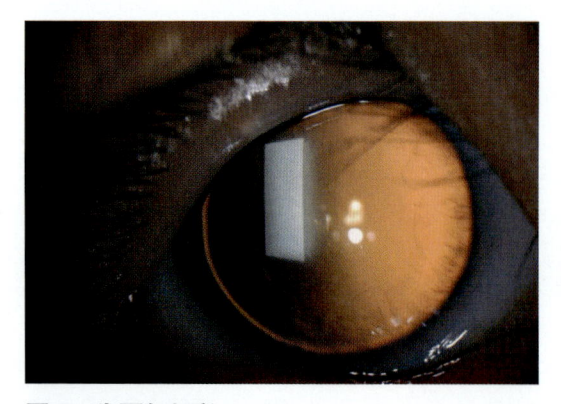

図1 先天無虹彩
徹照撮影．水晶体赤道部が確認できる．角膜輪部に血管浸潤を来たしている．

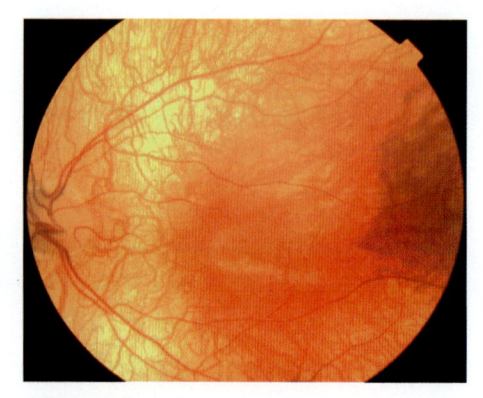

図2 白子症
網膜色素上皮の色素が完全欠損しており，脈絡膜血管が透見できる．黄斑低形成を伴っている．

図3　黄斑低形成（左眼）

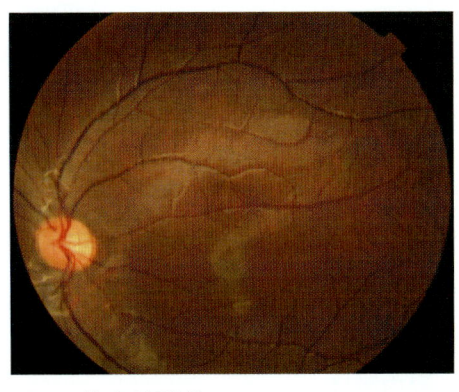

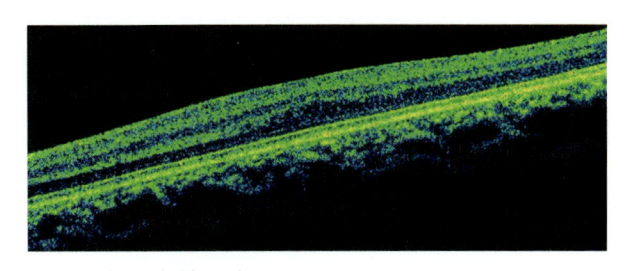

図4　光干渉断層計
図3の乳頭中央の高さでの水平断面．黄斑部に当たる陥凹がみられない．

援が得られることが望ましい．弱視学級への通級や，盲学校・視覚特別支援学校の育児相談・教育相談などを通じたサポートを奨める．

白子症

　白子症（albinism）は，先天性のメラニン色素形成異常である（図2）．眼白子症と眼皮膚白子症に分かれる．眼白子症の責任遺伝子はX染色体上の*GPR 143*遺伝子である．X連鎖劣性遺伝を示し，女性に発症することはまれである．皮膚，毛髪の色はほぼ正常で，虹彩の色も日本人では茶色を示す．眼皮膚白子症は，皮膚，毛髪，睫毛も含めて色素欠乏がみられ，原因遺伝子によりⅠ型〜Ⅳ型に分かれる[2]．

　網膜色素上皮の色素が欠損しており，脈絡膜血管が眼底検査で透見できる．黄斑低形成を伴うことが多く，眼振や斜視を呈する．視力予後は不良で，0.1〜0.2程度のことが多いが，まれに比較的良好な視力が得られることもある．

　現在のところ，有効な治療法はない．先天無虹彩と同様に屈折異常の矯正により，弱視治療を行う．

黄斑低形成

　黄斑低形成（macular hypoplasia）は，前記の先天無虹彩や白子症に伴うことが多いが，単独で黄斑形状に異常を来たす場合もある．黄斑部の中心窩陥凹および無血管領域が欠如する（図3）．OCT（光干渉断層計）により形態の異常を確認できる（図4）．眼振を呈し，視力は一般的に0.2〜0.3程度である．
治療：先天無虹彩，白子症に準じる．

（根岸貴志）

発達緑内障

分類

『緑内障診療ガイドライン 第2版』によると，小児の緑内障は，発達緑内障と続発緑内障に分類され，発達緑内障は，早発型発達緑内障，遅発型発達緑内障，ほかの先天異常を伴う発達緑内障に分類される[1]．早発型発達緑内障は，従来"先天緑内障（牛眼）"と呼ばれており，形成異常が隅角に限局する．角膜径増大，角膜混濁などを呈することが多い．遅発型発達緑内障も，先天的な隅角形成異常に起因する緑内障であるが，異常の程度が軽いために，発症時期が学童期以降となる．ほかの先天異常を伴う発達緑内障は，無虹彩症，Axenfeld-Rieger 症候群など，多岐にわたる疾患が含まれる（表1）．

文献は p.268 参照．

診断（1）症状

早発型発達緑内障は，高眼圧による眼球拡大のため，流涙，羞明，眼瞼けいれん，角膜浮腫・混濁（図1）などの症状を呈する．一方，遅発型先天緑内障では，通常そのような症状はみられず，診断が遅

表1 発達緑内障の分類

1. 早発型発達緑内障
2. 遅発型発達緑内障
3. ほかの先天異常を伴う発達緑内障
無虹彩症　　　　　　　　　　風疹症候群 Sturge-Weber 症候群　　　　Pierre Robin 症候群 Axenfeld-Rieger 症候群　　　第1次硝子体過形成遺残 Peters 奇形　　　　　　　　先天小角膜 Marfan 症候群　　　　　　　Lowe 症候群 Weill-Marchesani 症候群　　 Rubinstein-Taybi 症候群 ホモシスチン尿症　　　　　　Hallermann-Streiff 症候群 神経線維腫症　　　　　　　　先天ぶどう膜外反　　など

（日本緑内障学会：緑内障診療ガイドライン第2版．日本緑内障学会．2006．p.11-20．）

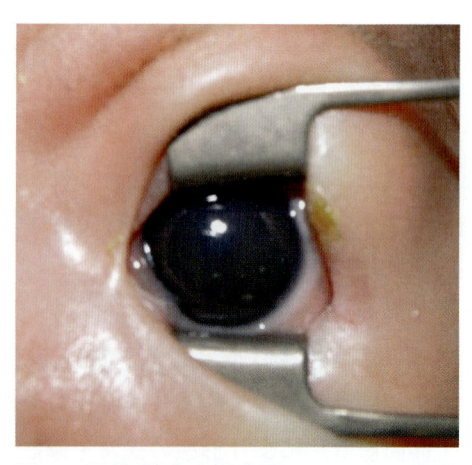

図1　早発型発達緑内障にみられる角膜混濁

生後3か月，女児．角膜径拡大（直径12mm），角膜混濁がみられる．デジタルカメラはSP-570 UZ®（OLYMPUS）を使用．

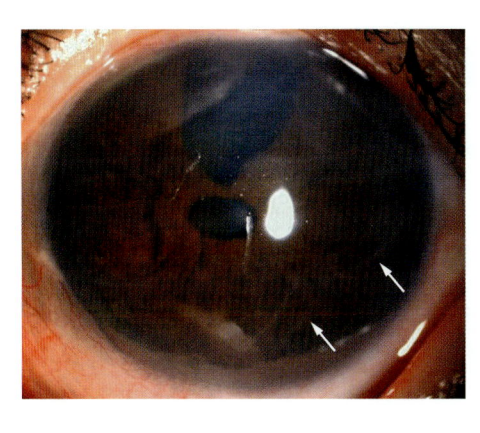

図2　Haab striae
70歳，女性．角膜にHaab striaeがみられる（矢印）．Topconデジタル撮影ユニットを使用．

れることが多い．

診断（2）検査所見

角膜：角膜径は，新生児では10mm程度，1歳で11mm程度であり，1歳以下で12mm以上は注意が必要である．3歳以下の乳幼児では，高眼圧による角膜径の拡大のためにDescemet膜が線状に破裂することがある．破裂直後は角膜実質内に房水が侵入するために，角膜は浮腫状になる．Descemet膜が修復されると浮腫は消失し，破裂部位が線状に観察されてHaab striaeとなって観察される（**図2**）．

眼圧：催眠下であれば，Perkins眼圧計，Tono-Pen®眼圧計，Schiötz眼圧計を用いて測定する．ただし，催眠下や全身麻酔下での小児の眼圧値は，成人の覚醒下・坐位での眼圧値よりも低く，15mmHgを正常上限と考えたほうがよい[2]．3〜4歳ころになれば，icare®眼圧計を用いて，覚醒下に坐位で測定できるようになる．

前房，隅角：前房深度は，異常を伴わない新生児〜乳児期は成人と比べて浅く，深い前房をもつときは注意を要する．発達緑内障の隅角所見としては，虹彩高位付着と虹彩突起が特徴である．またHoskinsら[3]によると，発達緑内障の隅角は，虹彩が平坦で強膜岬の高さで付着する前方付着型（anterior iris insertion），虹彩が平坦で強膜岬の後方で付着する後方付着型（posterior iris insertion），虹彩が陥凹したconcave型（concave iris insertion）に分けられる．角膜混濁により隅角鏡での観察が困難なときは，超音波生体顕微鏡での検査が有用である．

視神経乳頭：3歳以下の正常乳幼児では，陥凹/乳頭径比（C/D比）が0.3以下のものが87％を占めるのに比べ，緑内障眼では95％以上が0.4以上との報告があり[4]，発達緑内障でのC/D比は成人の緑内障よりも小さな値を示すと考える必要がある．また，陥凹は，成

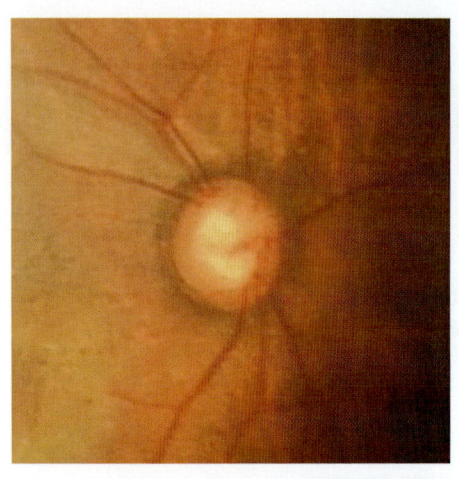

図3 早発型発達緑内障の視神経乳頭所見
生後3か月,女児.視神経乳頭陥凹は,同心円状に均等に拡大している.RetCam® II(広画角眼底カメラ)を使用.

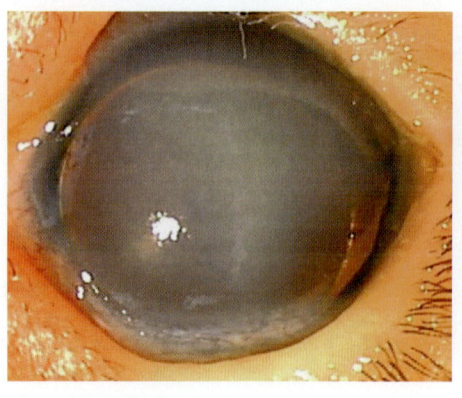

図4 無虹彩症
生後2か月,女児.虹彩の高度形成不全がある.手術顕微鏡のCCDカメラはMKC-307®(池上通信機)を使用.

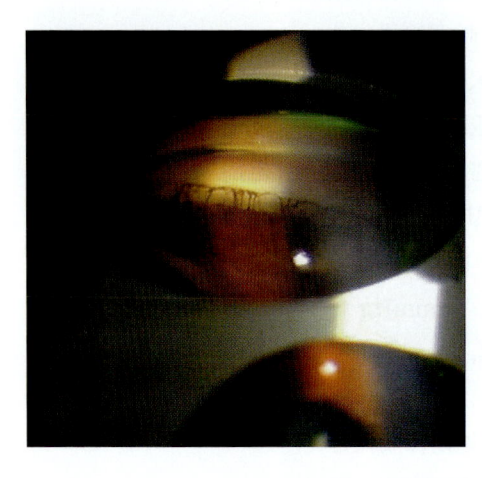

図5 Axenfeld-Rieger症候群の隅角
7歳,男児.前方移動したSchwalbe線に索状の虹彩組織が付着している.細隙灯顕微鏡のCCDカメラはTHD341-F®(池上通信機)を使用.

人と異なり同心円状に均等に拡大(**図3**)し,眼圧が下降するとともに大きさや深さが減少することが特徴的である.

全身検査所見:ほかの先天異常に伴う発達緑内障として,以下のようなものが挙げられる.

無虹彩症(**図4**):両眼性に虹彩の高度形成不全がある.角膜混濁・先天白内障・黄斑低形成など,ほかの眼科的異常を伴うことが多く,緑内障も50%を超える症例で発症するといわれる.全身的にはWilms腫瘍(25%程度)や生殖器の奇形,精神発達遅滞を伴うことが知られる.

Axenfeld-Rieger症候群:通常両眼性で,後部胎生環,肥厚したSchwalbe線への虹彩癒着(**図5**),瞳孔の変形・偏位,多瞳孔があ

る．Axenfeld-Rieger 症候群の約 50％に緑内障を合併し，全身的には，顔面骨や歯牙の発達異常，両眼隔離症などを高率に伴う．

Sturge-Weber 症候群：三叉神経第 1, 2 枝領域に血管腫をもつ．中枢神経系にも血管腫や石灰化を伴い，てんかんや精神発達遅滞を来たすことがある．眼科的には結膜，上強膜，虹彩，脈絡膜などに血管腫を認め，約 30〜50％の割合で緑内障を合併する．

Peters 異常：出生時から角膜中央部の混濁，角膜内皮・Descemet 膜・後部実質の欠損，菲薄化を伴う．広範囲の周辺虹彩前癒着や白内障を伴うことが多く，症例の 50〜70％に緑内障を合併する．全身的には，精神発達遅滞，中枢神経の異常などを合併することがある．

治療

早発型発達緑内障においては，手術が第一選択であり薬物治療は補助的に用いる．手術が第一選択である．遅発型発達緑内障においては，まずは点眼治療から開始し，効果が不十分であれば手術治療を選択する．

薬物治療：小児においては，いずれの眼圧下降薬も"安全性が確立されていない"と記載されており，投与には注意が必要である．β遮断薬点眼[*1]は，最も長期にわたり使用されているが，喘息や不整脈の既往がない児に使用が限られる．プロスタグランジン製剤は，全身・眼への重篤な副作用の危険性は低く，小児緑内障に対する眼圧下降効果も多数報告されているが，ぶどう膜強膜流出路の未発達性からか，早発型発達緑内障では無効例もみられるとの報告がある[6]．炭酸脱水酵素阻害薬点眼も，重篤な副作用は報告されておらず，約 27％の眼圧下降率が報告されている[7]が，角膜内皮障害が疑われる眼に対しては注意が必要である．炭酸脱水酵素阻害薬内服は，小児では成長抑制，乳児では代謝性アシドーシスの出現に注意が必要である．

手術療法：初回手術としては，線維柱帯切開術[*2]もしくは隅角切開術が第一選択である．十分な眼圧下降が得られなければ追加手術を行い，それでも眼圧高値であれば線維柱帯切除術を選択する．

隅角切開術：手術用顕微鏡下で，Swan-Jacob 隅角鏡などの直接型隅角鏡で隅角を観察しながら，隅角切開刀で切開を加える．熟練が必要であり，角膜混濁が強い場合は施行できないが，結膜への侵襲がないという利点がある．

[*1] わが国では，β遮断薬点眼は，小児喘息の診断基準には適合しないような軽度の症例を含めると，約 2 割の小児に投与できないといわれている[5]．

[*2] 過去の報告によると，早発型発達緑内障と比較して，ほかの眼異常を伴う発達緑内障・続発緑内障のほうが，線維柱帯切開術による眼圧コントロールが得られにくい傾向にある[8,9]．

線維柱帯切開術：角膜混濁などで眼内の視認性が低い場合も実施でき，成人緑内障でも行われる手術のために手技を習得しやすいという利点がある．しかし，眼球拡大が著明な症例では強膜が菲薄化している可能性があること，Schlemn管が後方に位置するようにみえる症例があることを念頭に置いて，手術を行う必要がある．角膜が拡大すると輪部の同定が難しい．

発達緑内障の管理

発達緑内障においては，眼圧管理に加えて，屈折検査や視力検査などの視機能管理を長期的に行い，弱視の早期発見・治療に留意しながら経過をみていくことが非常に重要である．

カコモン読解 第21回 臨床実地問題38

12歳の男児．学校検診で視力低下を指摘されて来院した．視力は右0.3（1.5×−3.00D），左0.4（1.5×−4.00D）．眼圧は右26mmHg，左22mmHg．両眼に軽度の瞳孔偏位を認める．右眼隅角写真を図に示す．みられる所見はどれか．

a Wilms腫瘍
b 歯牙異常
c 神経線維腫
d 褐色細胞腫
e 脳内石灰化

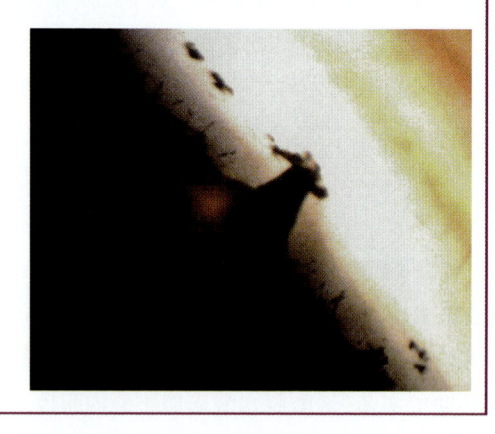

解説 12歳の男児で，両眼の眼圧が高く，瞳孔偏位がある．隅角写真からは，周辺虹彩組織が一部Schwalbe線と思われる部分に索状に癒着している．以上の所見からAxenfeld-Rieger症候群が疑われる．

a．Wilms腫瘍の発症頻度が高い疾患としては，無虹彩症がある．無虹彩症も50〜70％の割合で緑内障を生じるが，虹彩の高度形成不全があり，極大散瞳のようにみえる．

b．Axenfeld-Rieger症候群では，全身的には歯牙や顔面骨の発達異常，両眼隔離などを合併することがある．

c. 神経線維腫症（von Recklinghausen 病）でも緑内障を発症することがある（特に上眼瞼に神経線維腫がある場合）．虹彩に小結節（Lisch nodules）を生じることが特徴的である．

d. 褐色細胞腫は，高血圧性網膜症を合併することがある．

e. Sturge-Weber 症候群は，その約 30〜50％ に緑内障を合併するといわれ，顔面血管腫，脈絡膜血管腫，後頭葉・頭頂葉・脳軟膜の血管腫，大脳皮質への石灰沈着がある．

模範解答 b

カコモン読解 第21回 臨床実地問題49

2歳の女児．子供がまぶしがるのに母親が気付き来院した．左眼手術終了時の写真を図に示す．行った手術はどれか．

a 隅角切開術
b 線維柱帯切開術
c 線維柱帯切除術
d 水晶体切除術
e 硝子体切除術

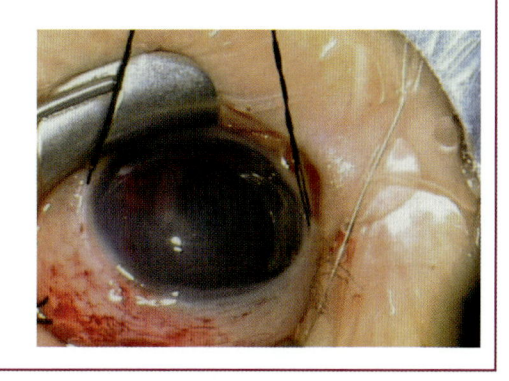

解説 写真からは，2か所に牽引糸が掛かっており，虹彩面上に出血がある．結膜には，結膜下出血が軽度観察されるが，明らかな切開線や縫合のあとはみられない．

a. 早発型発達緑内障に対して行われる手術の一つである．隅角鏡を用いて隅角を観察しながら，輪部付近の角膜から隅角切開刀を刺入し切開を加える手術であり，結膜への侵襲がないという利点がある．牽引糸を2か所に掛けて，眼球を回旋させながら手術を行うと，広い範囲の操作が容易になる．

　3歳ごろまでに発症する早発型発達緑内障の症状としては，羞明，流涙，眼瞼けいれんが典型的である．患児は2歳で，羞明があったことから発達緑内障が疑われる．手術終了時に前房出血があり，結膜切開のあとが確認できないことから，本症例は隅角切開術の術後と考えられる．

b. 早発型発達緑内障に対して，わが国では最も多く行われる術式ではあるが，結膜切開と縫合が必要である．図では，図上方の結膜

の状態は不明であるが，下方には明らかな結膜切開線が確認できないため，この術式ではない．

c．手術終了時に，濾過胞の形成，結膜縫合のあとが確認できるはずである．

d．縮瞳しており水晶体の状態は不明であるが，手術終了時の前房出血は一般的でない．発達緑内障の術式としても不適切である．

e．d同様，手術終了時の前房出血は典型的所見ではない．発達緑内障の術式としても不適切である．

[模範解答]　a

（横山知子，木内良明）

クリニカル・クエスチョン

小児の眼圧検査は，どのように行いますか．また，測定値は全身麻酔下でどのように変動しますか？

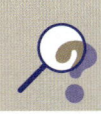

Answer 乳幼児の正確な眼圧を測定するには，自然睡眠下で行うことが理想です．しかし，表面麻酔薬を点眼すると，刺激のためにすぐに覚醒して眼圧測定が難しくなることがほとんどです．そのため，催眠下や全身麻酔下で眼圧測定を行います．催眠薬の眼圧への影響はほとんどありませんが，吸入麻酔では導入後数分で眼圧は低下するので，迅速な眼圧測定が必要となります．

乳幼児に使用する眼圧計

乳幼児は顎，額の固定ができないため，手持ち式の眼圧計を用いて眼圧測定をする．手持ち式眼圧計には，Perkins 圧平眼圧計，Tono-Pen® 眼圧計（Reichert，米国，図1），近年開発された反跳式眼圧計の icare® 眼圧計（Icare，フィンランド，図2）などがある．Perkins 圧平眼圧計や Tono-Pen® 眼圧計は仰臥位でも測定可能である．

図1　Tono-Pen® 眼圧計

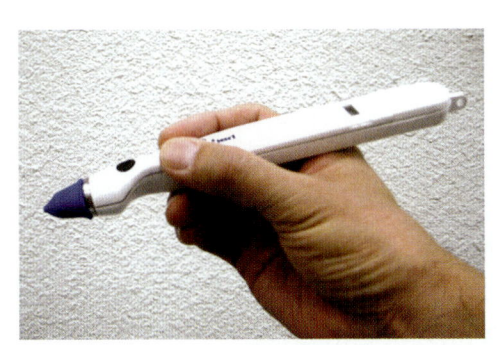

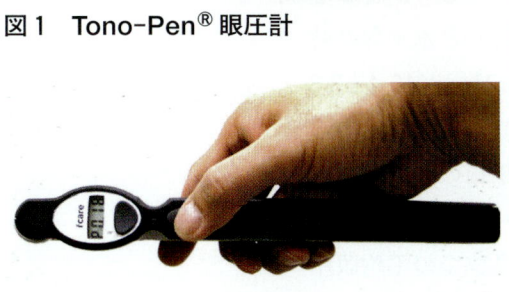

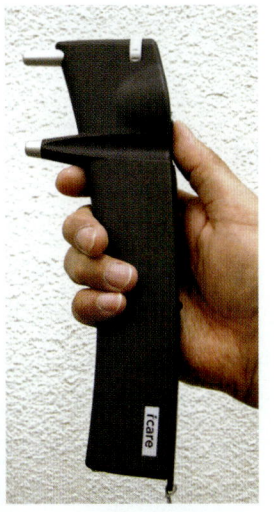

図2　icare® 眼圧計

図3　水平に保持した icare® 眼圧計

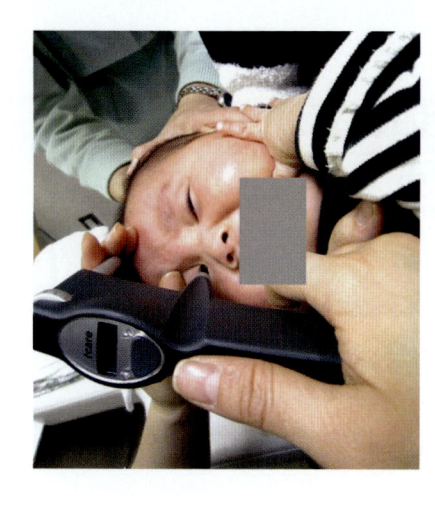

図4　icare®眼圧計を用いた側臥位での眼圧測定

icare®眼圧計とは？

icare®眼圧計も角膜接触型眼圧計であるが，角膜に接触するプローブはきわめて軽量（26.5 mg）であり，角膜に接触する全運動エネルギーは1マイクロジュール（μJ）ときわめて低く，点眼麻酔することなく眼圧測定ができる．そのため，icare®眼圧計は乳幼児の眼圧測定に非常に有用である．icare®眼圧計とGoldmann眼圧計の測定値を比較したMartinez-de-la-Casaらの報告[1]によると，icare®眼圧計のほうが平均1.4±2.7 mmHgほど高い測定値を示したものの，その差は眼圧の値にかかわらずほぼ一定であり，両測定値は高い相関（相関係数：0.864）を示し，icare®眼圧計の信頼性は高いものと考えてもよい．

文献はp.268参照．

乳幼児へのicare®眼圧計の応用

icare®眼圧計は，点眼麻酔をすることなく自然睡眠下でも催眠下でも眼圧測定が可能である．しかし，正確な測定にはプローブをほぼ水平に保つことが必要であり，仰臥位での測定が難しい．そこで成人20眼を対象として，icare®眼圧計を垂直保持時と水平保持時（図3）との眼圧を比較してみたが，15.8±3.2 mmHgと15.4±3.3 mmHgと有意な差はなく，側臥位での測定（図4）が可能と考えられる．Hwangら[2]が20症例の全身麻酔下での肺手術の際，仰臥位から側臥位へと体位変換に起因する眼圧変化についてTono-Pen®眼圧計を用いて測定した結果を報告している．仰臥位での平均眼圧値は，14.3 mmHgであったのに対し，体位変換5分後の平均眼圧値は，上方に位置する眼では13.0 mmHgと有意に低値（$p<0.01$）で

あり，その一方，下方に位置する眼では 16.3 mmHg と有意に高値（$p<0.05$）になった．上方眼ではその後の時間による変化はなかったが，下方眼では眼圧は時間とともに高くなり最大 19.0 mmHg まで上昇している．側臥位での眼圧測定には，体位変換後すばやく眼圧を測定し，測定眼は上方に位置する眼とすることが望ましい．

催眠薬の使い方

通常，外来では，トリクロホスナトリウム（10％トリクロリール®シロップ）を催眠薬として使用する．0.7 mL/kg を標準値として適宜増減する[3]が，総量 2 g（シロップとして 20 mL）を超えないように注意する．15〜30 分で入眠するが，内服前に昼寝していると催眠しにくいため，外来受診する前には寝かさないように説明・指導しておいたほうがよい．また，内服後は外来待合室の雑音，明るさなどの刺激によってなかなか入眠できないことも多いため，できるなら薄暗くした個室で隔離して入眠するのを待つ．しかし，催眠に成功しても麻酔作用がないため，点眼麻酔だけで覚醒してしまうこともしばしばである．Kageyama ら[4]によると，icare®眼圧計を用いた覚醒時の眼圧測定成功率は 3 歳以内の小児でも 79％ と高く，最初の眼圧測定は覚醒した状態で icare®眼圧計を用いて試みるのがよい．

1 歳くらいになると内服を嫌がり，十分な量を服用できたか確認しづらくなる．このような場合には抱水クロラール（エスクレ®）坐剤を，通常小児では 30〜50 mg/kg を標準とし直腸内に挿入して催眠させる．麻酔科や小児科の協力が得られれば，チアミラールナトリウム（イソゾール®）などのバルビツール系麻酔薬や，ベンゾジアゼピン系睡眠導入剤のミダゾラム（ドルミカム®）などの静脈麻酔を行って催眠下で眼圧を測定することも有用である．

全身麻酔薬と眼圧

催眠下での眼圧測定が困難なときや眼圧検査以外に，前眼部，眼底などの観察を十分に行う必要がある場合には，全身麻酔下で検査を行う．しかし，全身麻酔下の眼圧は，麻酔薬の種類，麻酔導入後の経過時間，麻酔深度などの要因に大きく影響される．麻酔維持のために用いるハロタンやセボフルランなどの吸入麻酔薬は，眼圧を大きく低下させることはよく知られている[3,5]．

ハロタン：ハロタンは平均 25％ の眼圧低下を引き起こすが，緑内障

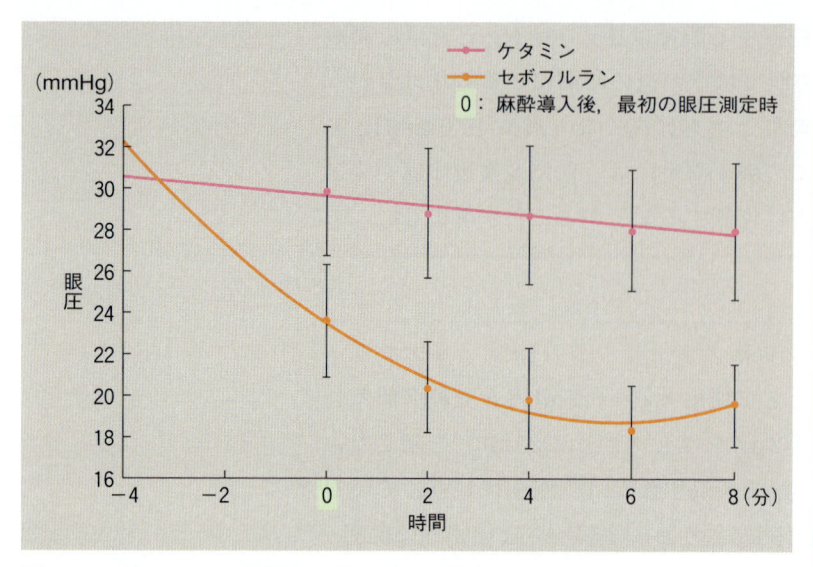

図5 セボフルラン麻酔下とケタミン麻酔下の眼圧変化
(Blumberg D, et al：The effects of sevoflurane and ketamine on intraocular pressure in children during examination under anesthesia. Am J Ophthalmol 2007；143：494-499.)

眼では15〜20 mmHgも眼圧低下を来たすこともあり[3]，測定値の評価に苦慮することも少なくない．

セボフルラン：近年は，導入や覚醒の早さと刺激の少なさからセボフルランが好んで使用されている．しかし，セボフルランも眼圧を大きく低下させてしまう．Blumbergら[5]は，小児緑内障症例を対象としてセボフルラン麻酔導入後の眼圧変化を報告しているが，麻酔導入後の最初の眼圧測定から2分後には平均12％，4〜12分後には17〜19％の眼圧低下を来たしている．

ケタミン：Blumbergら[5]によると，フェンサイクリジン系麻酔薬のひとつであるケタミンを用いた場合では，麻酔導入後の最初の眼圧測定から6分間の眼圧には変化はなく，8分後にも眼圧低下は平均7％しかなく，全身麻酔下の眼圧測定は，ケタミン麻酔下ですばやく行うことを推奨している（図5）．Jonesら[6]も，小児緑内障症例8例16眼を対象として，ケタミン麻酔導入後とセボフルラン麻酔導入後の眼圧を比較して報告している．ケタミン麻酔導入後眼圧は24.4±12.7 mmHgであったのに対し，セボフルラン麻酔導入後の眼圧は17.0±10.0 mmHgと有意に低値（$p<0.001$）を示し，平均25.5±20.8％の低下率が認められている．眼圧差別に分類すると，ケタミン麻酔導入後眼圧20 mmHg以下の26眼では平均2.83 mmHg（22.75％），20〜30 mmHgの21眼では平均8.23 mmHg（33.25％），

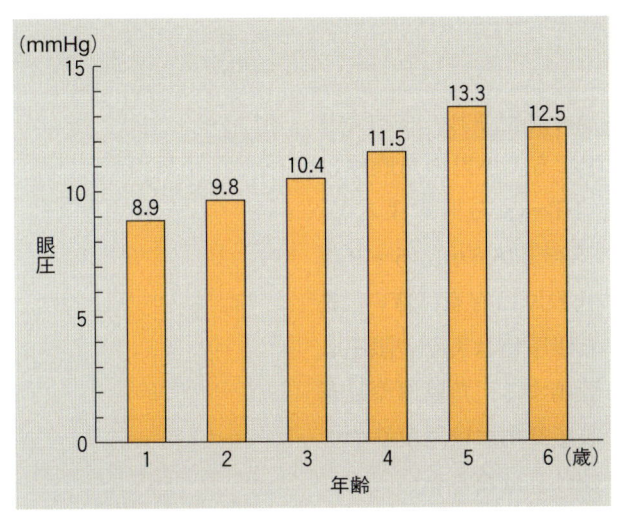

図6 新生児から6歳までのハロタン麻酔下の正常眼圧値

（Sampaolesi, et al：Normal intraocular pressure in children from birth to five years. In：The Glaucomas I-Pediatric Glaucomas. Berlin, Heidelberg：Springer-Verlag；2009. p.29-39.）

	0〜1歳	2〜3歳	4〜5歳	6〜7歳
平均	12.3	13.4	13.7	13.1
標準偏差	2.3	2.4	2.3	2.4

Dunnet 検定（$p<0.01$）

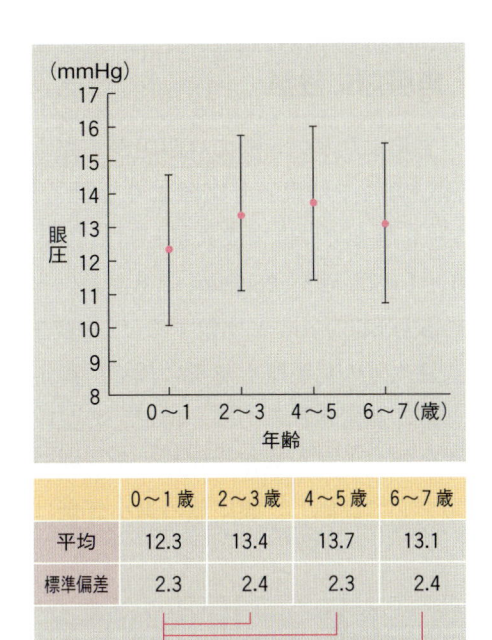

図7 新生児から7歳までのハロタン麻酔下の正常眼圧値

（山本　節ら：乳幼児における角膜厚と眼圧について．眼科臨床紀要 2008；1：349-351.）

眼圧30 mmHg 以上の23眼では平均11.72 mmHg（30.59％）の有意な眼圧低下（いずれも$p<0.001$）を示している．ケタミン麻酔によって眼圧は上昇するとの報告[7]もあるが，この報告の眼圧はSchiötz（シェッツ）眼圧計で測定されており，その信頼性は乏しい．ケタミン麻酔の眼圧への影響はほとんどないとするものが多く，小児の眼圧検査はケタミン麻酔導入後にすばやく測定することが最も信頼性が高いと考えられる．

小児の正常眼圧

新生児の無麻酔下の眼圧は$11.4±2.4$ mmHg 程度である[8]．乳幼児の眼圧は，成人より約5 mmHg ほど低いと考えられており，15 mmHg を催眠下の眼圧の正常範囲の上限と考えて対処し，20 mmHg 以上であれば高眼圧と診断する．新生児から5〜7歳までのハロタン麻酔下の正常眼圧値を図6[8]と図7[9]に示すが，先に述べたようにハロタン麻酔やセボフルラン麻酔によって約25％の眼圧低下がみられるため，15 mmHg 以下の眼圧値でも視神経乳頭の所見なども考慮して判定する．

角膜厚に注意

　平均より厚い角膜では眼圧が実際よりも高く測定され，平均より薄い角膜では眼圧が実際よりも低く測定される．小児の角膜厚は3～5歳までにほぼ成人値と同じになるが，Hikoyaら[10]によると，0～1歳は522±26.7μmであり，2～4歳の538±36.6μm，5～9歳の550±36.7μmと比較すると，1歳までの角膜厚は有意に薄い．先天緑内障の角膜厚も有意に薄く，測定された眼圧値は実際の眼圧より低く測定されるため，補正して眼圧値を評価する．角膜厚や補正式は測定方法や機器で異なるが，乳幼児の眼圧評価には角膜厚の影響を必ず評価し，眼圧値の過小評価は避けなければならない．

〔矢ヶ﨑悌司〕

5. 子どもにみられる眼疾患／後眼部

網膜芽細胞腫

疫学

　網膜芽細胞腫は小児の網膜から生じる悪性腫瘍である．小児の眼球内悪性腫瘍のなかでは最も頻度が高く，1万5,000～2万人に1人の割合で発症する．性別間で発症率に差はない．

　網膜芽細胞腫症例のうち95％が5歳未満で診断されており，平均診断年齢は生後18か月である．罹患眼は両眼性が30％，片眼性が70％である．

遺伝

　網膜芽細胞腫の約30％が遺伝性である．原因は，13番染色体長腕の*RB1*遺伝子の異常である．両眼性症例は，すべて遺伝性（常染色体優性遺伝）である．片眼性症例も10～15％で遺伝性であり，特に両親に網膜芽細胞腫の既往歴がある場合は遺伝性と考えられる．遺伝子の変異をもつ患者は網膜芽細胞腫の発症が早い傾向にあり，松果体芽細胞腫などの二次癌を合併しやすい．

症状

　最初は網膜上の透明な病変として現れる．腫瘍が増大すると白色となって隆起しはじめ，栄養血管が生じる．さらに腫瘍が増大すると網膜剝離を併発する．腫瘍がある程度の大きさになると入射光が病変に反射して白色瞳孔が認められる．腫瘍が後極部を占拠したり，網膜剝離を発症するなどして視機能障害を生じると，斜視を合併することもある．さらに重症化すると閉塞隅角緑内障や虹彩血管新生緑内障を生じる例もある．

　受診のきっかけとなる初発症状としては白色瞳孔（図1）がいちばん多く，症例の約60％を占める．続いて約20％の患者で斜視をきっかけとしており，乳幼児の斜視症例が受診した際には本症も念頭に置き，必ず眼底検査を行うべきである．年長児では，検診などで低視力を指摘されて受診することもある．

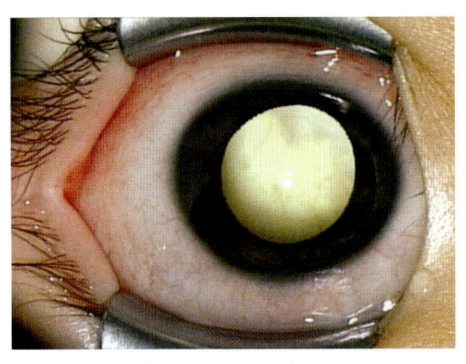

図1 網膜芽細胞腫による白色瞳孔

表1 Reese-Ellsworth 分類

Group I	a	孤立性腫瘍，4乳頭径以下，赤道部より後方
	b	多発性腫瘍，4乳頭径以下，赤道部より後方
Group II	a	孤立性腫瘍，4〜10乳頭径，赤道部より後方
	b	多発性腫瘍，4〜10乳頭径，赤道部より後方
Group III	a	赤道部より前方の病変
	b	孤立性腫瘍，10乳頭径以上，赤道部より後方
Group IV	a	10乳頭径以上のものを含む多発性腫瘍
	b	鋸状縁より前方の病変
Group V	a	網膜の半分以上を占める腫瘍
	b	硝子体播種

遺伝性患者の5〜10％程度に三側網膜芽細胞腫（trilateral retinoblastoma）といわれる脳腫瘍が発症する．正中線上，特に松果体部に生じやすい．遠隔転移は視神経やぶどう膜から血行性に発症することが多く，骨髄や肝臓に好発する．

病期分類

代表的な分類としてReese-Ellsworth分類（表1），国際分類（International Intraocular Retinoblastoma Classification，表2）がある．Reese-Ellsworth分類は，1960年代に放射線治療に用いた眼球保存療法のために作成された分類である．1996年より全身化学療法が導入されるようになると，その評価のために国際分類が作成された．

鑑別疾患

乳幼児において，白色瞳孔や網膜芽細胞腫と似た眼底所見を呈する主な疾患を表3に挙げる．

診察

問診：診断のためには，問診が重要である．受診理由，発症時期を聞く[*1]．在胎週数，出生体重，生後の発育状態，全身疾患の既往歴なども，後の全身麻酔や全身療法施行のことも考慮に入れつつ詳細に聴取する．ペット飼育の有無は鑑別に当たって重要である．遺伝性の疾患であるため，家族歴の問診も可能な限り血縁関係をたどっ

[*1] 過去の写真を持参させ，白色瞳孔や斜視がいつごろから存在しているか調べるのもよい．

表2 国際分類

Group A：中心窩・視神経乳頭から離れた小さい網膜限局腫瘍
腫瘍の直径3mm以内
中心窩より3mm以上，視神経乳頭より1.5mm以上離れている
Group B：Group A以外の孤立した網膜限局腫瘍
Group A以外の網膜限局腫瘍
腫瘍から3mm以内の網膜下播種を伴わない網膜下液
Group C：局所性の孤立した腫瘍で，わずかに網膜下・硝子体内播種を伴う
孤立性腫瘍
硝子体播種を伴わない，網膜の1/4までの網膜下液が現在または過去に存在
腫瘍から3mm以内に位置する局所性網膜下播種
Group D：明らかな硝子体播種または網膜下播種を伴うびまん性腫瘍
大型またはびまん性の腫瘍
全網膜剥離まで及ぶ網膜下液が現在または過去に存在
脂肪様の播種や無血管性の腫瘍塊を含む硝子体播種
網膜下プラークまたは腫瘍結節を含むびまん性網膜下播種
Group E：以下の所見が1項目以上ある
腫瘍が水晶体に接触
前部硝子体より前方（毛様体・前眼部を含む）の腫瘍
びまん性に浸潤している腫瘍
血管新生緑内障
出血による硝子体混濁
無菌性眼窩蜂巣炎を伴う腫瘍壊死
眼球癆

表3 網膜芽細胞腫の主な鑑別疾患

Coats病
第1次硝子体過形成遺残
未熟児網膜症
イヌ回虫症
脈絡膜欠損
astrocytic hamartoma（星状細胞性過誤腫）
網膜有髄神経線維
網膜細胞腫
陳旧性硝子体出血

て行う．

細隙灯検査：角膜混濁，前房の深さ・細胞成分・フレア，虹彩血管新生，前部硝子体の播種などを観察する．

眼底検査（図2）：硝子体播種，栄養血管，網膜剥離などの所見を観察する．網膜周辺部まで詳細な検査が必要であるため，必ず全身麻酔下での検査を行う．

蛍光眼底造影：造影初期より速やかに造影される．腫瘍表面の栄養血管も明瞭に認められる．

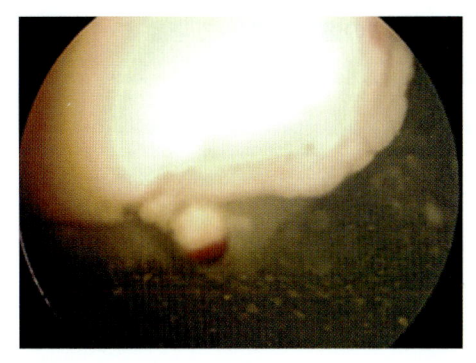

図2 図1症例の眼底
大きな腫瘍が後極部を占拠している．硝子体播種が認められる．

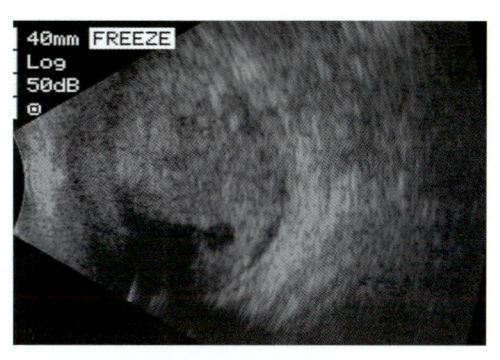

図3 図1症例の超音波画像
腫瘍内部の石灰化が認められる．

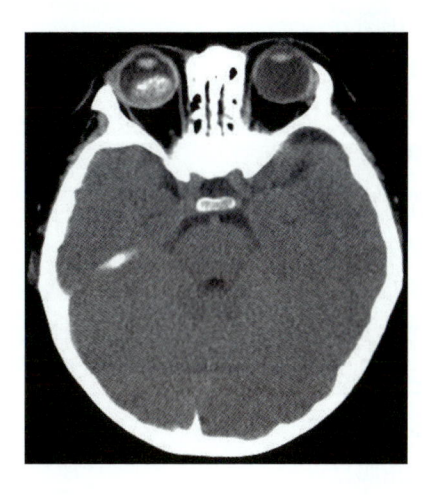

図4 図1症例の頭部CT画像
図3の超音波像と同様に，腫瘍の内部に石灰化が認められる．

超音波検査（図3）：眼球内の腫瘍や石灰化を確認できる．網膜剝離を合併するなどで眼底検査が十分できない場合でも，腫瘍を観察することができる．

CT・MRI検査（図4）：超音波検査と同様，眼底の観察が困難な場合の診断に有用であるほか，眼球外への浸潤や転移を精査するためにも重要である．

CTでは腫瘍中の石灰化巣を明瞭に見つけることが可能であり，鑑別診断に有用である．MRIではT1強調画像で高信号，T2強調画像で低信号を呈する．ガドリニウムにより著明に造影される．三側性腫瘍の発見にも有効である．

治療

治療にあたっての目標を**表4**に，治療方法を選択するにあたって考慮すべき点を**表5**にまとめる．以前は治療として眼球摘出を行う

表4 治療の目標

患者を生存させる
できる限り視機能を温存する
腫瘍の再発・転移，二次癌の発症を防ぎ，発症した場合には早期発見・治療を行う

表5 治療方法の選択に際して考慮すべき点

片眼性か両眼性か
網膜芽細胞腫の病期
摘出眼の病理検査結果（前眼部・脈絡膜への浸潤の有無，視神経断端の所見）
眼球外への浸潤，遠隔転移の有無
患者の全身状態，年齢

ことが多かったが，近年の各種全身・局所療法の発達に伴い，より多くの症例で眼球保存療法が可能となった．眼球保存率は，国際分類 Group A で 100％，Group B で 93％，Group C で 90％，Group D で 47％ であった[1]．

眼球摘出には患者家族の心理的な抵抗を示すことが多いが，保存療法にはさまざまな重篤な副作用がある．治療の前には患者家族への十分なインフォームド・コンセントが必要となる．全身療法を行う際は，腫瘍科や放射線科とのチームワークが重要である．

治療法には，以下のものがある．

眼球摘出：腫瘍が大きく視力予後の望めない眼，緑内障などを併発した眼に対しては摘出を行う．視神経は眼球外浸潤の主要ルートとなるため，摘出時には視神経を可能な限り長く切除する．摘出眼に対しては病理検査を行い，細胞診による確定診断を行い，眼球内組織への浸潤の程度や眼球外への浸潤の有無を精査する．特に，視神経篩板を越える浸潤，脈絡膜浸潤がある場合は後療法を検討すべきである．

化学療法：全身化学療法は眼球内腫瘍の眼球保存療法や，眼球外浸潤・遠隔転移の予防・治療を目的に行われる．化学療法単独で根治する症例は5％程度である．そのため眼球保存を目的に使用する場合，全身化学療法を行って腫瘍を縮小（chemoreduction）させた後に，光凝固，冷凍凝固，放射線照射などの局所療法を用いることが多い[1]．

使用する抗癌薬としては，ビンクリスチン，エトポシド，カルボプラチンの3剤併用（VECレジメン）を用いる施設が多い．有用な治療法であるが，副作用として骨髄抑制や消化器症状，成長障害などがあり，全身化学療法後の急性骨髄性白血病の発症が報告されている[2]．局所化学療法*2や網膜芽細胞腫の重症度に応じた全身化学

文献は p.269 参照．

*2 メルファラン選択的眼動脈注入[3]，カルボプラチン結膜下注入などが試みられている．

療法の軽減，ほかの抗癌薬の使用などが試みられている[4]．

光凝固・冷凍凝固：小さい腫瘍には単独で施行し，それ以外ではchemoreductionを併用する．光凝固は直接凝固および腫瘍への血行を途絶させて腫瘍の縮小を図る目的で腫瘍の周辺に行う．温熱療法として施行する施設もある．冷凍凝固は腫瘍に対して直接行い，瘢痕化を図る．

放射線療法：放射線外照射は網膜芽細胞腫に対し効果の高い治療法であり，1990年代までは眼球保存療法において多く用いられていた．しかし，1歳以下の症例では眼窩骨の成長障害が生じ，将来顔面の変形を来たす危険性があり，二次癌発症の危険性も高い．そのため，近年の化学療法の導入とともに，適応は難治例へと変化しつつある．

骨や全身への副作用を起こさない治療として，一部の施設では小線源療法も用いられている．

治療後の経過

眼球外への浸潤がない症例では，5年生存率は90％以上である．眼球外へと進展，転移した症例では5年生存率は10％以下である．

治療により腫瘍の消退が得られた後も，定期的に眼底検査を行って再発の有無を精査する．網膜周辺部まで詳細に観察する必要があるため，患者が検査に協力的な年齢になるまでは全身麻酔下での検査が必要となる．

遺伝性患者の30％程度は，軟部組織肉腫や骨肉腫などの二次癌を発症する．腫瘍が寛解した後も，遠隔転移や二次癌の検索は継続する，特に両眼性症例や，化学療法・放射線療法を施行した症例においては，6か月間隔でCTまたはMRI画像検査も行う．

患者に兄弟がいる場合は，就学期まで経過観察する．家族歴に網膜芽細胞腫が確認されない症例であっても遺伝性の可能性は否定できないため，経過観察は必要である．

（野田英一郎）

クリニカル・クエスチョン

網膜芽細胞腫は放射線外照射によって二次癌のリスクがどのくらい高まりますか？

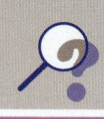

Answer 遺伝性の場合，放射線照射により二次癌の頻度は3.1倍に増加します．網膜芽細胞腫の診断後50年の時点で，放射線照射群の38.2％，非照射群の21.0％に二次癌が生じています．非遺伝性の場合，放射線の影響は少ないと考えられますが，正確なデータはありません．

二次癌とは

悪性腫瘍の治療後に，転移ではなく別の組織型の腫瘍が生じることがあり，二次癌と呼ぶ[*1]．原疾患に対する放射線や化学療法薬により，正常細胞においてDNA鎖の切断や変異・染色体異常などを生じることが二次癌の原因である．通常の発癌は多段階の変異を要するため，原病の治療から二次癌までには時間差があり，通常は数年以上経過してから生じる．

網膜芽細胞腫の遺伝子変異

網膜芽細胞腫の原因遺伝子は，13番染色体長腕に座位する*RB1*遺伝子である．対立遺伝子の一方の変異では細胞機能は正常であり，両方が変異した場合に細胞機能に異常を生じる．*RB1*遺伝子産物は細胞分裂の重要な経路であるRB1経路の主要蛋白であり，細胞の自律的増殖を来たし，癌化すると考えられている．

体細胞には*RB1*遺伝子変異がなく，網膜の1細胞で両対立遺伝子に変異を生じた場合，片眼性であり，腫瘍は単発であり，体細胞変異（somatic mutation）と呼ばれる．この場合には，二次癌の危険性はほかの小児と同程度である．

すべての体細胞において，一方の対立遺伝子に変異が備わっている場合，それぞれの細胞機能は正常であり，生殖細胞系列変異（germline mutation）と呼ばれる．この場合，正常な対立遺伝子に変異が生じると細胞機能に異常を来たす．網膜の複数の細胞に変異を生じることが多く，両眼性，多発腫瘍を呈する．また網膜以外の体細胞でも同様に両方の対立遺伝子に変異を生じた状態になった場合，細胞機能に異常を来たし，多段階変異の後，その細胞由来の腫

[*1] 二次癌
厳密には，原疾患の治療に関連する続発癌（狭義の二次癌）と重複癌の区別はできず，時系列に従ってともに二次癌と呼ぶ．上皮性組織由来の"癌腫"と，非上皮性組織由来の"肉腫"，さらに白血病を含めて"癌"と表現している

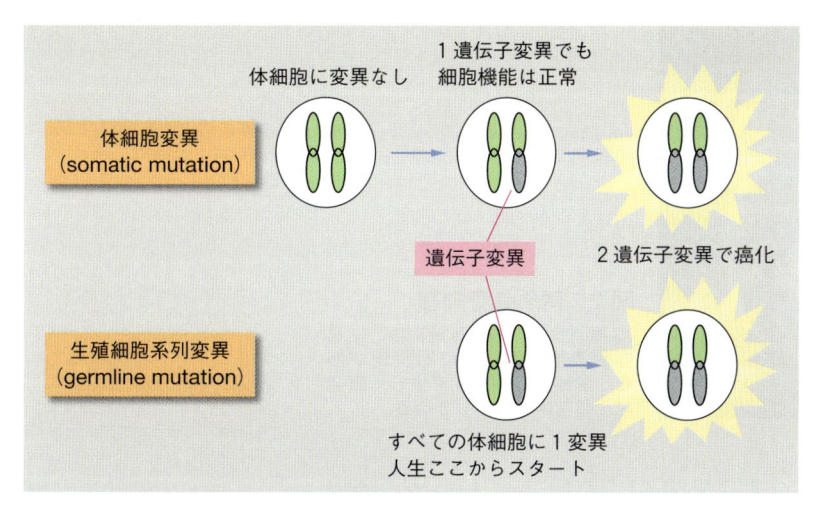

図1 網膜芽細胞腫の遺伝子変異
体細胞変異では，網膜の1細胞に偶然変異が重なった状態で，ほかの細胞は正常である．生殖細胞系列の変異ではすべての細胞に変異がある状態で，多発の原因になり，二次癌の原因になる．

表1 二次癌の組織型と頻度

	頻度 (%, 243腫瘍のうち)
骨肉腫	37.0
悪性黒色腫	7.4
軟部肉腫	6.9
脳腫瘍	4.5
線維肉腫	3.3
軟骨肉腫	3.3
その他の肉腫	3.3
白血病	2.4
脂腺癌	1.6
非Hodgkinリンパ腫	1.6

(Moll AC, et al：Second primary tumors in patients with retinoblastoma. A review of the literature. Ophthalmic Genet 1997；18：27-34.)

瘍として二次癌を生じる．この生殖細胞系列の変異があるため，網膜芽細胞腫で二次癌が大きな問題になる（図1）．

網膜芽細胞腫と二次癌

二次癌の頻度と組織型：二次癌の頻度は，症例集積研究の結果として，米国では網膜芽細胞腫の診断後50年の時点で遺伝性症例の36％，非遺伝性症例の5.7％[1]，わが国の全国登録では遺伝性症例に限定すると網膜芽細胞腫の診断後10年で4.8％，20年で15.7％であった[2]．また，遺伝性症例の二次癌に伴う標準化死亡率は，一般人口に比べ5.42[3]〜25.72[4]倍と報告されている．

二次癌の組織型は，網羅的論文検索で，骨肉腫が多く，以下，悪性黒色腫，軟部肉腫，脳腫瘍の順である（表1）[5]．二次癌には人種差があり，わが国では骨肉腫（図2），次いで扁平上皮癌・マイボーム腺癌が続き，悪性黒色腫はない[2]．

米国の遺伝性症例963例の解析では，網膜芽細胞腫の診断後50年の時点で放射線治療群の38.2％，非照射群の21.0％に二次癌を生じていた[1]．遺伝性症例の標準化罹患率（standardized incidence ratio；SIR）[*2]は19，非遺伝性症例のSIRは1.2であり，遺伝性症例では放射線により二次癌の頻度を3.1倍に増加させる．軟部肉腫の頻度は放射線線量に依存し，30〜59.9Gyでオッズ比4.6，60Gy以上で11.7と報告されている[6]．

放射線照射時の年齢との相関：放射線照射時の年齢と二次癌の頻度

文献はp.269参照．

[*2] SIR
standardized incidence ratio.
SIR
＝ある期間に対象集団で観察された罹患数／｛(標準人口の年齢別罹患率×対象集団の年齢別人口)の総和｝

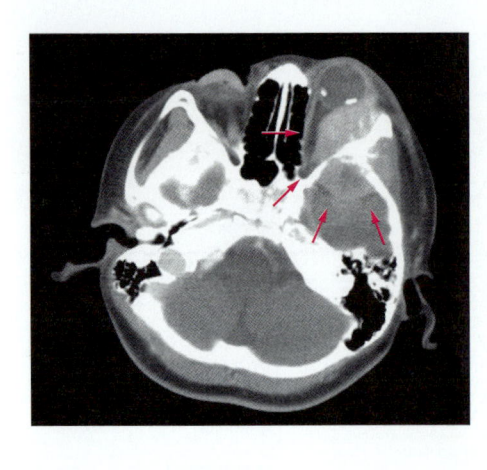

図2　側頭骨・骨肉腫
10歳，女性．右眼球摘出後，左温存治療後で眼球内に石灰化がある．側頭骨に骨肉腫を生じ，眼窩内・頭蓋内に進展している．

に関しては意見が分かれている．米国の両眼性症例の検討で，治療開始時月齢が12か月未満の場合に照射群の二次癌頻度が非照射群に比べ有意に高く，12か月以上の場合は放射線治療の有無で頻度に差がないことから，1歳前の放射線照射を避けることが推奨されている[7]．一方，オランダの遺伝性症例の検討では，同様に照射時期が12か月以前と以後の群間で二次癌の頻度に有意差はあるものの，照射野内の二次癌に限定すると有意差はなく，照射自体の影響に加え，より幼少時に網膜芽細胞腫を生じる，ほかの何らかの因子が二次癌の頻度に影響している可能性を示唆している[8]．

〔鈴木茂伸〕

第1次硝子体過形成遺残（PHPV/PFV）

第1次硝子体過形成遺残（persistent hyperplasitc primary vitreous；PHPV）は，第1次硝子体の退縮の障害により生じると考えられている疾患である．最近は胎生期の血管系全般の異常であることが強調され，persistent fetal vasculature（PFV）の名称も用いられている[1]．

文献は p.269 参照.

発生機序

第1次硝子体は胎生5週までに眼杯の中に形成され，同時に硝子体動脈が形成される（**図 1a**）．胎生7週には，硝子体動脈は水晶体全体を覆う水晶体血管膜を形成する（**図 1b**）．この血管系は第1次硝子体と一体となって，第2次硝子体の発生とともに退縮し，その痕跡である Cloquet 管となる．この退縮過程の障害によって第1次硝子体過形成遺残を生じる．

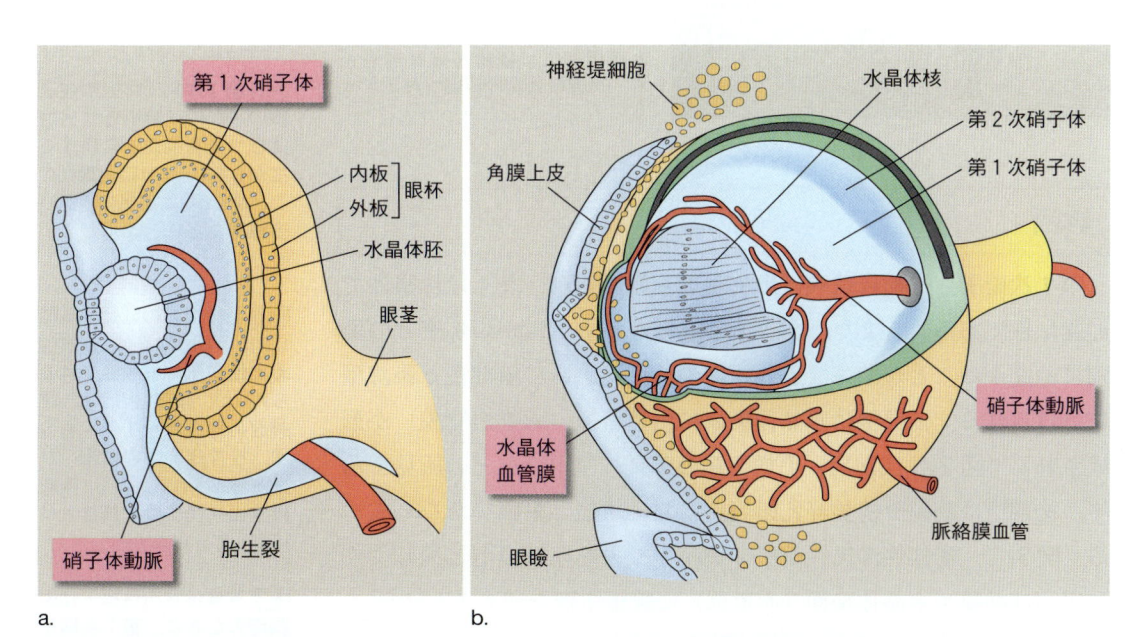

図1 眼球の形成と第1次硝子体
a. 胎生5週の眼球．第1次硝子体は胎齢5週までに眼杯の中に形成され，同時に硝子体動脈が形成される．
b. 胎生7週の眼球．硝子体動脈は水晶体全体を覆う水晶体血管膜を形成する．その後，第2次硝子体の発生とともに，第1次硝子体は硝子体動脈系と一緒に退縮する．

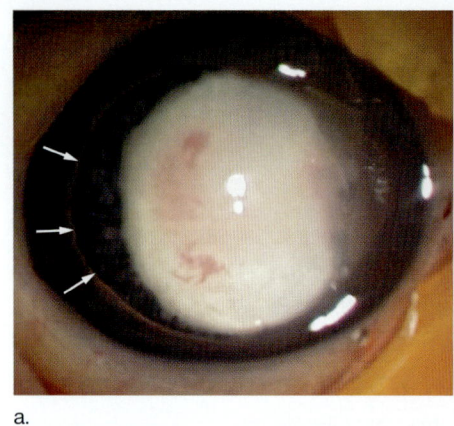

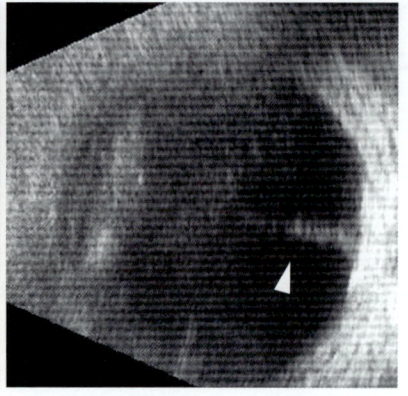

図2 前部型・第1次硝子体過形成遺残（1か月，男児．左眼）
a. 術中前眼部所見．水晶体の後方に形成された白色組織（線維血管）のために眼底は透見できない．毛様突起の延長がみられる（矢印）．
b. 同症例の超音波所見．網膜剝離などの後眼部病変はないが，視神経から水晶体後方に向かう硝子体動脈の遺残が描出されている（矢頭）．

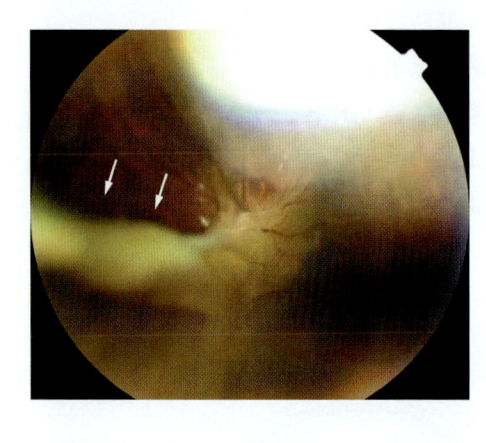

図3 後部型・第1次硝子体過形成遺残（2歳，女児．左眼）
視神経乳頭から鼻側周辺に向かう網膜ひだを認める（矢印）．視神経乳頭周囲には線維組織が形成され，視神経乳頭の辺縁が確認できない．

診断

　第1次硝子体過形成遺残は出生時より認められ，多くは片眼性で非遺伝性である[*1]．また，小眼球の症例が多く，ほかの疾患との鑑別につながることがある．遺残組織の部位によって前部型と後部型に分けられる．前部型は水晶体裏面に白色組織（線維血管膜）が形成される（図2）．浅前房，毛様突起の延長，白内障などの所見を示す．後部型は網膜や視神経乳頭周囲に線維組織と網膜ひだを形成する（図3）[*2]．家族性滲出性硝子体網膜症や未熟児網膜症と同じように周辺部網膜や水晶体後面（赤道部）に線維組織を認める[2,3][*3]．この線維組織が著しい場合には混合型という名称も用いられている．

[*1] 第1次硝子体過形成遺残のなかには常染色体劣性遺伝や全身疾患を合併する症例もあり，まれに両眼性のことがある．本疾患の原因が多様であることを示している．

[*2] 毛様突起の延長や鼻側に向かう網膜ひだは，家族性滲出性硝子体網膜症ではみられない．後部型のうち，視神経の形成不全を伴うものや，視神経乳頭の鼻側にひだが形成されるものも，家族性滲出性硝子体網膜症とは区別してよい．

[*3] 家族性滲出性硝子体網膜症のなかに，第1次硝子体の退縮の障害などの所見を有するものがあり，両者を厳密には区別できないことがある．

治療

前部型で網膜に異常がなく，水晶体後面の増殖組織が視力に影響を及ぼす可能性があれば摘出を検討する．後部型で網膜剥離が進行すれば硝子体手術を行うことがある．一般に片眼例であるために，早期に手術を行っても著しい視機能の向上は期待できないので，適応は限られている[4,5]．成長とともに，水晶体が後方から圧迫され緑内障発作を起こすことがある．この場合には，水晶体摘出を行うことがある．

カコモン読解　第18回　一般問題50

第一次硝子体過形成遺残で正しいのはどれか．
a 両眼性が多い．　　b 小眼球が多い．　　c 眼内石灰化がみられる．
d 後部ぶどう腫がみられる．　　e 常染色体優性遺伝が多い．

【解説】第1次硝子体過形成遺残は通常は非遺伝性の疾患であり，孤発例，片眼例であることが多い．小眼球を合併することが多く，後部ぶどう腫を伴うことはない．網膜病変が重症の場合，白色瞳孔を呈することがあるが，むしろ，小眼球のために発見されることが多い．鑑別診断として重要なものは網膜ひだや白色瞳孔を呈する疾患であり，家族性滲出性硝子体網膜症や未熟児網膜症，網膜芽細胞腫がある．家族性滲出性硝子体網膜症は常染色体優性遺伝が多いのに対し，第1次硝子体過形成遺残では家族性の症例は少ない．網膜芽細胞腫では眼内石灰化がみられることが特徴であり，鑑別のポイントとなる．

【模範解答】b

（近藤寛之）

未熟児網膜症

未熟児網膜症とは

　未熟児網膜症（retinopathy of prematurity；ROP）は，早産児における未発達の網膜に起こる血管増殖性疾患である．在胎週数や出生体重に代表される全身の未熟性を基盤に発症し，高酸素血症，そのほか多くの要因が複雑に関与する多因子性疾患であると考えられている．

病態

　網膜血管は，胎齢16週ころに視神経乳頭から放射状に周辺部へ向かって伸びはじめ，ほぼ満期で鋸状縁へ到達する．胎生期の血管形成および病的な血管新生には，血管内皮増殖因子（vascular endothelial growth factor；VEGF）をはじめとするさまざまな成長因子が関与している．子宮内の比較的低酸素の環境から，出生後に比較的高酸素の環境へ移行すると，VEGFの発現は抑制され，正常な血管形成が停止する．その後，網膜の低酸素に対する反応としてVEGFの発現が促進されると，血管形成が再開し周辺部へ向かって成長しはじめるが，無血管領域が広範な重症例では，有血管領域と無血管領域の境界部に病的な血管新生を生じ，これが網膜から逸脱して硝子体内へと向かう．さらに進行すると，線維血管性の増殖組織が形成され，これが収縮することによって網膜が牽引され，網膜剝離へと進展する．網膜剝離が高度になれば，重篤な視覚障害を来たす．

疫学とスクリーニング

　ROPは，在胎週数が短いほど，出生体重が小さいほど高率に発症する（表1, 2）[1,2]．

　ROPのスクリーニングは，在胎34週未満または出生体重1,800g以下で出生した児に対し行うことが推奨されている[3]．この基準をはずれていても，高度の呼吸循環障害がありハイリスクと判断される症例や，酸素投与，人工換気，外科手術などの既往のある症例で

文献はp.269参照．

表1 米国で行われた多施設研究でのROP発生率

出生体重750g未満	92.7%	在胎27週以下	89.0%
出生体重750〜1,000g未満	75.8%	27〜31週	51.7%
出生体重1,000〜1,250g未満	43.7%	32週以上	14.2%

(Early treatment for retinopathy of prematurity cooperative group: The incidence and course of retinopathy of prematurity: findings from the early treatment for retinopathy of prematurity study. Pediatrics 2005; 116: 15-23.)

表2 わが国の多施設研究での結果

出生体重1,000g未満の症例における発症率	86.1%
治療率	41.0%
重症瘢痕形成率	4.9%

(平岡美依奈ら:超低出生体重児における未熟児網膜症:東京都多施設研究. 日本眼科学会雑誌 2004;108:600-605.)

はスクリーニングを行うことが必要である.

初回の眼底検査は,在胎26週未満の児では修正(在胎週数+生後週数)29週に,在胎26週以上の児では生後3週目に行うこととされている[4].

病期分類

国際分類[5]では,病変の位置,病期,および後極部網膜血管の拡張・蛇行の3点で評価する方法が定められている.また,"aggressive posterior ROP (AP-ROP)"と呼ばれる非定形的な重症例が存在する.

1. 位置 (location):眼底を,乳頭を中心とした三つのZoneに分けて,病変の位置や血管の先端部を示す.Zone Iは,乳頭を中心として乳頭-中心窩間の距離の2倍を半径として描いた円内である.Zone IIは,乳頭から鼻側鋸状縁までを半径として描いた円内からZone Iを除いた範囲である.残りの耳側の三日月状の部位がZone IIIである.

2. 病期 (Stage):

Stage 1:境界線(demarcation line)

無血管領域と有血管領域を分ける,細く白い線として観察される(図1).

Stage 2:隆起(ridge)

境界線が高さと幅を増してピンク色に変化したもので,網膜面上から盛り上がっている.ポップコーンと呼ばれる数個の孤立性の新生血管の発芽(neovascular tuft)を伴うことがある(図2).

Stage 3:網膜外線維血管性増殖(extraretinal fibrovasuclar proliferation)

新生血管の発芽が数を増して癒合し,硝子体中へ立ち上がってくる段階で,新生血管周囲に線維結合織も形成されはじめる(図3).

図1　国際分類 Stage 1

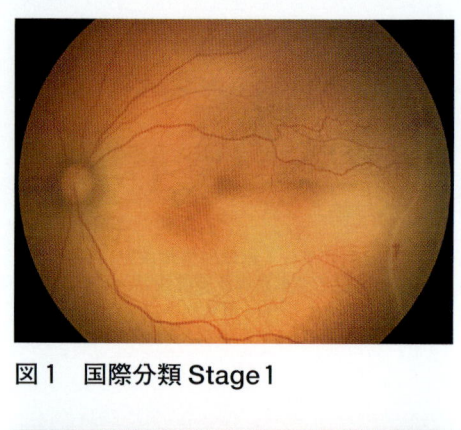

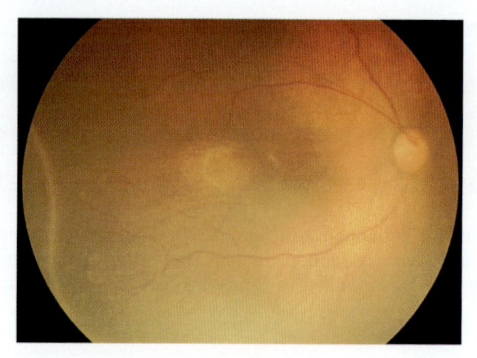

図2　国際分類 Stage 2

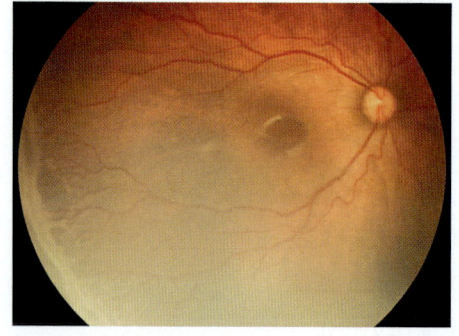

図3　国際分類 Stage 3

図4　plus disease

増殖組織の範囲と牽引の程度によって Stage 3 は mild, moderate, severe の3段階に分けられる．

Stage 4：網膜部分剥離（partial retinal detachment）

　網膜剥離が中心窩に及んでいない場合を Stage 4A，中心窩まで剥離している場合を Stage 4B とする．多くは牽引性網膜剥離であるが，まれに血管からの漏出による滲出性網膜剥離や，牽引性と滲出性が混在した網膜剥離がみられることもある．

Stage 5：網膜全剥離（total retinal detachment）

　増殖組織が広範で，強い牽引が起こると，網膜全剥離へ進む．

3. **plus disease と pre-plus disease**：ROP の予後不良を示唆する所見として，後極部の静脈拡張や動脈蛇行（2象限以上），虹彩血管の充血，散瞳不良，硝子体混濁があり，これらの所見を示すものは "plus disease" と呼ばれる（図4）．病期が Stage 3 であれば，"Stage 3＋ROP" または "Stage 3 with plus disease" と記載する．plus disease と診断するには不十分でも，正常より静脈拡張や動脈蛇行がみられる場合には，pre-plus disease とする．

4. **aggressive posterior ROP**：非定型的な ROP であり，非常に

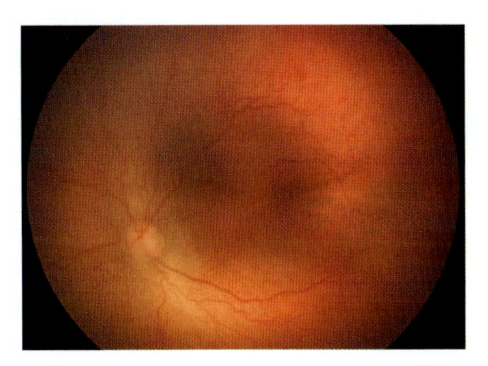

図5 AP-ROP

進行が早く，重篤な網膜剝離に至ることが多い予後不良な病型である（図5）．

a. 血管の成長が全周にわたって極端に不良で，多くはZoneⅠROPにみられるが，ZoneⅡの後極部側でもみられることがある．

b. 後極部の血管の拡張蛇行が全周で強くみられる．網膜内の異常血管シャントの形成は，血管成長先端部だけでなく，後方でも起こることがある．しばしば，有血管領域と無血管領域の境界部に出血を伴う．

c. 新生血管網は網膜に対して平坦な形で，かつ半透明であるため，見逃しやすい．

d. 典型的なStage 1からStage 2，Stage 3への段階的な進行をたどらず，治療をしなければ速やかにStage 5へ至る．

（平岡美依奈）

> エビデンスの扉

未熟児網膜症に対する大規模臨床試験

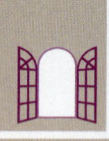

発見から大規模臨床試験への経緯

　未熟児網膜症（retinopathy of prematurity；ROP）は，1942年にTerryによって初めて水晶体後部線維増殖症（retrolental fibroplasia；RLF）として報告された．1956年にKinseyらは，50％以上の酸素投与を受けた群と，可能な限り酸素を制限し50％を超えないようにした群でRLFの頻度を比較し，高濃度酸素との関連を報告した[1]．この多施設共同研究の結果，早産児に対する酸素投与は制限されるようになり，RLFによる失明は劇的に減少した．しかし，周産期医療の進歩とともに再びROPの発生が増加し，現在に至るまでROPによる視覚障害は発生し続けている．これまで，ROPの予防法や治療法についてさまざまな大規模臨床試験が行われてきたが，なかでも米国で行われたCRYO-ROP Trialは，網膜凝固治療の有効性を立証してROP治療の歴史的な転換点となった大規模臨床試験である．

文献はp.270参照．

CRYO-ROP Trial

　CRYO-ROP Trial[*1]では，網膜剥離のリスクが50％以上見込まれる限界域網膜症[*2]まで進行したROPに対し，片眼は網膜の無血管領域に対する経強膜冷凍凝固術を施行，他眼は無治療で経過観察を行い，予後を比較検討した[2]．無治療眼の43％が予後不良となったが，冷凍凝固施行眼では21.8％と有意に減少し，網膜冷凍凝固はROPによる失明を明らかに減少させることを明らかにした．

　この臨床試験以降，threshold ROPが治療適応として浸透したが，治療成績が悪いため，治療適応が見直されることとなった．

[*1] **CRYO-ROP Trial**
Multicenter Trial of Cryotherapy for Retinopathy of Prematurity.

[*2] **限界域網膜症**
Threshold ROP. Zone IまたはIIに，Stage 3の所見が，連続なら150°以上，非連続なら240°以上みられ，かつplus diseaseを伴う場合．

ETROP Trial

　ETROP Trial[*3]は，リスクの高い前限界域網膜症（high-risk prethreshold ROP）に対し，片眼は早期にレーザー治療を施行，他眼は従来の治療適応（threshold ROP）でレーザー治療を施行して予

[*3] **ETROP Trial**
Early Treatment for Retinopathy of Prematurity Randomized Trial.

後を比較検討したもので，黄斑を含む網膜剥離（または手術を施行されたもの）は，従来治療眼の15.6％から早期治療眼の9.1％と有意に減少した[3]．この結果から，治療適応は表1の三つのType 1 ROPへと変更された．

酸素飽和度に関する臨床研究

ROPの予防のために酸素飽和度の目標をいくつに設定するべきかについて，これまでさまざまな検討が行われてきた．低酸素に対する反応としてVEGF[*4]産生が亢進して過剰な血管新生が起こることから，まず慢性期の早産児に対して酸素投与を行う研究が行われた．STOP-ROP Trial[4]やBOOST Trial[5]では，Sp_{O_2}を高めに設定した群と低めに設定した群で，ROPの進行率や治療率に有意差はみられなかったため，ROPの進行予防の目的で慢性期の酸素飽和度を高めに保つことは有用ではないことが明らかにされた．

また，生後早期から酸素飽和度を低い目標幅に設定すると，ROPの進行が抑えられるとの報告が単施設から相次いで出されたため，"SUPPORT Study Group"による大規模臨床研究が行われた．酸素飽和度の目標幅が85～89％の群と91～95％の群で比較したが，やはり重症ROPの発生率には有意差がみられなかった[6]．

BEAT-ROP

BEAT-ROP[*5]では，抗VEGFモノクローナル抗体であるベバシズマブの硝子体内投与による単独療法について，従来の光凝固と比較する大規模臨床試験が行われた[7]．Zone IまたはZone IIのStage 3 with plus diseaseに対し，両眼にベバシズマブ0.625 mgを硝子体内投与する群と，両眼に光凝固を行う群とに分け，修正54週までに再治療を要した割合を比較したところ，ベバシズマブ群では4％，光凝固群では22％と有意にベバシズマブ群で少なかった．Zone I 網膜症では，ベバシズマブ投与による有意な再発予防効果がみられたが，Zone II 網膜症では有意差はみられなかった．

光凝固は周辺部視野の恒久的な喪失をもたらすが，ベバシズマブ投与ではそのような合併症は生じないため，今後，特に血管の成長が不良なZone I 網膜症に対しては治療の主流となる可能性がある．投与のタイミングや投与量，安全性などに関するさらなる検討が待たれる．

（平岡美依奈）

表1　ETROP Trialによってまとめられた治療適応

1	Zone I, any Stage ROP with plus disease
2	Zone I, Stage 3 ROP without plus disease
3	Zone II, Stage 2 or 3 ROP with plus disease

[*4] VEGF
vascular endothelial growth factor（血管内皮増殖因子）．

[*5] BEAT-ROP
Bevacizumab Eliminates the Angiogenic Threat of Retinopathy of Prematurity.

家族性滲出性硝子体網膜症

特徴

家族性滲出性硝子体網膜症（familial exudative vitreoretinopathy；FEVR）は遺伝性の網膜疾患である．眼底所見が未熟児網膜症に類似するものの，低体重出生や酸素投与などの既往がないことが特徴とされている．網膜血管の形成異常が本症の本態であり，多様な臨床像が知られ，遺伝形式もさまざまである．若年者の網膜剝離の原因のひとつとして注目され，乳幼児に鎌状網膜ひだや白色瞳孔を来たす疾患としても重要である

臨床像

家族性滲出性硝子体網膜症は常染色体優性遺伝のことが多いが，重症度も症例ごとに異なる点に注意が必要である．屈折は軽度～中等度の近視眼であることが多く，黄斑牽引や網膜剝離など，黄斑部の異常を併発しないと視力低下を起こさないため，多くは無症状である．それ以外には，硝子体混濁や白内障によって視力が低下することがある．外斜視や内斜視を呈する，あるいは家族歴に斜視がみられることがある．通常，全身的な異常はないが，骨密度の低下する症例が存在する[1]*1．

眼底所見

眼底所見は，網膜血管の走行異常が特徴的であり，網膜血管の多分岐と直線化が典型的な所見である[2,3]．耳側の周辺部に無血管領域がみられるため，未熟児網膜症と間違われることがある（図1）．耳側網膜の無血管域との境界部では，一見すると格子状変性に似た形状の網膜変性がみられることがあるが，典型的な格子状変性ではない（図1a）．黄色または灰白色の線維組織を伴う網膜硝子体癒着を認めることがある（図1b）．新生血管を形成すると滲出性変化（硬性白斑）がみられる．

眼底所見が比較的軽い症例は，眼底検査だけで診断するのは容易

文献は p.270 参照．

*1 原因遺伝子のひとつである *LRP*5遺伝子は骨密度決定遺伝子でもあり，この遺伝子の機能低下性の遺伝子変異によって，網膜病変とともに骨密度の低下や骨粗鬆症を生じることがある．

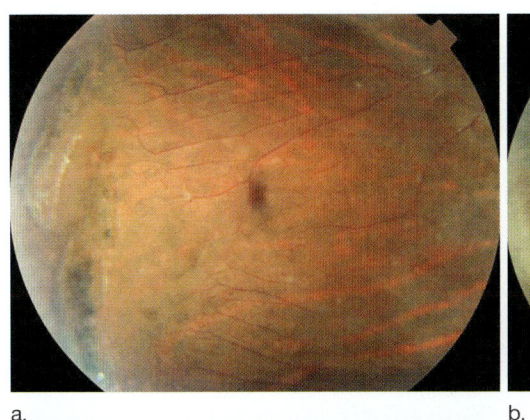

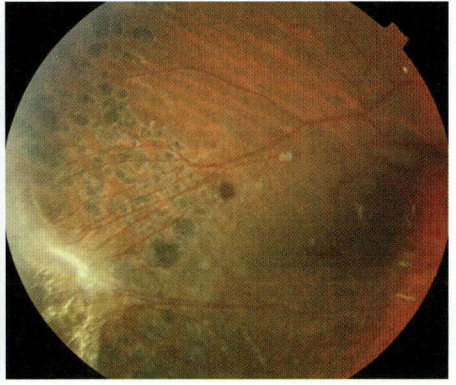

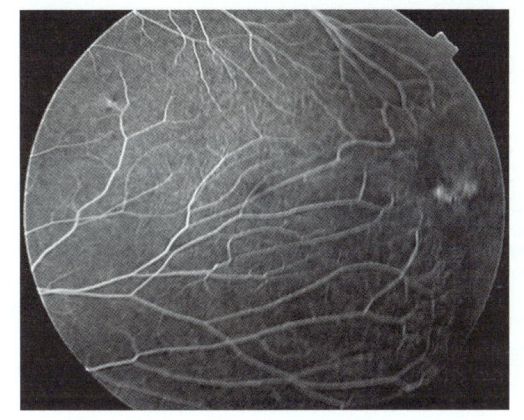

図1 家族性滲出性硝子体網膜症の網膜病変
a. 4歳，男児．右眼．耳側網膜血管の多分岐と直線化がみられる．周辺部無血管域に島状の変性巣が並列している．
b. 14歳，男児．右眼．耳側に線維組織を伴う網膜硝子体癒着がある．裂孔併発予防のために周囲の光凝固治療をしている．
c. フルオレセイン蛍光眼底造影所見（27歳，女性．左眼）．網膜無血管域が狭いと網膜所見がはっきりしないことがあるが，造影検査では網膜血管の多分岐や走行異常が明瞭に描出されるので診断に有用である．

ではない．フルオレセイン蛍光造影検査では網膜血管の多分岐や走行異常が明瞭に描出されるので，診断に有用である（図1c）．

乳幼児期に網膜症が進行するタイプでは，未熟児網膜症に類似した増殖組織を形成し，網膜ひだや白色瞳孔を形成する（図2a）．網膜の牽引が高度な場合には，第1次硝子体過形成遺残と診断されることもある．就学前あるいは学童期以降にも裂孔原性や牽引性，滲出性のさまざまなタイプの網膜剥離を呈する（図2b）．特に滲出性網膜剥離例ではCoats病との鑑別を要する（図2c）．

遺伝性

家族性滲出性硝子体網膜症の半数以上は常染色体優性遺伝を呈し，高い浸透率であるため，家族の検査を行い同様の網膜所見を認めれば診断と遺伝形式の推定に役立つ．しかし，本症の多くは無症状であり，家族歴の聴取だけでは遺伝性の有無を明らかにすることは難しい．

本症は孤発例も多く，遺伝素因が明らかでないものも多い．近年，

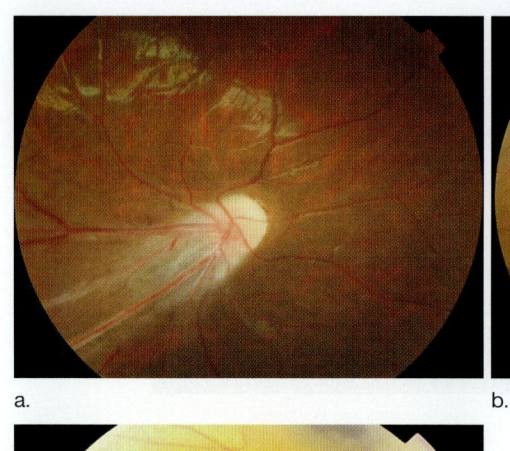

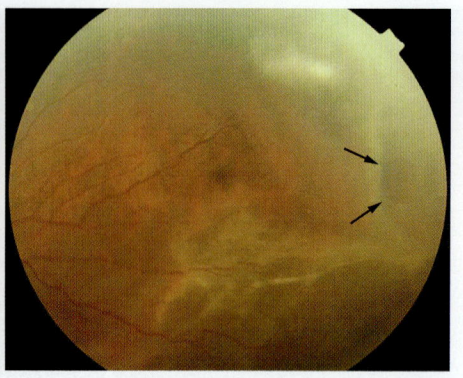

図2 家族性滲出性硝子体網膜症の網膜剥離と網膜ひだ

a. 耳側に増殖性組織が形成され，牽引乳頭の所見を呈している（12歳，女児．右眼）
b. 裂孔原性網膜剥離（17歳，男子．左眼）．網膜血管の走行異常と周辺部無血管域がみられる．原因裂孔が無血管域にみられる（矢印）．
c. 滲出性網膜剥離（12歳，女児）．片眼の滲出性変化のために Coats 病を疑われていた．

常染色体劣性遺伝性やX染色体劣性遺伝性の症例が知られるようになったが，このような症例は孤発例として見つかることが多いため，遺伝性に関して説明するうえでは注意が必要である[4]*2．

（近藤寛之）

*2 現在，4種類の原因遺伝子（*FZD4, LRP5, TSPAN12, NDP*）が知られている．*FZD4* と *LRP5*, *TSPAN12* は常染色体優性遺伝，*LRP5* は常染色体劣性遺伝，*NDP* は X 染色体劣性遺伝の原因遺伝子である．これらの遺伝子は WNT シグナルと呼ばれる細胞内シグナル伝達機構に関与し，網膜血管における WNT シグナルの異常が，家族性滲出性硝子体網膜症を引き起こすと考えられている[5]．

Coats病

特徴

網膜に滲出性病変を呈する疾患で，多くは男児にみられ片眼性である．通常，2歳〜就学時に発症，診断されることが多い．典型的なものは眼底検査によって診断できるが，網膜芽細胞腫，家族性滲出性硝子体網膜症などの疾患との鑑別が重要である．

網膜所見と自然経過

網膜に特徴的な黄色の滲出斑を呈し，周辺部網膜に血管の拡張，網膜出血，新生血管などがみられる（**図1**）．蛍光造影眼底検査では周辺部網膜血管の閉塞や小血管瘤，動静脈吻合，新生血管などの所見が描出される．軽症例では，軽度の血管拡張や滲出斑のみであるが，滲出性網膜剥離が高度となると，網膜全剥離となることがある．重症例では緑内障や網膜剥離によって光覚を失う[1,2]．

文献はp.270参照．

鑑別診断

滲出性網膜剥離あるいは胞状の網膜剥離を来たす疾患として，網

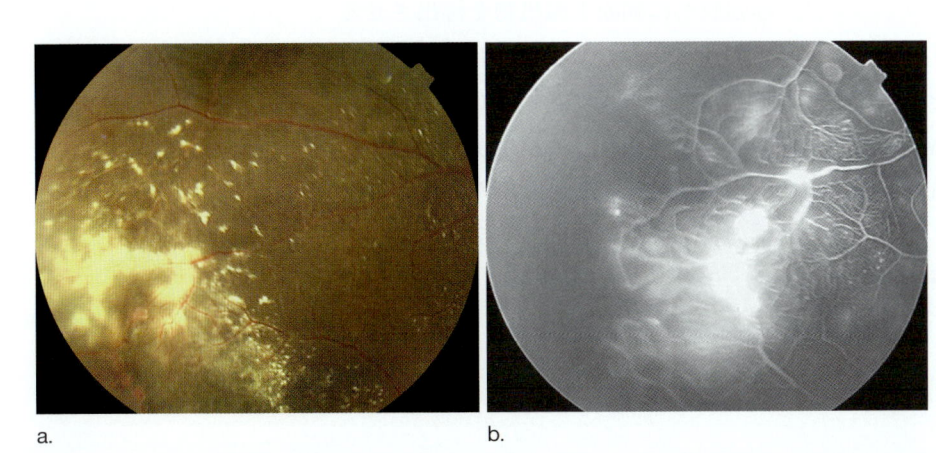

a.　　　　　　　　　　　　　　　b.

図1 Coats病の眼底所見（14歳，男児．右眼）
a. 周辺部網膜に特徴的な黄色の滲出斑，血管の拡張，網膜出血，新生血管がみられる．
b. 同症例のフルオレセイン蛍光眼底造影所見．新生血管からの蛍光漏出がみられ，その周囲の毛細血管の拡張，周辺部の血管閉塞がみられる．

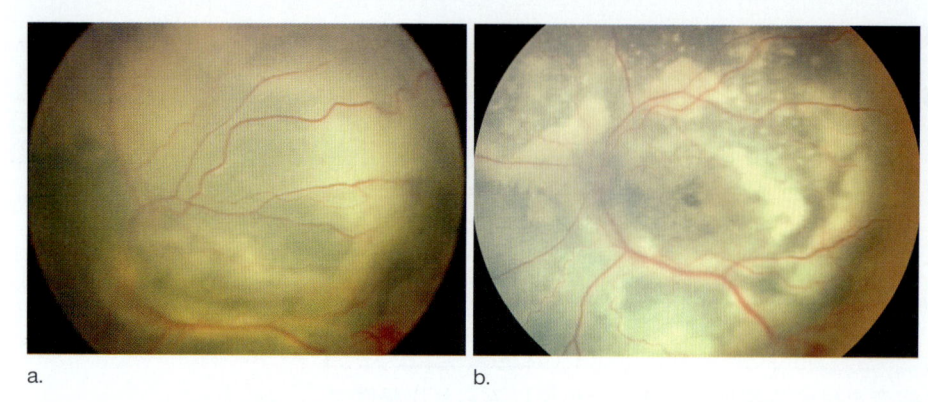

図 2　Coats 病の眼底所見（2 歳，男児．左眼）
a. 網膜全剥離となり，網膜下の滲出物はクリーム色の厚い網膜下増殖組織が網膜裏面全体に広がっている．
b. 網膜下液排除により，網膜剥離は軽減している．

膜芽細胞腫，家族性滲出性硝子体網膜症，X 染色体性若年網膜分離症があり，鑑別を要する．特に両眼性の症例や女児にみられた場合には，家族性滲出性硝子体網膜症との鑑別が重要である（"家族性滲出性硝子体網膜症"の項参照）．病因は不明だが，病理組織で Norrie 病遺伝子の体細胞変異がみられた報告があり，家族性滲出性硝子体網膜症の関連疾患との見方がある[3]．

治療法

滲出性網膜剥離が軽症であれば，新生血管とその周囲にレーザー光凝固を行い滲出性変化を抑止する．硝子体手術時にレーザー光凝固を行うことがある[4]．網膜裂孔を形成すると予後が不良であり，意図的に裂孔をつくらずに，経強膜的に網膜下滲出物を排出させることもある（図 2）．滲出性網膜剥離が高度な Coats 病症例では，レーザー光凝固を行うことが困難であるが，眼内に VEGF（vascular endothelial growth factor；血管内皮増殖因子）の産生が亢進しており，抗 VEGF 抗体（ベバシズマブ）を投与すると滲出性変化を抑止することができたとの報告がある[5]．長期的な効果や副作用については不明な点が多い．

（近藤寛之）

小眼球・ぶどう膜欠損

疾患概念

小眼球〈症〉（microphthalmos）：先天的に眼球が小さい状態で，角膜，水晶体，網膜・硝子体などの発生異常に伴って眼球の発達が障害されて起こる．眼窩内に眼球が痕跡的にしかみられない臨床的無眼球（anophthalmos），極小眼球（図1），先天性嚢胞眼という重度のものから軽度の小眼球までさまざまな程度がある．一般的には左右差を重視し，角膜径 10 mm 以下（乳児 9 mm 以下），眼軸長 21 mm 未満（1歳児 19 mm 未満）を目安として診断する．全身の先天異常に伴うものや，原因遺伝子（*SOX 2*, *PAX 6*, *RX*, *CHX 10* など初期発生に関与する転写因子遺伝子）が発見されているものもあるが，多くは原因不明である．子宮内感染（風疹症候群など），薬物，アルコールなど，初期眼球の発生における環境要因が原因となることもある．

真性小眼球（nanophthalmos）：眼球の大きさが小さいが構造はほぼ正常なもので，眼球容積が正常の 2/3 以下（Duke-Elder），すな

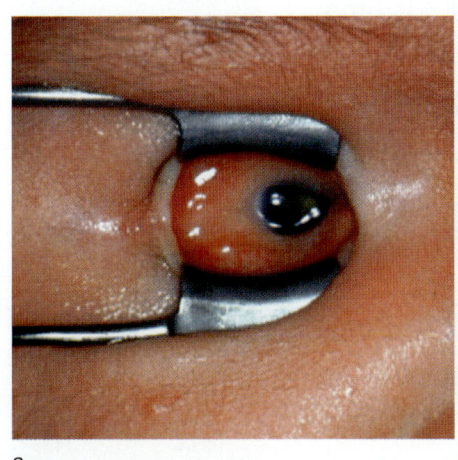

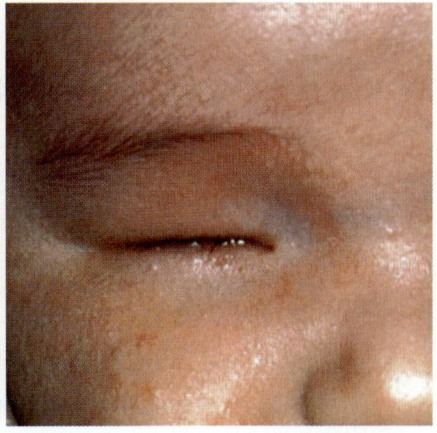

a.　　　　　　　　　　　　　　　b.

図1　極小眼球（乳児）
a. 眼球全体がきわめて小さい．
b. 患側は結膜嚢，眼窩腔，顔面骨の発育が不良である．

a. b.

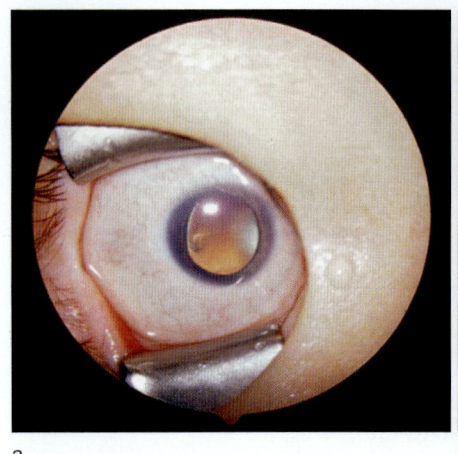

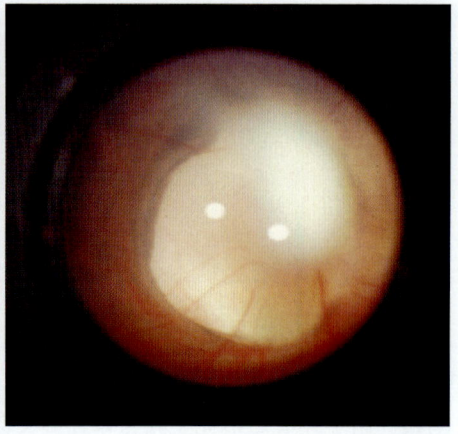

図2　小眼球（乳児）
a. 前眼部所見．小角膜，虹彩低形成，水晶体偏位および後水晶体線維増殖を認める．
b. 眼底所見．視神経乳頭・網脈絡膜欠損，第1次硝子体過形成遺残の合併を認める．

わち眼軸長が年齢の正常の0.87以下（馬嶋，1994）という基準が用いられる．

ぶどう膜欠損（coloboma）：しばしば小眼球に合併する眼先天異常で，胎生裂の閉鎖不全によって起こる．定型的欠損は眼球下方に生じ，視神経乳頭，脈絡膜，毛様体，水晶体，虹彩に限局性の欠損，もしくは広範囲に及ぶ重度の欠損を認める．

症状・合併症

小児期より生涯にわたり，さまざまな視覚障害を来たす．重度の小眼球・合併異常および併発症を来たした例では，重篤な視力障害を生じる[*1]．

眼所見として，ぶどう膜欠損以外に，前眼部形成異常（Peters異常，無虹彩など），水晶体形成異常（先天白内障など），網膜硝子体形成異常（第1次硝子体過形成遺残，先天網膜ひだなど），視神経形成異常（低形成，乳頭部異常など）など，多種多様な合併異常を認める（図2）．全身所見として染色体異常（13トリソミーなど），全身疾患（CHARGE症候群，Hallermann-Streiff症候群など），発達遅延などの合併も両眼性では高頻度にみられる．また小児期から成人に至るまで白内障，緑内障，網膜剥離などの併発症を高頻度に生じる[*2]．

真性小眼球は，強膜の発生異常・肥厚に起因した眼球の成長障害とされており，高度遠視を伴い網膜血管の蛇行，乳頭黄斑間網膜ひ

[*1] **小眼球の全国調査（2009年）による視力**

光覚〜0.02未満	34%
0.02〜0.1未満	11%
0.1〜0.3未満	9%
0.3以上	16%
測定不能	30%
視反応不良	24%
視反応良好	6%

[*2] **小眼球の全国調査（2009年）による併発症頻度**

全身異常の合併頻度	31%
併発症の頻度	
白内障	34%
緑内障	13%
網膜剥離	7%

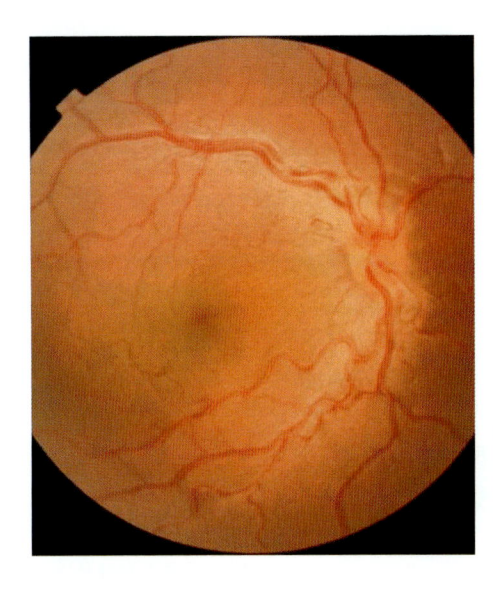

図3 真性小眼球の眼底所見（4歳，女児）
著明な網膜血管の蛇行，黄斑形成不全，乳頭黄斑間に微細な網膜ひだを認める．

だ，偽乳頭浮腫などの特徴的な眼底所見を認める（**図3**）．0.3～0.5程度の視力には発達するが，成人になると眼球容積に対し水晶体が大きいため閉塞隅角緑内障を来たしやすい．また，渦静脈の圧迫によって uveal effusion を来たすことがある．

ぶどう膜欠損（coloboma）では視力障害に加え，上方視野欠損，羞明を来たす．裂孔原性網膜剝離をしばしば併発するが難治である．

治療・管理

小眼球症は強度屈折異常を合併するため，早期より眼鏡の常用を開始し，保有視力の発達を促す．両眼性の軽症例では白内障，緑内障などの合併症を早期に診断し，手術および弱視治療を行う．治療法がなく重篤な視覚障害を来たしている例では，乳幼児期からロービジョンケアを開始する必要がある．また片眼性の重症例，極小眼球，無眼球では，患側の眼窩や顔面骨の発育遅延を来たすため，生後早期に拡張器の装着を開始して結膜嚢（義眼床）を次第に拡張し，その後コンタクト義眼を装着させて整容治療を行う．

小眼球に併発する白内障，緑内障，網膜剝離はいずれも難治であるが，視機能を保持するためには生涯にわたる併発症の管理が必要である．

（仁科幸子）

Leber 先天黒内障

どんな疾患なのか

　Leber 先天黒内障（Leber congenital amaurosis；LCA）[1-4] は，先天性で重篤な視力障害と感覚欠陥型眼振があり，対光反射および網膜電図応答の消失もしくは著しい減弱がみられる，常染色体劣性の遺伝形式の遺伝性網膜疾患の総称である[*1]．現在までに 14 種類の責任遺伝子が同定されており，LCA のおよそ 70％ に何らかの異常が確認されている（図1）．視力は光覚から，日常生活に有用な視力が

文献は p.271 参照．

[*1] 例外的に CRX 遺伝子の異常は常染色体優性遺伝である．

変異遺伝子	患者に占める割合（%）	作用
RPE65	6.0	ビタミン A サイクル（網膜色素上皮内）
LART	0.5	
MERTK	0.6	視細胞外節の貪食
AIPL1	5.3	phototransduction（杆体）
GUCY2D (RetCG1)	11.7	phototransduction（錐体）
RDH12	2.7	ビタミン A サイクル（視細胞内）
RPGRIP1	4.2	蛋白輸送
LCA5	1.8	蛋白輸送
TULP1	0.8	蛋白輸送
CEP290	15	蛋白輸送
IMPDH1	8.3	グアニン合成
CRB1	9.9	視細胞の発生／発育，構成
CRX	1.0	視細胞と Müller 細胞の相互作用
RD3	0.1	視細胞のメンテナンス

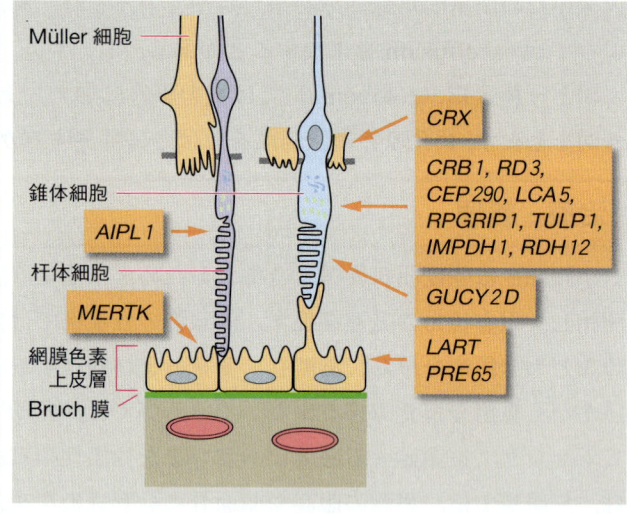

図1　現在までに判明している LCA の責任遺伝子と患者に占める割合，および本来発現する蛋白の働きと作用部位

その働きは，いまだ全容が解明されていない．
(den Hollander AI, et al：Leber congenital amaurosis：genes, proteins and disease mechanisms. Prog Retin Eye Res 2008；27：391-419.)

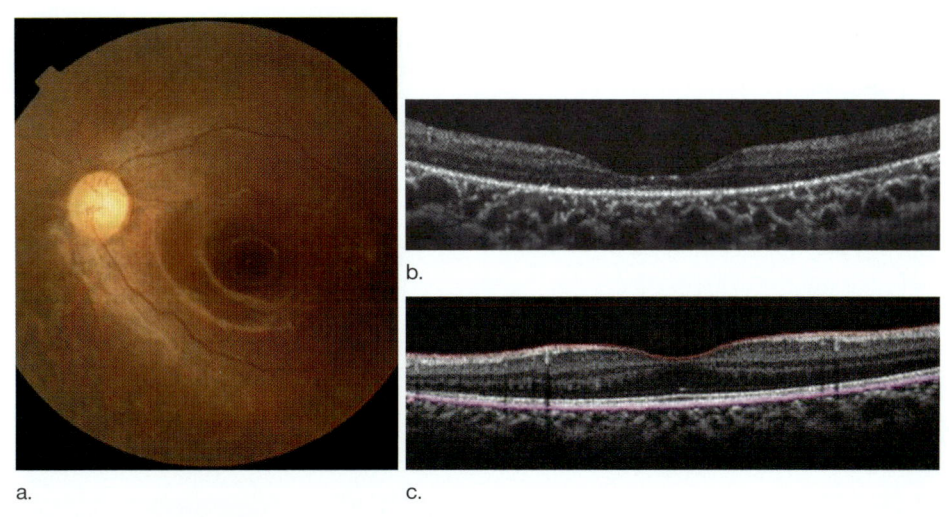

図2　LCAの眼底写真
2歳，男児．軽度のごま塩眼底で，血管が狭細化し，視神経乳頭の色調も不良である（a）．aと同一症例のOCT（b）．網膜色素変性のOCT（c）．OCTで両者を比較すると，LCAではIS/OS lineが消失し，外顆粒層が著しく菲薄化している．

あるものまでさまざまであるが，多くは0.1以下である．症例は固定しているものから，悪化するものまで，経過・所見とも症例ごとにバリエーションがある．発症頻度は1/30,000～81,000人で，わが国の視覚障害児の原因疾患として，LCAを含む網膜色素変性の割合は15％である[*2]．

[*2] **視覚障害児の原因疾患**
最多原因は未熟児網膜症（17％）である．LCAを含む網膜色素変性は，二番目に多い[2]．

臨床所見[1,3,4)]

生後より高度の視力障害による感覚欠陥型眼振，固視・追視不良，対光反射の消失または減弱がみられる．羞明，夜盲，oculo digital sign[*3]がみられることもある．屈折異常は強度遠視が多いが，さまざまである．眼底は異常所見が目立たないものから，斑状網膜（flecked retina），骨小体沈着，黄斑変性・コロボーマ，円形色素沈着，ごま塩眼底，偽乳頭浮腫，網膜血管の狭細化を呈するものまで多種多様である（図2）．今後はphenotype/genotypeごとに，特徴ある所見が細分化される可能性がある．

[*3] **oculo digital sign**
指眼現象．眼球を押すことで得られる，光視を好む行動とみられている．眼窩脂肪が萎縮してdeep set eyeになる．

診断[5,6)]

遺伝形式，臨床所見から推測はできるが，診断を確定するためには網膜電図（electroretinogram；ERG）を記録する必要がある．鑑別すべき疾患は，以下の通りである[4-7)]．

先天停在性夜盲・杆体1色覚：ERGから鑑別できる（図3）．

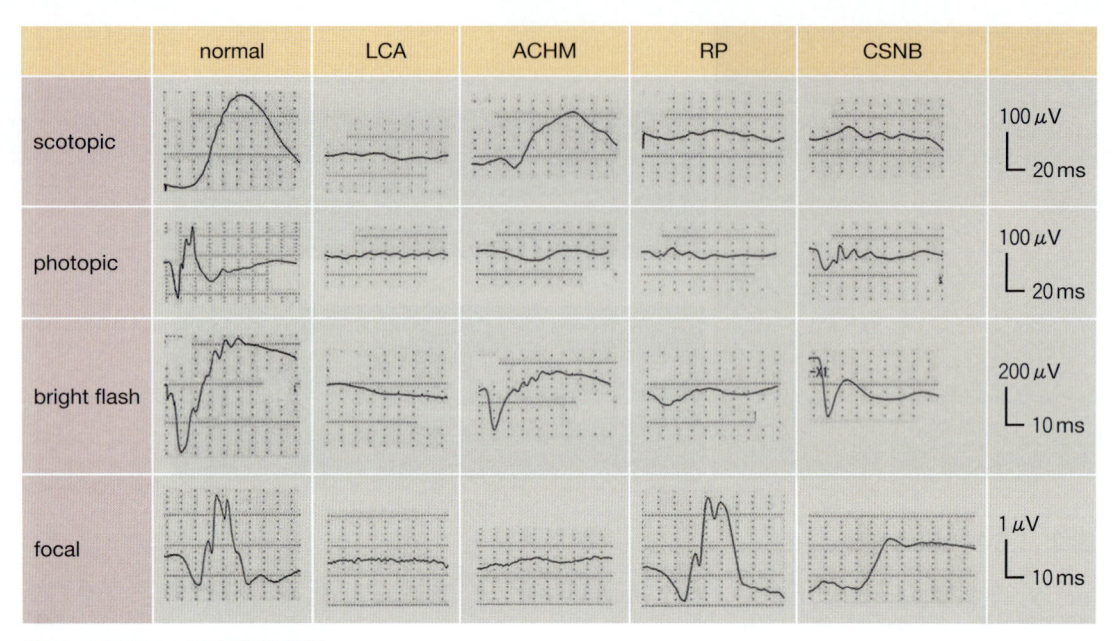

	normal	LCA	ACHM	RP	CSNB	
scotopic						100 μV / 20 ms
photopic						100 μV / 20 ms
bright flash						200 μV / 10 ms
focal						1 μV / 10 ms

図3 ERGによる鑑別診断
LCAではすべての応答が消失している．ACHM（杆体1色覚）では錐体と黄斑の応答が消失し，RP（網膜色素変性）では黄斑の局所応答が残っている．CSNB（先天停在性夜盲，不完全型）はbright flashでnegative ERGを呈する．

網膜色素変性：幼児期以降に発症し夜盲や視野異常を来たす．固視・視力は比較的良好で，黄斑の形態や機能が残されている（図2，3）．また，LCAが常染色体劣性遺伝であるのに対して，網膜色素変性はさまざまな遺伝形式を呈する．

風疹網膜症：ごま塩眼底を呈するが，ERGは正常であり視機能障害はない．

先天トキソプラズマ症：血清抗体価を検査する．ERGは，若干の振幅低下がみられても，著減・消失することはない．

遺伝性視神経萎縮：網膜に異常所見がなく，ERGが正常である．

合併症

眼合併症[4]：円錐角膜・白内障が，遺伝子異常，こする・押すなどの物理的刺激，あるいは壊死した網膜からの毒性が原因で発症すると推測されている．

全身合併症[4,6-8]*4：広義のLCAには精神発達遅滞，てんかん，自閉症，嗅覚障害，運動失調，難聴，腎障害，骨の異常，筋ジストロフィなどが合併すると報告されている．また，以下のような症候群があり，LCAと同じ眼表現型を呈する．

Alströme's-Hallgren syndrome：網膜変性，感音性難聴，肥満，2型

*4 近年は，全身合併症を伴わないものを狭義のLCAとしている[4,5]．

糖尿病.
neuronal ceroid lipofuscinosis（Santavuori-Haltia disease, Jansky-Bielschowsky disease, Battern disease など）：セロイドとリポフスチンが蓄積する代謝異常と考えられている．網膜変性，視神経萎縮，中枢神経系の変性による精神・運動障害がみられる．
cerebello-oculo-renal syndrome（Senior-Løken syndrome, Joubert syndrome, Meckel syndrome）：小脳・眼・腎に障害がみられる．
peroxisomal disease（Zellweger syndrome，新生児型副腎白質ジストロフィ，乳児型 Refsum 病など）：過酸化水素・脂質代謝，リン脂質・胆汁酸合成などの役割をもつ細胞内小器官の異常で，網膜変性を呈する．

治療 [4, 9, 10]

アデノウイルスを介して，$RPE65$ 遺伝子を網膜下から補充する治療が唯一，ヒトに用いられはじめている．治療を受けた患者のなかには視力が改善した例もある[*5]．さらに症例を増やした大規模なスタディと，統一された治療レジメンと評価法の確立が待たれるところである．その他，$GUCY2D$ がニワトリで，$RPGRIP1$ がマウスでそれぞれ治療効果をあげている．

（田中三知子）

[*5] 報告によって術後視力の改善結果は異なるが，瞳孔対光反射の改善は共通している．

全色盲

全色盲のメカニズム

錐体には，それぞれ，長（Long）波長領域，中（Middle）波長領域，短（Short）波長領域の光に感受性をもつL錐体，M錐体，S錐体の3種類がある．従来，赤錐体，緑錐体，青錐体と呼ばれていたものである．そして，3種類の錐体がそれぞれ異なった反応を起こすことにより，入射した光の波長成分をある程度認識することができ，それが色という感覚につながっている．波長の違いを認識するには，すなわち色覚の存在には最低2種類の錐体が機能する必要がある（2色覚）．錐体が3種類であれば，より繊細な色の区別が可能ということになる（3色覚）．錐体がまったく機能しないか，あるいは1種類しか機能していないと波長の違いを認識できない，すなわち色という感覚が存在しえない．これが全色盲であるが，単に"全色盲"という場合は，杆体のみが機能し錐体がまったく機能しない病態（杆体1色覚）のことをいう．1種類の錐体が機能しているもの（錐体1色覚）としては，その機能している錐体の種類によりS錐体1色覚，M錐体1色覚，L錐体1色覚がある．S錐体1色覚は視力も悪く，杆体1色覚との類似点が多いため"非定型全色盲"と称せられる．M錐体，L錐体1色覚は広義には全色盲であるが，視力もよいため前二者とは臨床像が異なる．また，大変まれ（$1/10^8$）であって，その病態は不明なことが多く，いわゆる"全色盲"には分類しないほうがよい．

杆体1色覚は錐体の光伝達機構[*1]の異常と考えられている．これには錐体CNGチャネル[*2]のαサブユニットの遺伝子 *CNGA3*[1]，βサブユニットの遺伝子 *CNGB3*[2,3]，または錐体トランスデューシンα鎖の遺伝子 *GNAT2*[4,5]の変異が報告されており，常染色体劣性遺伝を示し，発生頻度は0.003％程度とされている．L錐体とM錐体の遺伝子はX染色体上[*3]に，S錐体の遺伝子は常染色体上[*4]に存在する．S錐体1色覚は，X染色体上のL錐体とM錐体がともに機能しない状態で，原因としてL錐体の遺伝子とM錐体の遺伝子の転

[*1] **錐体の光伝達機構**
視細胞において，暗状態ではcGMP濃度が高く，CNGチャネルは開口している．光刺激により，光受容体に結合したG-蛋白質（トランスデューシン）が活性化され，続いてcGMP-ホスホジエステラーゼが活性化される．その結果，cGMPの加水分解が起こりcGMP濃度が減少する．cGMP濃度の減少に伴い，cGMP依存性であるCNGチャネルが閉じ，細胞膜に電位変化（過分極）が起こる．その電気信号が網膜の双極細胞，神経節細胞へと伝わり，視神経，外側膝状体，視放線を経て大脳視覚領へ伝わる．

[*2] **CNGチャネル**
CNG；cyclic nucleotide-gated．cGMP依存性カチオンチャネルである．6回膜貫通領域と一つのポアをもつサブユニット（αサブユニットとβサブユニットがある）が四つ集まって一つのチャネルを形成しているヘテロ四量体である．細胞内のcGMP濃度に依存し，細胞内cGMP濃度が減少すれば閉じる．

文献はp.271参照．

写調節に関係している LCR（locus control region）と呼ばれる X 染色体上の DNA 領域の異常が報告されており，X 連鎖劣性遺伝を示す．

臨床像

　杆体1色覚は幼少時から視力障害があり，0.1 前後であることが多い．そして眼振，羞明，特に明るいところで視力障害が強くなる昼盲がみられる．S 錐体1色覚は杆体1色覚に非常に類似しているが，視力は 0.2～0.3 程度でほかの症状も軽い傾向がある．しかし個々の症例での鑑別は難しい．どちらも先天網膜疾患であるので，乳幼児期より，追視の遅れとして現れることがある[6]．眼底の異常がみられないことより，弱視と混同され，全色盲の診断が難しい場合がある．診断には電気生理学的検査が有用である．

検査

全視野刺激網膜電位図（full-field electroretinogram）：杆体反応は正常であるが，錐体反応は著しく減弱している．

パネル D-15 検査：杆体1色覚では基本的に色の感覚がないのであるから，まったくでたらめに並べることになり，再現性も乏しい．しかし明度の違いに沿って並べた結果として，deutan 軸と tritan 軸の中間である scotopic 軸に交叉線がでることが多い（図1）．S 錐体1色覚も同様に無秩序だが，scotopic 軸に沿った交叉線をみる．パネル D-15 検査でこの二者を鑑別することはできない．

アノマロスコープ：S 錐体（ピーク波長：440 nm）は，アノマロスコープに使われている光の波長領域にはほとんど感度をもたない．したがって，等色の判定は S 錐体1色覚においても杆体によって行われると思われる．杆体のピーク波長は 500 nm であり，L 錐体（560 nm），M 錐体（530 nm）よりさらに短波長側であるため，相対的に緑に対しての感度は高く，赤に対する感度は著しく低い．その結果として図2のように急峻な傾き（-2 程度）の直線上に等色点が得られる．

その他の検査：スペクトル感度を調べれば診断に役に立つだけでなく，杆体1色覚と S 錐体1色覚の鑑別も可能であるが，実際上はなかなか難しい．彩度の高い赤，橙，黄，緑，青紫，赤紫の色表に対して 15 階調の灰色の色表から明度の等しいものを選ばせ，ごく簡易にスペクトル感度を評価できる全色盲検査（Sloan による）が考案

*3 M 錐体と L 錐体の視物質をコードする遺伝子は，X 染色体長腕（Xq28）に並んで存在している．先頭に L 遺伝子が一つ，後続に M 遺伝子が存在し，M 遺伝子は複数ある場合もある．しかし，発現するのは先頭の二つだけである．これら遺伝子の上流に LCR（locus control region）があり，両遺伝子の転写調節に関与している．

*4 S 錐体の視物質をコードする S 遺伝子は，7 番染色体長腕に存在している．

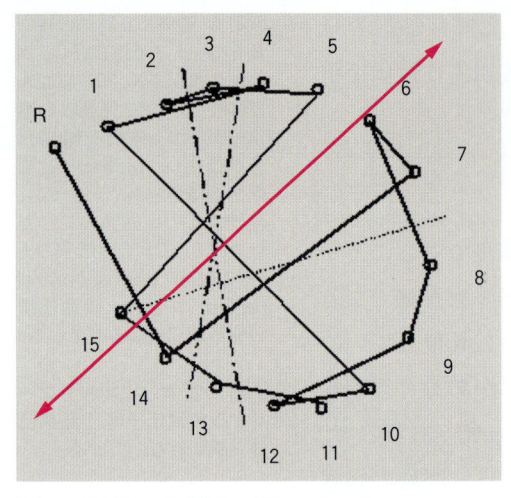

図1 杆体1色覚のパネル D-15（自験例）
ばらばらだが，杆体視の特徴がみられる．
→ scotopic 軸

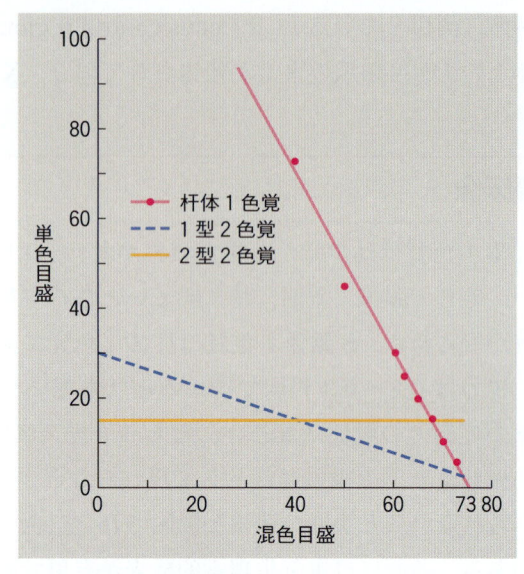

図2 杆体1色覚のアノマロスコープ（自験例，図1と同一症例）
杆体のスペクトル感度を反映して急峻な等色線となる．

されている．

鑑別すべき疾患

錐体ジストロフィ：眼底に異常がみられないものもあり，進行すれば色覚異常や昼盲がみられ，全色盲に類似する．しかし，発症が青壮年期であり，進行性であることより鑑別できる．

弱視：幼少時に屈折異常や斜視が原因で視力の発達が妨げられた状態であり，器質的疾患はみられない．ERG は正常であることより鑑別できる．

視神経疾患：Leber 病などの遺伝性の視神経萎縮は，全色盲類似の臨床症状を呈する．しかし，視神経疾患であり ERG は正常であることより鑑別できる．

（村木早苗）

網膜黄斑ジストロフィ

　遺伝性の網膜ジストロフィや黄斑ジストロフィは，小児期に初めて眼科を受診することが多い．診断のコツは，症状と眼底所見から可能性のある疾患をある程度絞り込んで，決め手となる検査を追加することである．症状の聴取は特に重要で，いつから（発症の時期），どのような症状が（夜盲，昼盲，視力低下）進行しているのかどうか（停止性か進行性か）を詳しく聴取する．

網膜色素変性

　網膜ジストロフィで最も頻度が高く，かつ重要な疾患である．頻度は3,000～5,000人に1人である．多くは夜盲の症状で発症し，進行するにつれて視野狭窄も出現する．小児期には視力は保たれていることが多い．

　本症の特徴である眼底周辺部の色素沈着は，小児期では目立たないことが多い．周辺部の血管の狭細化と網膜の粗糙な色調に気づくことが重要である（図1a）．確定診断には，動的視野検査とともにERG（electroretinogram；網膜電図）[*1]が重要である．眼底や視野が正常に近い時期でも，本症であればERGは著しい異常を示す（図1b）．

[*1] 最近では皮膚電極によるERGも発売されているので，小児のERG検査に有用である．

小口病

　先天性[*2]，停在性の夜盲症の一つである．症状は生来の夜盲であり，視力低下，視野狭窄，色覚異常などは通常訴えない[*3]．眼底所見は最も重要で，金箔のはげかかったような特有の反射がみられる（図2a）．この反射は長時間の暗順応によって消失する（水尾–中村現象）．蛍光眼底造影，視野ともに正常である．暗順応検査を行うと，最終閾値に達するまでに5～10時間，あるいはそれ以上かかる．ERGも診断に重要で，減弱したa波とさらに小さなb波がみられ，a波よりb波の振幅が小さくなる陰性型のパターンを示すことが多い（図2b）．

[*2] 遺伝形式は常染色体劣性であり，原因遺伝子としてSAGとGRK1の二つが知られている．

[*3] ただし，小口病のなかには，ごくまれに輪状暗点や網膜色素変性様の進行性変性を起こす症例があることが知られている．

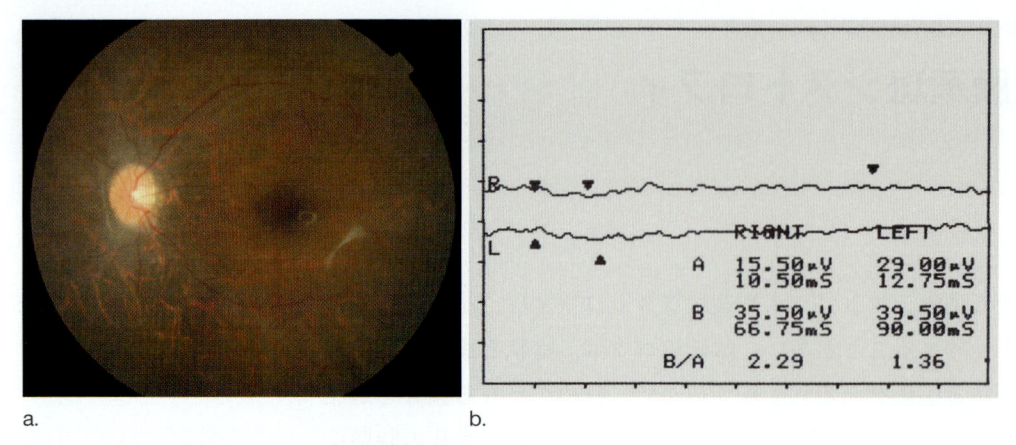

図1　7歳の網膜色素変性の眼底写真（a）とERG（b）
小児では眼底に色素沈着がみられないことが多い．粗糙な網膜の色調と狭細化した網膜血管，視神経乳頭の蒼白などの所見に注意する．

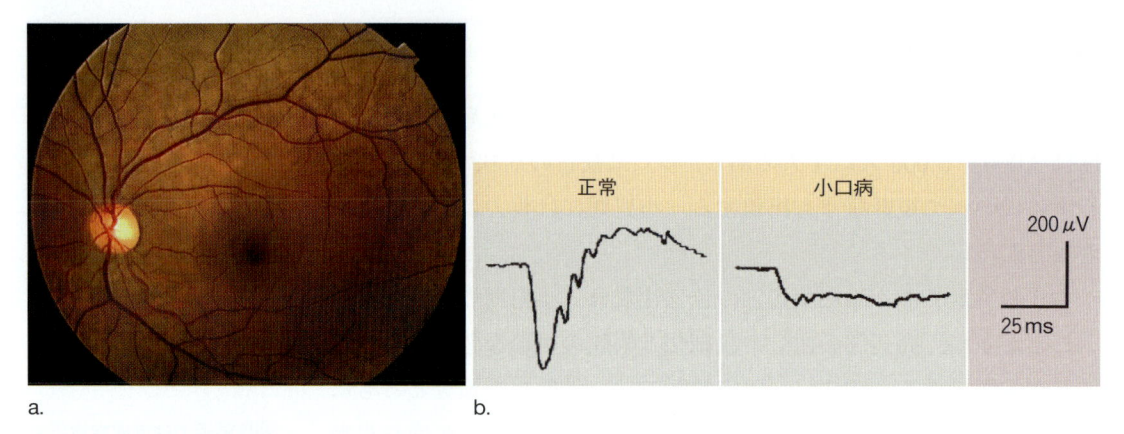

図2　小口病の眼底写真（a）とERG（b）
眼底検査で，はげた金箔状の反射がみられる．ERGでは正常より小さなa波と，さらに小さなb波が記録される．

白点状眼底

遺伝性[*4]で，進行しない夜盲症である．症状は生来からの夜盲で，「暗い場所に慣れるのに時間がかかる」，という訴えが多い．眼底にみられる無数の小さな白点が特徴的である（図3a）．フルオレセイン蛍光眼底造影（fluorescein angiography；FA）では，白点に一致しない不均一な過蛍光がみられる（図3b）．視野は，通常正常である[*5]．ERGが診断に重要で，30分の暗順応では振幅は小さいが，2時間暗順応後に記録し直すと振幅が正常近くまで大きくなる[*6]．

鑑別診断として，進行性の白点状網膜症が重要である．白点状網膜症では暗順応時間を長くしてもERGが回復することはない．また，白点状網膜症では網膜色素変性症のように症状が進行性で，眼

[*4] 遺伝形式は常染色体劣性で，原因遺伝子は*RDH5*である．

[*5] ただし，まれに黄斑変性や錐体ジストロフィを伴う症例があることが知られている．

[*6] 長時間の暗順応後にERGが回復するのは，患者の暗順応が遅れていることを示している．

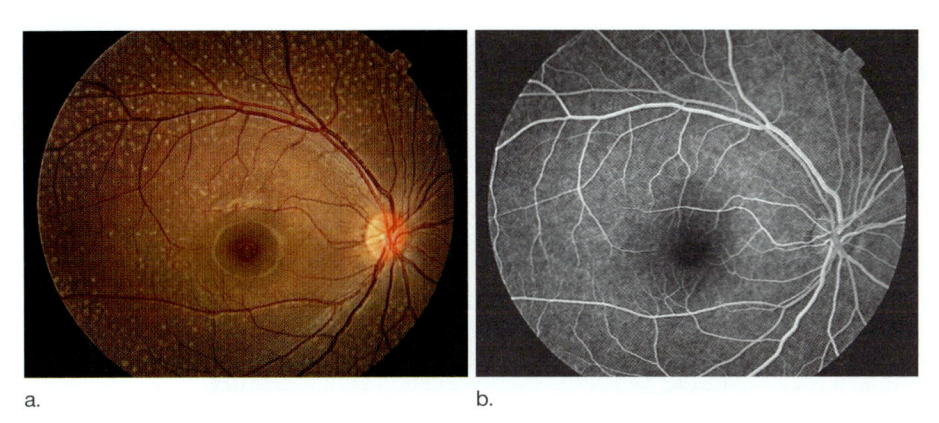

図3 白点状眼底の眼底写真（a）とフルオレセイン蛍光眼底造影（b）
眼底検査では，境界明瞭な小白点が多数みられる．フルオレセイン蛍光眼底造影でも斑状の過蛍光がみられるが，白点の部位と必ずしも一致しない．

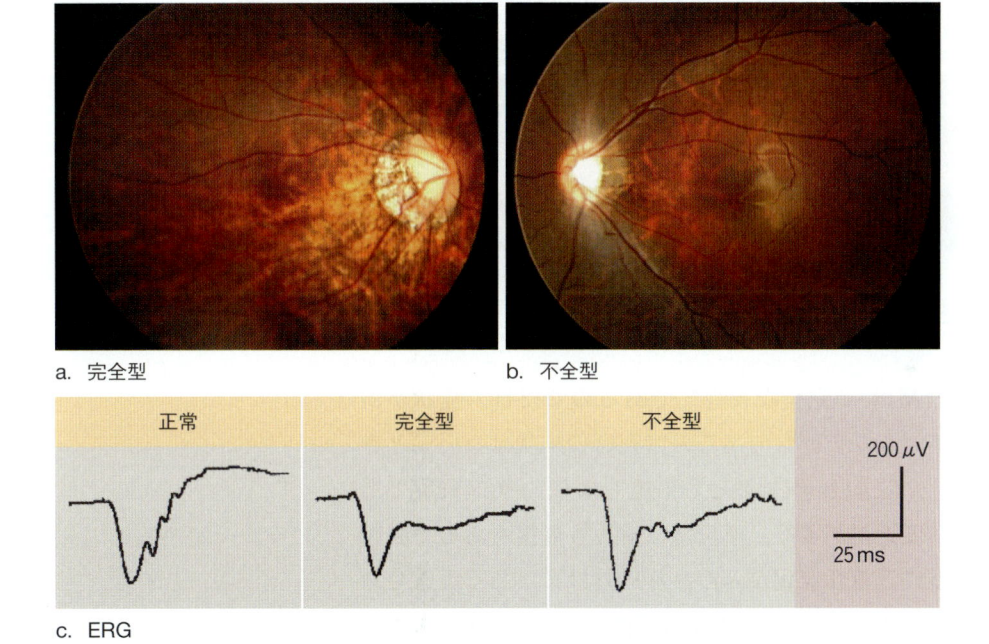

a. 完全型　　b. 不全型

c. ERG

図4 先天停在性夜盲の眼底写真とERG
完全型（a）も不全型（b）も眼底は正常である．完全型は高度近視を伴うことが多いので，豹紋状眼底がみられる．ERG（c）では，完全型も不全型も，a波は正常でb波がa波より小さくなる"陰性型"となる．

底にも網膜の粗糙化や血管の狭細化がみられ，視野も求心性狭窄となることから鑑別が可能である．

先天停在性夜盲

　眼底が正常でありながら，夜盲や視力低下を来たす小児の遺伝性疾患として重要である．本症には完全型と不全型という2型に分類

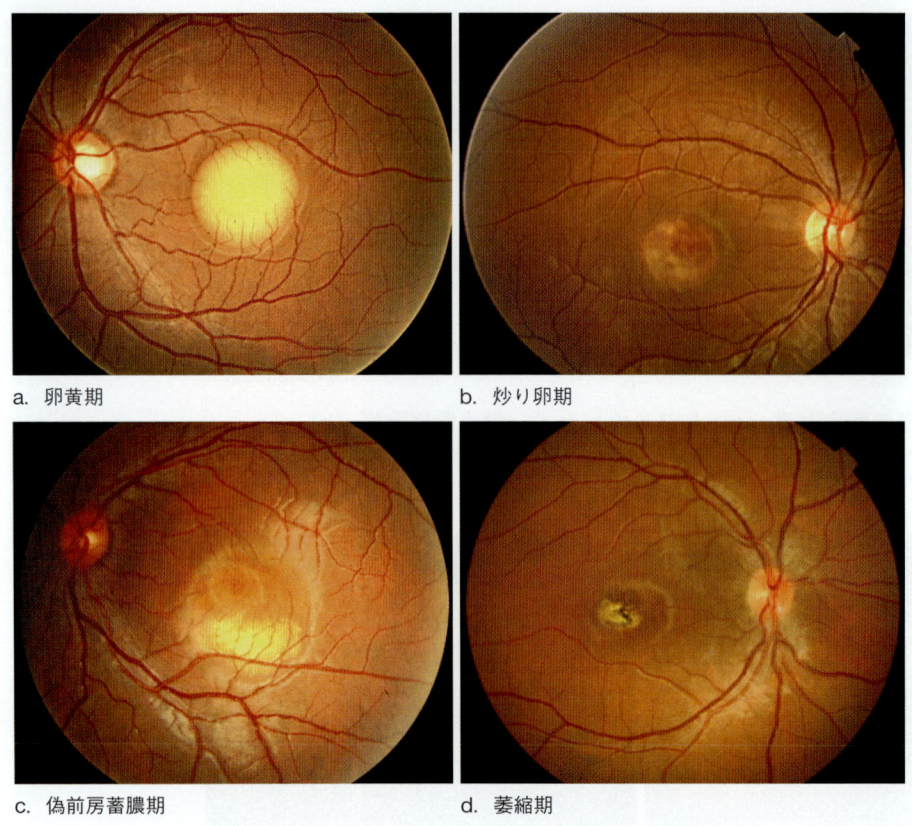

a. 卵黄期
b. 炒り卵期
c. 偽前房蓄膿期
d. 萎縮期

図5 卵黄状黄斑ジストロフィのさまざまな病期の眼底

されている．完全型は，"完全な夜盲"であるので夜盲の症状があり，不全型は"不完全な夜盲"であるので夜盲の症状はない，と考えると覚えやすい．完全型，不全型ともに視力は 0.1〜0.8 程度であり，完全型には強度近視が多く，不全型は遠視も近視もある．眼底検査では，完全型に近視性変化がみられる以外はまったく正常である（図4a, b）．先天停在性夜盲の ERG は特徴的であり，a 波は正常でありながら b 波が a 波より小さい，いわゆる陰性型（図4c）*7 となり，診断に重要である．

卵黄状黄斑ジストロフィ（Best 病）

小児期に視力低下で受診することが多い遺伝性黄斑ジストロフィ*8 である．夜盲や昼盲の訴えはない．眼底所見は非常に特徴的で，黄斑部に目玉焼きの卵黄状の病変がみられる（図5a）．OCTでみると，網膜下に多量の黄色物質が沈着していることがわかる．この卵黄状の眼底は進行に伴ってさまざまに変化し，通常は炒り卵期，偽前房蓄膿期を経て萎縮期に至る（図5）．ERG は正常で，EOG*9

*7 完全型では ERG の律動様小波は消失し，不全型では律動様小波が残る．

*8 遺伝形式は常染色体優性遺伝であるので，父親か母親のどちらかは保因者であり，眼底は正常でも EOG は異常になる．

*9 EOG
眼球電図で electro-oculogram の略．

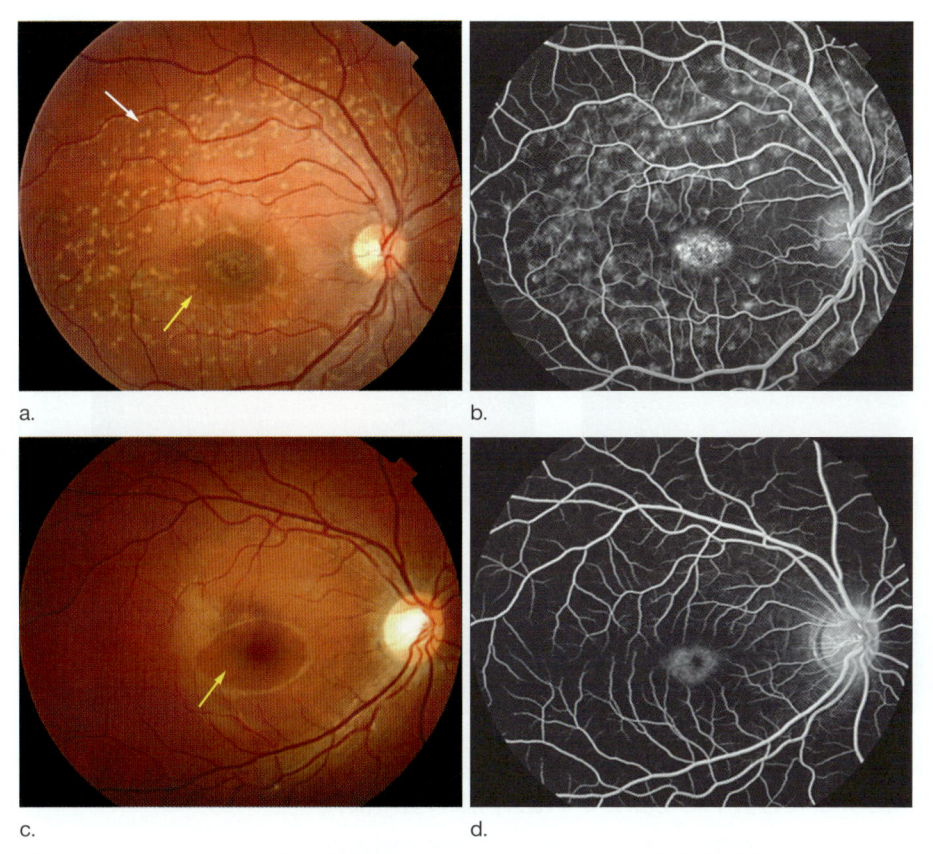

図6 2例のStargart病の眼底写真とフルオレセイン蛍光眼底造影
a, bは黄斑萎縮（黄矢印）と黄色斑（白矢印）がみられる典型的な症例で，c, dは黄色斑がはっきりしない，黄斑萎縮のみ（黄矢印）の症例．いずれの症例も，フルオレセイン蛍光眼底造影で背景蛍光が暗い，dark choroid現象がみられる．

が強い異常になることが確定診断に役立つ．

Stargardt病

小学生から成人までの間に，両眼性の視力低下で受診することが多い．視力は徐々に低下して，最終的には0.1以下にもなることもある．本症の眼底は，黄斑部の萎縮病変と，それをとり囲む黄色斑（flecks）が特徴である（図6a, b）．しかしながら，特に小児期には黄斑部の萎縮も軽度でflecksもない症例があり（図6c, d），心因性の視力低下と誤診されることもあるので注意が必要である．診断に重要な検査はフルオレセイン蛍光眼底造影で，背景蛍光が暗くみえる"dark choroid"[*10]がみられる．視野検査は中心暗点となる．ERGは正常か軽度低下のみであり，あまり診断には役立たない．OCT（optical coherence tomograph；光干渉断層計）所見で，萎縮した黄斑部の網膜が菲薄化する．最近では，眼底自発蛍光[*11]も診断によく

[*10] 色素上皮に沈着したリポフスチンによるブロックのために，この現象がみられると考えられている．

[*11] 造影剤を使用しないので，小児でも検査しやすい利点がある．萎縮した黄斑は低蛍光に，flecksは過蛍光になる．

使用されている.

> **カコモン読解** 第 19 回 臨床実地問題 16
>
> 15 歳の女子．両眼の視力障害を主訴に来院した．両眼の眼底写真を図 A, B に示す．確定診断に必要な検査はどれか．3 つ選べ．
>
> a フルオレセイン蛍光眼底造影　　b EMG　　c EOG　　d ERG　　e VEP
>
> 図 A　　　　　　　　　　　　　図 B

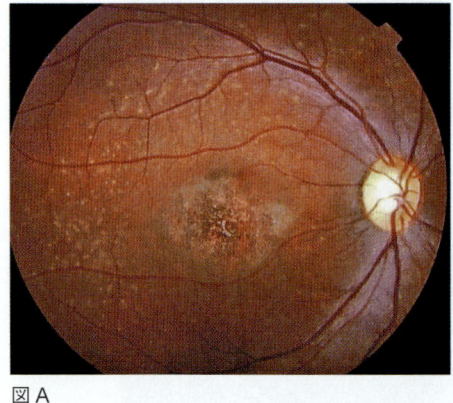

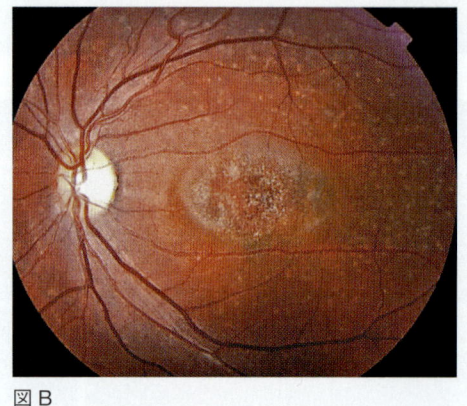

[解説]　15 歳の女子が，視力低下で受診している．両眼の黄斑部に網脈絡膜萎縮病変がみられ，血管アーケードに沿って境界不明瞭な黄色の斑点（flecks）がみられる．発症年齢，症状，眼底所見から明らかに Stargart 病が疑われる．Stargart 病を確定診断するのに重要な検査は，a のフルオレセイン蛍光眼底造影検査であり，背景蛍光が暗くなる dark choroid があまりに有名である．b の EMG は眼筋の検査法なので，除外．c の EOG は卵黄状黄斑ジストロフィに有用な検査であるが，鑑別として行ってもよいであろう．Stargart 病では EOG は正常．d の ERG もほかの網膜ジストロフィを鑑別するために有用である．Stargart 病では ERG は正常が多い．e の VEP（visual evoked potential；視覚誘発電位）は視神経－中枢機能の評価に用いる検査なので除外．

[模範解答]　a, c, d

追加解説：この問題は，数年前に作成された問題と考えられる．症状と眼底から Stargart 病はほぼ間違いないので，確定診断に重要なのは，現在ならば ① フルオレセイン蛍光眼底造影，② OCT（黄斑部が萎縮して薄くなっていることがわかる），③ 眼底自発蛍光，の三つが重要であろう．

5. 子どもにみられる眼疾患／後眼部

カコモン読解 第 21 回 臨床実地問題 46

10 歳の男児．星空が見えていないようだと指摘されて来院した．視力は両眼ともに 1.5（矯正不能）．右眼眼底写真を図に示す．診断に必要な検査はどれか．2 つ選べ．

a ERG
b OCT
c Goldmann 視野
d フルオレセイン蛍光眼底造影
e インドシアニングリーン蛍光眼底造影

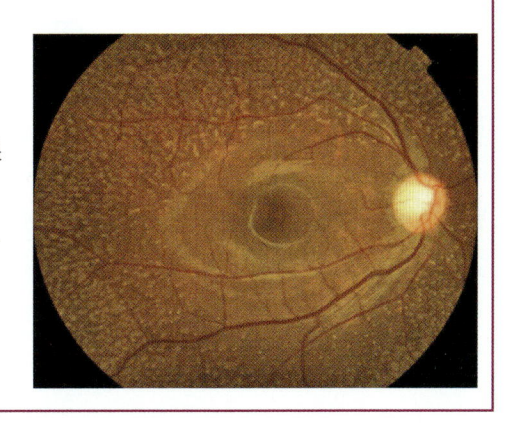

解説　「星空が見えていないようだ」より，夜盲疾患を考える．視力は 1.5 なので黄斑部の機能はよい．何といっても決め手は眼底写真である．血管アーケードを中心に，無数の境界明瞭な白点がみられる．以上から，停止性の白点状眼底[*12]か，進行性の白点状網膜症のどちらかが考えられる．前者であれば ERG は残存しており，2 時間の暗順応で大きくなる．後者の ERG は網膜色素変性のように平坦型になり，2 時間の暗順応でも回復しない．Goldmann 視野も診断に役立つ．前者であれば正常，後者であれば求心性視野狭窄となることが多い．フルオレセイン蛍光眼底造影検査も補助診断として有用で，白点状眼底では白点の部位は過蛍光にならないが，白点状網膜症は白点に一致した過蛍光が多い．a，c，d の三つが診断に有用であるといえるが，10 歳に造影検査は困難なので，臨床実地問題の答えとしては，a，c でよいのであろう．

模範解答　a，c

（近藤峰生）

[*12] 以前は眼底白点症と呼ばれていたこともあるが，今は白点状眼底という名前が使用されている．欧文表記は，fundus albipunctatus.

先天網膜分離症

疾患概念[1,2]

文献は p.272 参照.

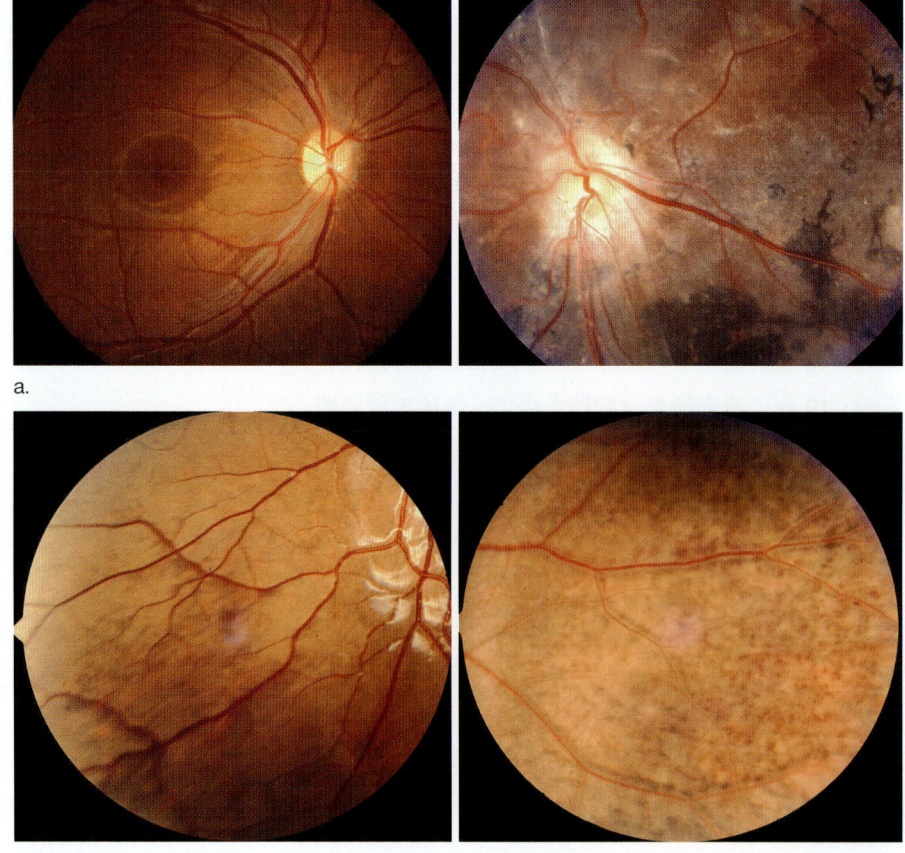

　学童期に発見されることの多い両眼性のX連鎖劣性遺伝疾患である．ほとんど男性で，家族歴を有し，有病率は5,000人から25,000人に1人といわれている．名のとおり網膜分離を認め，特に黄斑部の車軸状変化は特徴的であるが，これはある時期の所見であり全病期を通してさまざまな黄斑所見を呈する．また，軸性遠視が多い．

a.

b.

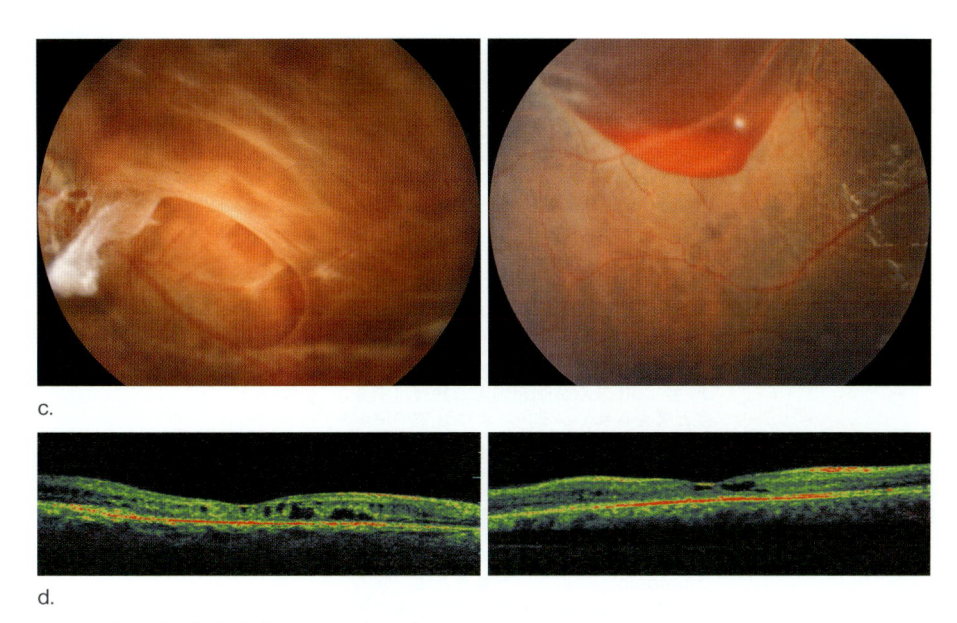

図1　先天網膜分離症例の眼底写真とOCT (a. 左図およびc, d：9歳，男児／a. 右図：32歳，男性／b. 左図：17歳，男性／b. 右図：32歳，男性)
a. 黄斑部は典型的な microcyst（左図）から，広範な網膜色素上皮萎縮（右図）を呈するものまでさまざまである．
b. 周辺部網膜分離　小口病にみられる，いわゆるはげた金屏風様反射（時に血管に沿ってみられる，その陰のような黒い反射）がみられる．
c. 周辺部網膜分離　大きな内層裂孔（左図）や，網膜分離腔内の出血（右図）がみられる．
d. OCTでは，分離腔が外層から内層まで広く分布しうることがわかる．

主な臨床所見

初発症状：先天性疾患と考えられているが，実際には就学時前後に斜視，弱視（多くは遠視性）ないし原因不明の視力障害で発見されることが多い．

眼底所見[1,3]：黄斑部の分離はほぼ全例に，周辺部の分離（図1）は約半数にみられる．黄斑部の中心窩を囲む放射状の網膜表層空隙形成（microcyst，図1）が典型的であるが，これは次第に融合・消失し，さらには網膜色素上皮（retinal pigment epithelium；RPE）萎縮もみられる．周辺部の網膜分離は下耳側に多く，分離網膜の内層は菲薄化してしばしば網膜裂孔を伴う．網膜分離は，遺体眼の組織検索や光干渉断層計（optical coherence tomography；OCT）によって，網膜神経線維層，神経節細胞層，内顆粒層，外網状層など，さまざまな層に存在しうる[3]ことがわかった．

電気生理学的所見：一般には，20J白色光刺激による網膜電図（electroretinogram；ERG）でa波に比してb波の顕著な低下を示す，いわゆる negative type（陰性型）ERG（振幅のb/a比<1）を呈するこ

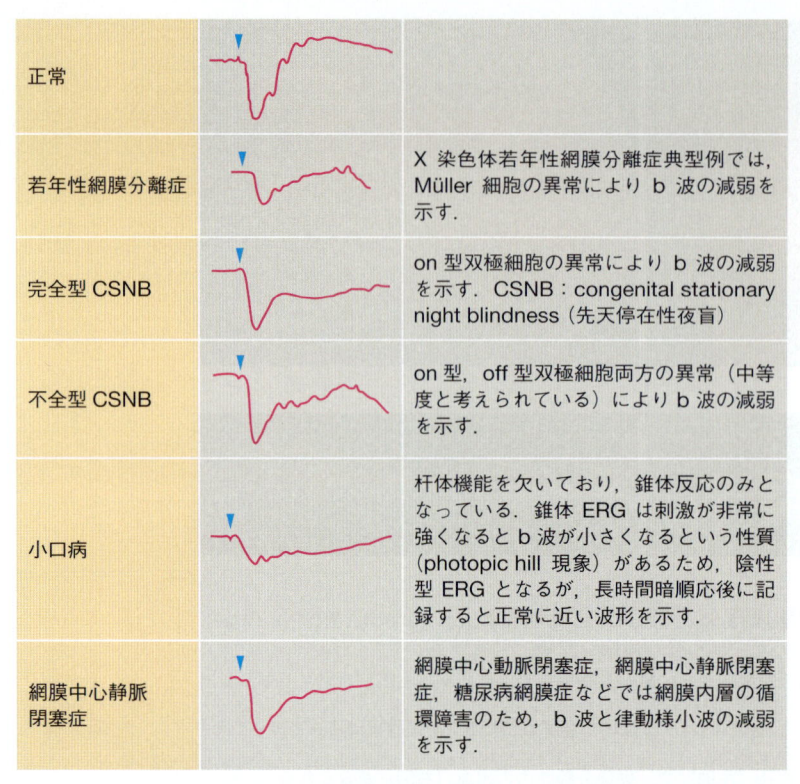

正常		
若年性網膜分離症		X染色体若年性網膜分離症典型例では，Müller細胞の異常によりb波の減弱を示す．
完全型CSNB		on型双極細胞の異常によりb波の減弱を示す．CSNB：congenital stationary night blindness（先天停在性夜盲）
不全型CSNB		on型，off型双極細胞両方の異常（中等度と考えられている）によりb波の減弱を示す．
小口病		杆体機能を欠いており，錐体反応のみとなっている．錐体ERGは刺激が非常に強くなるとb波が小さくなるという性質（photopic hill現象）があるため，陰性型ERGとなるが，長時間暗順応後に記録すると正常に近い波形を示す．
網膜中心静脈閉塞症		網膜中心動脈閉塞症，網膜中心静脈閉塞症，糖尿病網膜症などでは網膜内層の循環障害のため，b波と律動様小波の減弱を示す．

図2　20J白色光刺激による網膜電図（ERG）で陰性型ERGを示す各種疾患
▼刺激光．

とが特徴とされ（図2）[1,2]，病因としてMüller細胞の異常が考えられてきた．このことからも網膜内層の障害が示唆されるものの，異常蛋白の及ぼす影響を含め，本質的な病態はいまだ不明である．

遺伝子変異：1997年，Sauerらによって本疾患の原因遺伝子である *XLRS1*（X-linked retinoschisis）遺伝子が報告されたのをきっかけに，多種類の遺伝子変異が報告された．そのコードする蛋白質 retinoschisin（RS）は視細胞や双極細胞に発現・局在し，細胞接着やシナプス形成に関与すると考えられる．

phenotype/genotypeの相関：*XLRS1* 遺伝子変異の種類と臨床型の関連には多くの議論がある．マウスではnull mutationなどRS蛋白合成のうえで影響の大きいものほど障害が強いという実験結果もあるが，同じ変異をもつ家系調査で高齢者のほうが機能がよいという報告もあり，相関についての結論はでていない．

治療

網膜分離に対する治療法は，現在確立されていない．分離腔内な

いし硝子体出血が再発性・遷延性の場合，または網膜剥離に対しては網膜硝子体手術の適応となる．また，黄斑部嚢胞に対して炭酸脱水酵素阻害薬や，網膜分離に対する硝子体手術治療[4]の報告もある．動物実験では，negative type ERG を示す RS 蛋白欠損マウスに対し，遺伝子導入によって本蛋白を補うことで ERG b 波や組織所見の改善[5]を認めており，成人動物でも治療効果が得られ，臨床応用への期待がもたれる．

カコモン読解 第 18 回 臨床実地問題 27

8 歳の男児．両眼の視力障害を主訴に来院した．視力は右 0.5（矯正不能），左 0.4（矯正不能）．左眼眼底写真を図に示す．右眼も同様である．必要な検査はどれか．
a 頭部 CT
b 暗順応検査
c パネル D-15 テスト
d EOG
e ERG

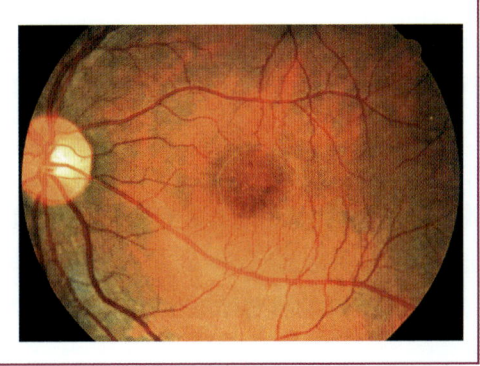

解説 学童児の両眼性の中等度視力障害で，眼底写真に特徴がある疾患には，遺伝性網膜変性症，もしくはジストロフィがある．このうち眼底写真で典型的な特徴を示し，さらにほかの生理学的検査あるいは形態検査で特徴的な所見を示す疾患は，以下のものが挙げられる．

先天網膜分離症：学童期男児視力障害の原因として頻度が高い．黄斑車軸状変化（微小嚢胞），網膜分離，網膜電図（ERG）で陰性型（b/a 比＜1），X 連鎖劣性．
Stargardt 病：黄斑部変性，黄色斑，蛍光眼底造影でダークコロイド，自発蛍光で過蛍光，常染色体劣性．
Best 病：視力低下はもう少し後期に多い，黄斑部卵黄様変性，EOG で Arden 比（L/D 比）の低下，常染色体優性．
錐体ジストロフィ：羞明，色覚異常，標的黄斑症，ERG で錐体機能低下．常染色体優性・劣性，X 連鎖劣性．
先天停在性夜盲：（完全型および不全型）夜盲，眼底正常，ERG で杆体機能低下，暗順応曲線で杆体閾値上昇（1 相性），完全型は常染

色体劣性またはX連鎖劣性．不全型はX連鎖劣性．

網膜色素変性症：夜盲，色素上皮萎縮，視野狭窄，ERG消失，常染色体優性・劣性，X連鎖劣性．

Occult黄斑症（三宅病）：眼底正常，黄斑局所ERGで反応低下，常染色体優性．

家族性滲出性硝子体網膜症（familial exudative vitreoretinopathy；FEVR）：若年性網膜剝離の原因の一つ，両眼同時はまれ，多くは常染色体優性．

そのほかの鑑別診断として，視神経疾患，球後ないし頭蓋内病変，心因性視力障害，などがある．本症例は，男児で，黄斑部に微小囊胞様変化，中心窩反射消失を呈し，先天網膜分離症が最も疑われる．近年は光干渉断層計（OCT）や，遺伝子検査なども有用だが，ERGで"b/a＜1"は比較的特異性の高い所見である．

a. 頭部CT：球後ないし頭蓋内病変，鼻性視神経症などの鑑別に有用．
b. 暗順応検査：夜盲を生じる疾患の鑑別に有用．
c. パネルD-15テスト：早期から色覚異常を生じるものとして，錐体ジストロフィ視神経疾患などがある．
d. EOG：Best病，網膜色素変性症，脈絡膜萎縮などで異常を呈する．
e. ERG：網膜変性疾患，ジストロフィではERGで特徴的な検査結果を示すものが多く，眼底変化がみられないか少ない場合にも有用である．

[模範解答] e

（篠田　啓）

ぶどう膜炎

小児のぶどう膜炎の特徴

　小児ぶどう膜炎は，全ぶどう膜炎患者のうち国内では6〜8％[1]，海外では6〜10％[2,3]と報告されている．小児ぶどう膜炎の原因は，成人と疾患構成が異なっており，外傷を除くと寄生虫やウイルス感染症や若年性特発性関節炎(juvenile idiopathic arthritis；JIA)など，全身性疾患合併例が小児ぶどう膜炎全体の約30％[2,3]と多い．成人と比較して原因不明例が多いという特徴もある．

　小児では，一般に慢性化して，白内障や帯状角膜変性症などの合併症を生じることが多い(図1)．また，小児は視機能発達の途上にあるため，7歳以下の特に片眼性発症の場合では，活動性の高い炎症の持続[*1]や囊胞様黄斑浮腫が遷延すると弱視を来たして，炎症が寛解しても視力予後が不良となりやすいことに配慮を必要とする．

診察と診断

　小児は成人と異なり，自分から進んで診断に有益な現病歴や症状を語ることはほとんどなく，自覚症状(眼痛や羞明など)も軽微なときがある．遺伝的背景や生活環境，既往歴など他覚的な聴取を行い，全身状態の把握を行う必要がある．ぶどう膜炎の診断には，細隙灯顕微鏡による前房観察が不可欠であるが，顎台に顔がのらない幼児以下である場合は，手持ち細隙灯顕微鏡を用い，眼底検査を常

文献はp.272参照.

[*1] 小児のぶどう膜炎
ぶどう膜炎を発症した小児の約1/3は，なんらかの重度視力障害の合併を伴って治癒していると報告されており[3]，これらの合併症の管理が重要となる(表1).

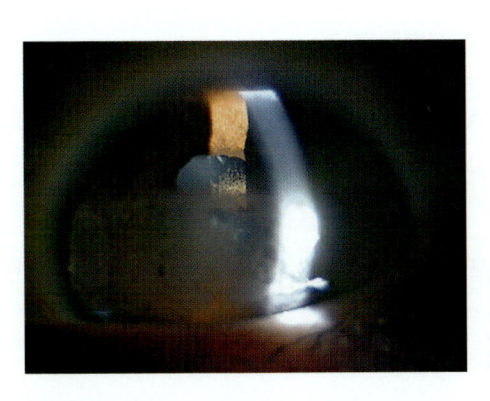

図1　JIAに伴うぶどう膜炎
10歳，女児．前眼部．帯状角膜変性症と水晶体前面の色素沈着と虹彩後癒着，白内障を認める．

表1 小児ぶどう膜炎で考慮すべき事項

診断		
診断が遅れがち	自覚症状を言葉でうまく伝えられない，または，無症候性のことがある．	
	見逃されていたり，誤診されていたりすることがある．	
成人とは異なる症候	白色瞳孔や斜視を周囲に気づかれて見つかることがある．	
	眼痛や充血・羞明などがない前眼部ぶどう膜炎がありえる．	
成人と異なる鑑別疾患	網膜芽細胞腫，白血病，若年性肉芽腫症，網膜色素変性症など，仮面症候群として発症しうる．	
	若年性特発性関節炎（JIA）や川崎病など，ぶどう膜炎を起こしうる．	
	病原体の曝露量が比較的少なくても，感染性ぶどう膜炎が成立する．	
	特に乳児以下では，先天性トキソプラズマ症（Toxoplasmosis），風疹（Rubella），サイトメガロウイルス症（Cytomegalovirus），単純ヘルペス（Herpes simplex virus）のTORCH症候群が先天感染による白内障や網脈絡膜炎の原因となりうる．	
	同一疾患でも，成人と主要症候が異なっている場合がある． 例：サルコイドーシスにおいて，小児では関節炎や紅斑の出現頻度のほうが，肺門部リンパ節腫脹より高い．	
検査結果の扱い	成人と正常値が異なっている項目がある． 例：血漿アンジオテンシン変換酵素（angiotensin-converting enzyme；ACE）の正常値は，小児ではしばしば生理的に上昇しており，サルコイドーシスの病的意義が薄い．サルコイドーシスの診断ではむしろリソソーム値の上昇のほうが診断補助となる．	
治療		
頻度の多い合併症	白内障，緑内障，囊胞様黄斑浮腫など	
小児に特徴ある合併症	弱視，斜視，帯状角膜変性症など	
ステロイドの副作用	成長発達阻害が起こりえる．	
	高眼圧症が起こりやすい．	
	白内障になりやすい．	
手術加療	白内障手術時に眼内レンズ挿入を行うことが，成人より困難である．	
	緑内障手術が必要になったとき，線維柱帯切開術が第一選択．ぶどう膜炎後の線維柱帯切除術の手術成績は成人例より不良である．	

に心掛ける．眼圧測定，隅角鏡検査，蛍光眼底造影検査，網膜電位図など，年齢によっては鎮静下や全身麻酔下で行うほうが迅速で正確であり，本人に負担なく行える．

治療の際に小児で留意すべきこと

　小児では，成人と異なり合併症へと進展する傾向が高いことを留意する．迅速な診断と治療開始，および的確な合併症への対処が求められる．しかしながら，① 小児では頻回の点眼が困難，② ステロ

イドによる高眼圧を来たしやすい，③小児ではステロイドによる成長阻害という副作用，などの点に注意を要する．近年，慢性で非感染性ぶどう膜炎の小児に対して免疫抑制薬の投与が行われている．特にT細胞抑制薬のシクロスポリンは，骨髄抑制や性腺機能不全が生じず，アルキル化薬など，ほかの免疫抑制薬と比較して副作用が少ない．ステロイドで炎症鎮静が得られなかった重篤な中間部ぶどう膜炎の小児15人にシクロスポリンを投与して，82％に視力上昇と炎症鎮静が得られたと報告があり，今後の小児の内眼炎治療に期待されている[4]．また成人の難治性網膜ぶどう膜炎を合併したBehçet病にTNF-α阻害薬であるインフリキシマブが，わが国では保険適応となっているが，実際に使用経験の豊富な内科医や専門施設で難治性自己免疫疾患の小児への投与が行われはじめ，眼病変への有効が散発的に症例報告されている．

若年性特発性関節炎

　小児の前部ぶどう膜炎では，若年性特発性関節炎（juvenile idiopathic arthritis；JIA）が原因となる頻度が多い．病因は現在でも不明であるが，サイトカインが発症や症状の増悪に関与しているとされる．臨床症状から全身型・多関節型・少関節型の三つの発症パターンに分類され，血液検査からはリウマトイド因子陽性型・血清因子陰性型・抗核抗体陽性型などに分類され，それぞれ予後が異なる．眼症状としては急性または慢性虹彩毛様体炎を来たし，視力障害を起こす．少関節型で約20％，多関節型で約5％にぶどう膜炎を合併し，全身型では発症しないとされている．治療は前房の炎症細胞を1＋，もしくはそれ以下へ減らすことが目標となり，ステロイド局所投与と瞳孔管理を行う．全身投与としてJIAでは副腎皮質ステロイド単独での治療に限界があるとされ，近年ではメトトレキサートやシクロスポリンなど免疫抑制薬を治療早期から導入する傾向にある．局所治療では，炎症の鎮静が得られない慢性前部ぶどう膜炎の患児にも適応とされている．さらに，これらの既存の治療に抵抗を示す難治例では，TNF-α阻害薬であるエタネルセプトが2009年に小児の多関節型において保険適応となり，ぶどう膜炎治療にも良好な結果が報告されはじめている．

川崎病

　川崎病（小児急性熱性皮膚粘膜リンパ節症候群；mucocuaneus

lymphnode syndrome）は，5歳以下，特に1歳以下の小児に発症が多い．急性期の両眼性の球結膜充血が主要症状であるが，非肉芽腫性虹彩炎もみられる．視力予後は良好である．

尿細管間質性腎炎・ぶどう膜炎症候群

尿細管間質性腎炎・ぶどう膜炎症候群（tubulo-interstitial nephritis and uveitis syndrome；TINU症候群）は，薬剤性や感染，免疫異常などが原因と考えられているが特定されていない．10歳代の女児に多い．多くは腎炎発症の2か月前から12か月以内に発症する．両眼性の非肉芽腫性前部ぶどう膜炎を発症し，虹彩後癒着が生じやすい．硝子体混濁や網膜動静脈の拡張蛇行や網膜出血を認めることがある．腎生検，クレアチニンクリアランス低下，尿中βミクログロブリン高値などで診断する．予後は一般に良好であるが，慢性に再発を繰り返しやすい．ステロイドの局所療法や散瞳薬点眼による瞳孔管理を行う．

トキソプラズマ症（toxoplasmosis）

小児の後部ぶどう膜炎のうち，最も頻度が高い．胎盤感染した新生児では重篤な脳脊髄炎症状を起こすこともあるが，不顕性感染に終わることも多く，臨床症状の幅が広い．眼底に境界不鮮明な灰白色の滲出斑を認め，後期には網脈絡膜に瘢痕病巣を残し病巣は脱色素領域に囲まれる（図2）．再発時には，最初の病巣の近傍に娘病巣として初発時と同じ白色の滲出斑が出現する．トキソプラズマ原虫が脈絡膜や網膜下層に存在し，直接障害と虫体への過剰な免疫反応とで網脈絡膜障害が生じると考えられている．眼底の特徴的所見と血清中抗体価で診断される．新生児で先天性に網脈絡膜炎を発症した場合は，抗原虫薬であるピリメタミンとスルファジアジンの1年間投与を行う．後天性であれば，これらを投与する際に炎症の程度を観察しながら行う．アセチルスピラマイシンは，幼児では脳脊髄液への移行が悪く，ぶどう膜炎治療に第一選択として用いられていない．ステロイド内服は後天発症で炎症が強い場合に，抗原虫薬との併用を原則にして慎重に投与を行う．

トキソカラ症（イヌ回虫症，toxocariasis）

病巣の部位によって4型に分類されているが，10歳以下の小児に眼内炎型，10歳以降に好発するのは後極部肉芽腫型とされる．強い

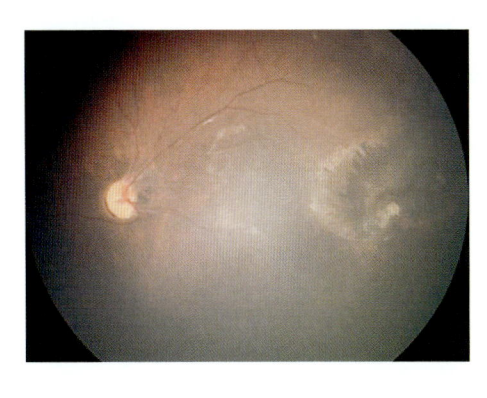

図2 先天性眼トキソプラズマ症
5か月，女児．抗原虫薬の内服加療で炎症が鎮静した．耳側への牽引網膜と広範囲に網脈絡膜瘢痕病巣を認める．

硝子体混濁を呈し網膜に黄白色隆起性病変を認める．網膜芽細胞腫や第1次硝子体過形成遺残の鑑別が必要である．進行が早いと予後はきわめて不良である．イヌとの接触歴や臨床所見と，血清や前房水または硝子体液中の抗体価を ELISA（enzyme-linked immunosorbent assay）などで測定して診断する．

真菌性眼内炎

カンジダ感染は小児の真菌性眼内炎では最も頻度が多く，特に1歳以下の発症率が高い．前眼部炎症は軽度のこともあれば，前房蓄膿を伴うほど強いこともある．網膜に白色滲出性病変を認め，硝子体内へ隆起して fungus ball 様と呼ばれる羽毛様混濁を呈す．特徴的な眼底所見や，血清中の β-D-グルカンの測定で診断されることがあるが，眼内炎所見を呈したときには血清中では検出されないこともある．切除硝子体の鏡検や培養，PCR で真菌の存在を確認する．治療は重症例では硝子体切除術とフルコナゾールを眼内灌流液に混注して洗浄を必要とする．全身感染が成立後，眼内へカンジダが血行性に波及し眼内炎を来たしていることが多く，フルコナゾールなどの抗真菌薬の全身投与を行う．小児では肝・腎毒性と骨髄抑制の副作用が強く，小児科医との連携を必要とする．

仮面症候群（masquerade syndrome）

網膜芽細胞腫は15,000人に1人の割合で発症し，その0.5〜3%に前房に偽前房蓄膿を呈すなど，ぶどう膜炎様症状を呈することがある．また，白血病，悪性リンパ腫，若年性黄色肉芽腫症でも同様である．常に散瞳薬による眼底検査を行い，これらの疾患の鑑別を必要とする．

> **カコモン読解　第19回　一般問題40**
>
> 疾患と網膜所見の組合せで正しいのはどれか．2つ選べ．
> a Ehlers-Danlos症候群 ──── 黄斑低形成
> b 白子症 ──────────── 網膜色素線条
> c 先天梅毒 ─────────── 網膜色素上皮萎縮
> d ホモシスチン尿症 ────── 脳回状脈絡網膜萎縮
> e 先天トキソプラズマ症 ──── 色素性瘢痕病巣

解説　a. Ehlers-Danlos症候群は，常染色体優性遺伝のコラーゲンの先天代謝異常で先天性に弾力線維が変性している結果，網膜色素線条を来たす．また，青色強膜や円錐角膜，しばしば水晶体偏位も生じることがある．黄斑低形成などの眼形成異常は来たさない．よって×．

b. 白子症は，正式には眼に限局した眼白子症と，皮膚にも異常を来たす眼皮膚白子症とがある．程度にばらつきはあるが低視力で，羞明と眼振を伴う．眼底の脱色素がみられ，黄斑部の低形成を伴い中心窩の反射がみられないことが多い．眼白子症はX連鎖劣性遺伝で，眼皮膚白子症は常染色体劣性遺伝．よって×．

c. 先天梅毒は，Hutchinson三徴候としてHutchinson歯，内耳難聴，角膜実質炎が特徴的である．その他，虹彩炎，涙嚢炎，網脈絡膜炎をみることが多く，特に視神経乳頭萎縮を伴ったごま塩眼底と呼ばれる網脈絡膜炎が典型である．網膜色素上皮が炎症の主体となっており，回復期には網膜色素上皮が萎縮してFA（フルオレセイン蛍光造影）ではびまん性過蛍光となる．よって○．

d. ホモシスチン尿症は，シスタチオニン合成酵素の欠損によって生じ，知能障害や心血管異常を来たす．水晶体偏位を来たす疾患として専門医試験では頻出．両眼性で，下方偏位が多い．ちなみにMarfan症候群は上方偏位が多い．緑内障や球状水晶体，網膜剥離など生じることがある．ちなみに脳回状脈絡網膜萎縮は高オルニチン血症のこと．混同しないように注意！よって×．

e. 先天トキソプラズマ症は，発症初期には淡い黄白色に網脈絡膜の滲出性病変が，後期になると色素を伴った灰白色と黒褐色の入り交じった網脈絡膜萎縮病巣へと変化する．よって○．

模範解答　c, e

（中山百合，仁科幸子）

視神経乳頭部の先天異常

子どもの視神経乳頭部観察の意義

視神経乳頭部の先天異常は子どもの視力不良，斜視，眼振の原因となっていることがあり，子どもの眼底検査は重要である．また，視神経乳頭部の先天異常をしっかりと鑑別診断することで，中枢神経異常を発見することもある．視神経乳頭部の先天異常についてはさまざまな分類があり，十分には整理されていないが，ここでは代表的な視神経乳頭部の先天異常について述べる．

視神経低形成（図1a）

視神経低形成（optic nerve hypoplasia）は片側もしくは両側にみられ，検眼鏡的には小乳頭を呈し，double-ring sign*1 と呼ばれる視神経乳頭をとり囲む橙色の輪がしばしばみられる．また，網膜血管の異常（網膜静脈の蛇行など）を伴いやすい．病理組織学的には網膜神経節細胞数が減少している．視力は"光覚なし"から正常視力まで，視野所見は限局した欠損から全体的な狭窄までさまざまである．DM/DD 比（乳頭黄斑間距離/乳頭径比）*2 は，眼底写真から簡便に乳頭径の大小を判定する方法であり[1]，DM/DD 比3以上を小乳頭と考える．

視神経低形成は白子，無虹彩，Duane 症候群など，さまざまな疾患に合併する．また，妊婦のアルコール摂取と関連があるとされているが，最近では若年妊婦，初産が視神経低形成の危険因子であると報告されている[2]．

さらに透明中隔欠損および脳梁の菲薄化や欠損を伴う場合は，septo-optic dysplasia と呼ばれるなど（図1b），視神経低形成はさまざまな中枢神経異常を合併しうる．視神経低形成の15％に下垂体機能低下症がみられるとの報告があり[3]，ホルモン補充療法を要する例も存在する．また，皮質形成異常などの大脳半球の異常は約45％にみられるとされている．片側視神経低形成であっても中枢神経異常を疑う必要がある[3]．

＊1 double-ring sign
乳頭縁周囲に橙色の輪としてみられ，乳頭縁とあわせて二重の輪にみえる．輪の外周は強膜と篩状板の境界となっており，輪の内周は篩状板上に網膜・色素上皮・脈絡膜が過伸展していることが病理組織学的に示されている．

＊2 DM/DD 比
眼底写真上で乳頭黄斑間距離（乳頭耳側縁から黄斑中心窩までの距離, disc macula distance；DM）と乳頭径（disc diameter；DD）を計測し，両者の比を求める．

$$DM/DD = \frac{\frac{a_1}{2}+b}{\frac{a_1+a_2}{2}}$$

a_1：乳頭横径
a_2：乳頭縦径
b：乳頭黄斑間距離

文献は p.272 参照．

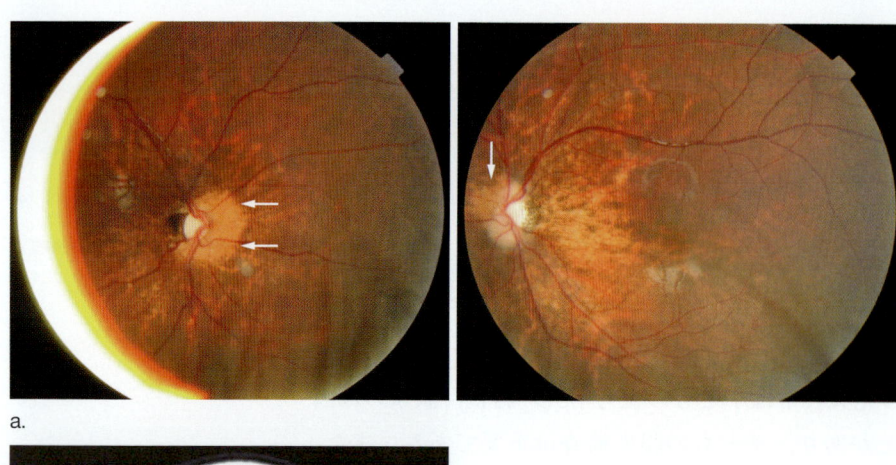

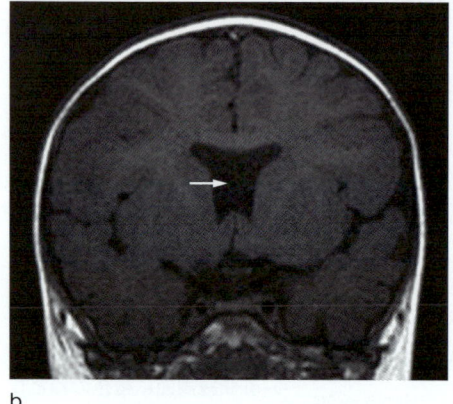

図1 視神経低形成
a. 視神経乳頭は小乳頭であり，double-ring sign がみられる（矢印）．
b. septo-optic dysplasia の MR 画像（冠状断 T1 強調画像）．透明中隔の欠損がみられる（矢印）．

視神経部分低形成（図 2a）

　視神経低形成（optic nerve hypoplasia）は，部分的なこともある．下方視野欠損を呈する上方視神経部分低形成（SSOH）*3 が多いが，実際にはあらゆる方向での視野欠損が起こりうる．欧米では母親が糖尿病の児に上方視神経部分低形成がみられることが報告されているが，わが国では母親が糖尿病である症例はあまりない．視神経部分低形成に特徴的な所見は，視野所見における Mariotte 盲点に向かう楔状視野欠損である（図 2b）．検眼鏡所見では，視野欠損に対応した神経線維層欠損が必須の所見であり，その他には，小乳頭，不完全 double-ring sign，偽乳頭浮腫，乳頭陥凹拡大，網膜血管入口部上方偏位などがみられる[4]．

*3 SSOH
superior segmental optic nerve hypoplasia. superior segmental optic disc hypoplasia としている文献もあるが，原典は superior segmental optic nerve hypoplasia である．

朝顔症候群（図 3）

　朝顔症候群（morning glory syndrome, morning glory disc anomaly）は視神経乳頭を含む後眼部の漏斗状の陥凹で，検眼鏡的には乳

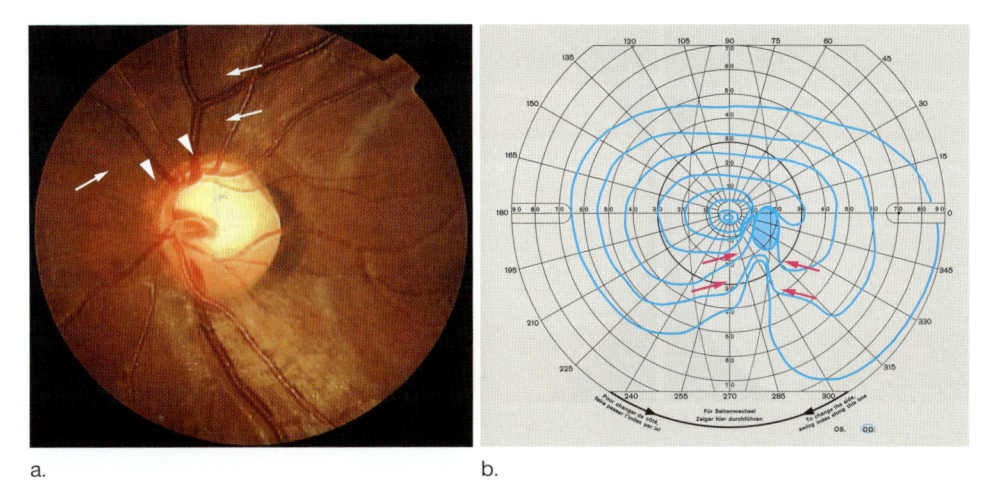

図2 視神経部分低形成
a. 上方の神経線維層欠損（矢印），不完全 double-ring sign（矢頭），乳頭陥凹拡大，鼻上側リム菲薄化がみられる．
b. Goldmann 視野．Mariotte 盲点に向かう楔状視野欠損がみられる（矢印）．
（a／高木峰夫ら：視神経部分低形成の概念．神経眼科 2007；24：379-388. 図2．）

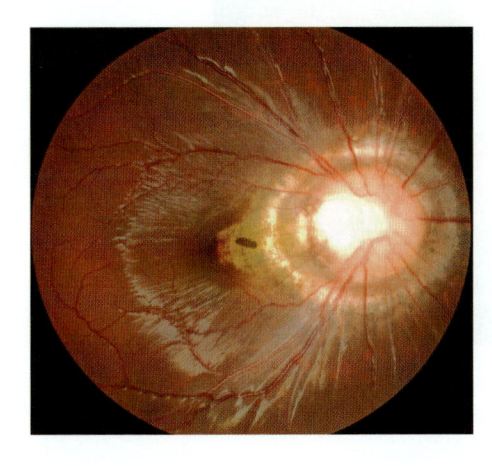

図3 朝顔症候群
視神経乳頭は著明に大きい．

頭が著明に大きく，陥凹内の乳頭周囲には網脈絡膜の色素異常がみられ，乳頭上をグリア組織が覆っている．乳頭血管の数は多く，乳頭上で急峻に屈曲した後に直線状に走行する．黄斑が陥凹に巻き込まれている症例も存在する．片側にみられる例がほとんどで，女性に多い．視力は通常不良だが，良好な例もある．漿液性網膜剥離は26〜38％にみられるとされている．経蝶形骨脳瘤（transsphenoidal encephalocele）や，もやもや病などの頭蓋内血管形成不全を合併していることがある．

乳頭コロボーマ（図4）

乳頭コロボーマ（optic disc coloboma）は視神経乳頭を占める境

a.　　　　　　　　　　　　　　b.

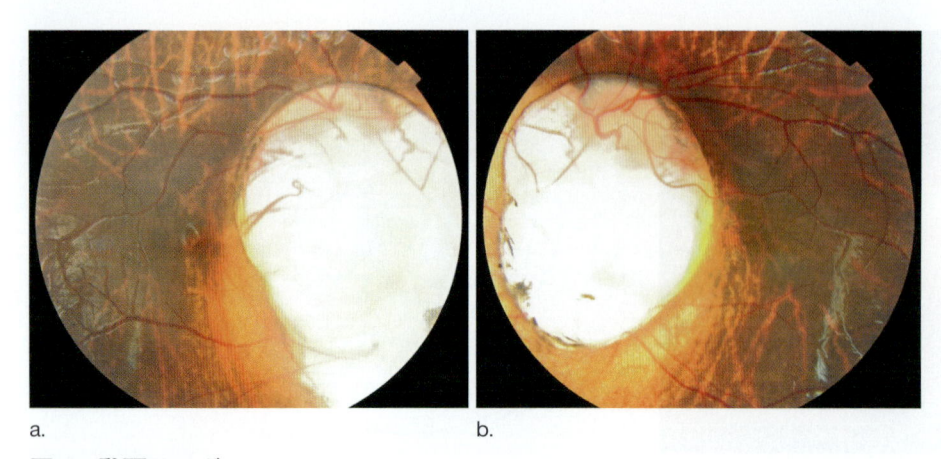

図4　乳頭コロボーマ
コロボーマが乳頭縁を越えて下方の網脈絡膜に拡大している.

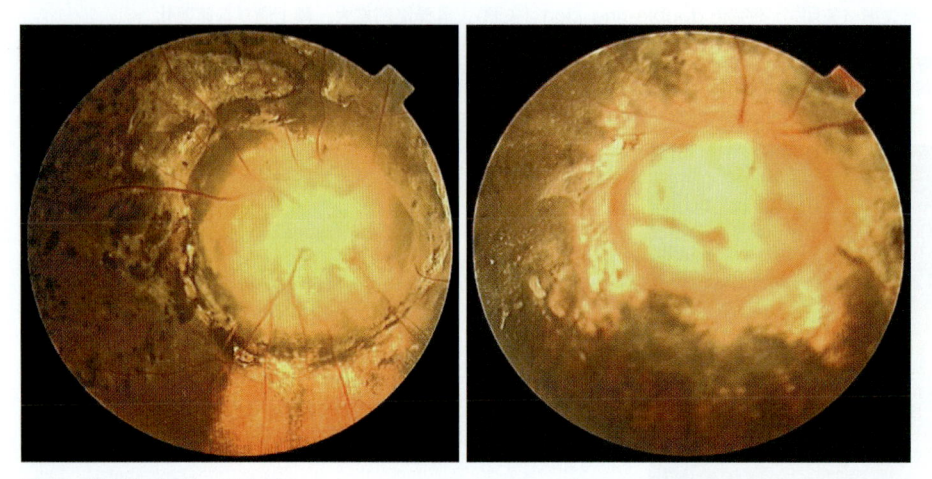

図5　乳頭周囲ぶどう腫
視神経乳頭をとり囲む深い陥凹がみられるが，乳頭は正常に近い.

界明瞭な白色の陥凹で，眼胚裂の閉鎖不全によって生じ，下方にみられる．コロボーマが乳頭縁を越えて下方の網脈絡膜に拡大している症例もある．虹彩や毛様体のコロボーマをしばしば合併する．朝顔症候群とは異なり，片側，両側の頻度は同程度であり，全身の異常を合併していることがある（CHARGE症候群[*4]など）．乳頭コロボーマのみの症例では漿液性網膜剝離を，網脈絡膜のコロボーマも合併している症例では裂孔原性網膜剝離を合併することがある．

乳頭周囲ぶどう腫（図5）

乳頭周囲ぶどう腫（peripapillary staphyloma）はまれな先天異常で，視神経乳頭をとり囲む深い陥凹がみられるが，朝顔症候群とは

[*4] **CHARGE症候群**
CHARGEの由来は，コロボーマ（coloboma），心奇形（heart anomalies），後鼻孔閉鎖（atresia of choannae），身体知能発育不良（retardation of growth and mental development），性器低形成（genital anomalies），耳奇形（ear anomalies）の主徴候による.

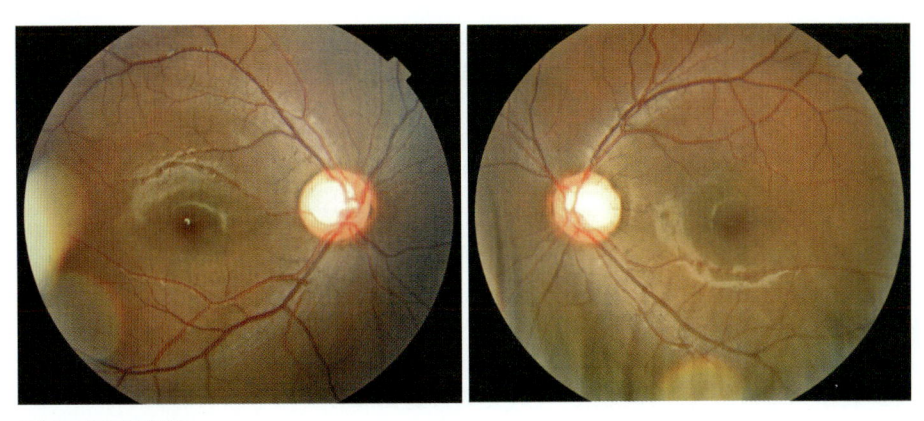

図6　巨大乳頭
DM/DD比は両眼とも約2.1．視神経乳頭陥凹拡大を伴っている．

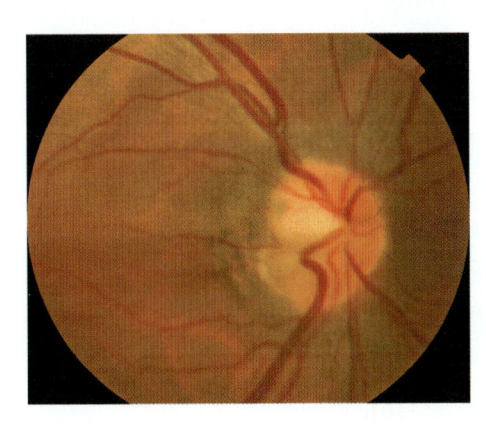

図7　乳頭小窩
視神経乳頭耳下側に陥凹がみられる．

異なり，乳頭は正常に近く，また，乳頭上にグリア組織はなく血管の走行は正常である．片側にみられることが多く，視力は通常不良である．

巨大乳頭（図6）

巨大乳頭（megalopapilla）の視神経乳頭の形態は正常であるが，乳頭径が大きく，通常両側にみられる．巨大乳頭の乳頭径は2.1 mm以上で，視神経低形成と同様にDM/DD比を用いて2.4以下を巨大乳頭とするのが簡便である．実際には陥凹乳頭比が大きいことが多く緑内障との鑑別が必要になるが，巨大乳頭の陥凹は通常円形か楕円形で，リムのnotchingはみられない．視力低下例では，乳頭コロボーマ，視神経膠腫などと鑑別する必要がある．

乳頭小窩（図7）

乳頭小窩（optic disc pit, optic pit）では，視神経乳頭内に生理的

陥凹とは異なる深い陥凹が耳側に多くみられる．半数以上の例でpitから走行する毛様網膜動脈がみられる．通常は片側であるが両側例もある．漿液性黄斑剥離は25〜75％にみられ，成人では漿液性黄斑剥離の自然治癒が約25％にみられる．網膜下液の由来については，硝子体腔，血管，くも膜下腔などが考えられているが，いまだ解明されていない．

傾斜乳頭症候群

　傾斜乳頭は視神経乳頭の垂直経線が傾斜し，上耳側の隆起および下鼻側の後方への偏位がみられることに由来する．海外では人口の1.6％程度にみられるとの報告がある[5]．傾斜乳頭症候群（congenital tilted disc syndrome）は傾斜乳頭に加え，乱視，近視，網膜血管の逆位，コーヌス，網脈絡膜萎縮，両耳側半盲などを合併する．非遺伝性で両側にみられる．傾斜乳頭症候群による両耳側半盲は，下垂体腫瘍による両耳側半盲とは異なり視野の垂直経線を保持しない．また，脈絡膜新生血管，漿液性網膜剥離，ポリープ状脈絡膜血管症などの合併の報告がある．

重複乳頭

　重複乳頭（doubling of the optic disc）は視神経乳頭が二つ存在する先天異常で，真の重複乳頭はまれである（乳頭コロボーマがもう一つの視神経乳頭にみえる偽重複乳頭が多い）．通常，片側であるとされている．CTやMRIによる画像検査で視神経が2本あることが確認される．

視神経無形成

　視神経無形成（optic nerve aplasia）は，まれな非遺伝性の先天異常で，片側が多い．視神経が欠損しており，検眼鏡的に視神経乳頭および網膜中心動静脈はみられない．小眼球，前眼部の先天異常，虹彩の形成異常などを伴うことが多い．

そのほかの疾患

　視神経乳頭部の色素沈着（congenital optic disc pigmentation）や有髄神経線維（myelinated nerve fibers）なども視神経乳頭部の先天異常に挙げられる．

カコモン読解　第19回 臨床実地問題27

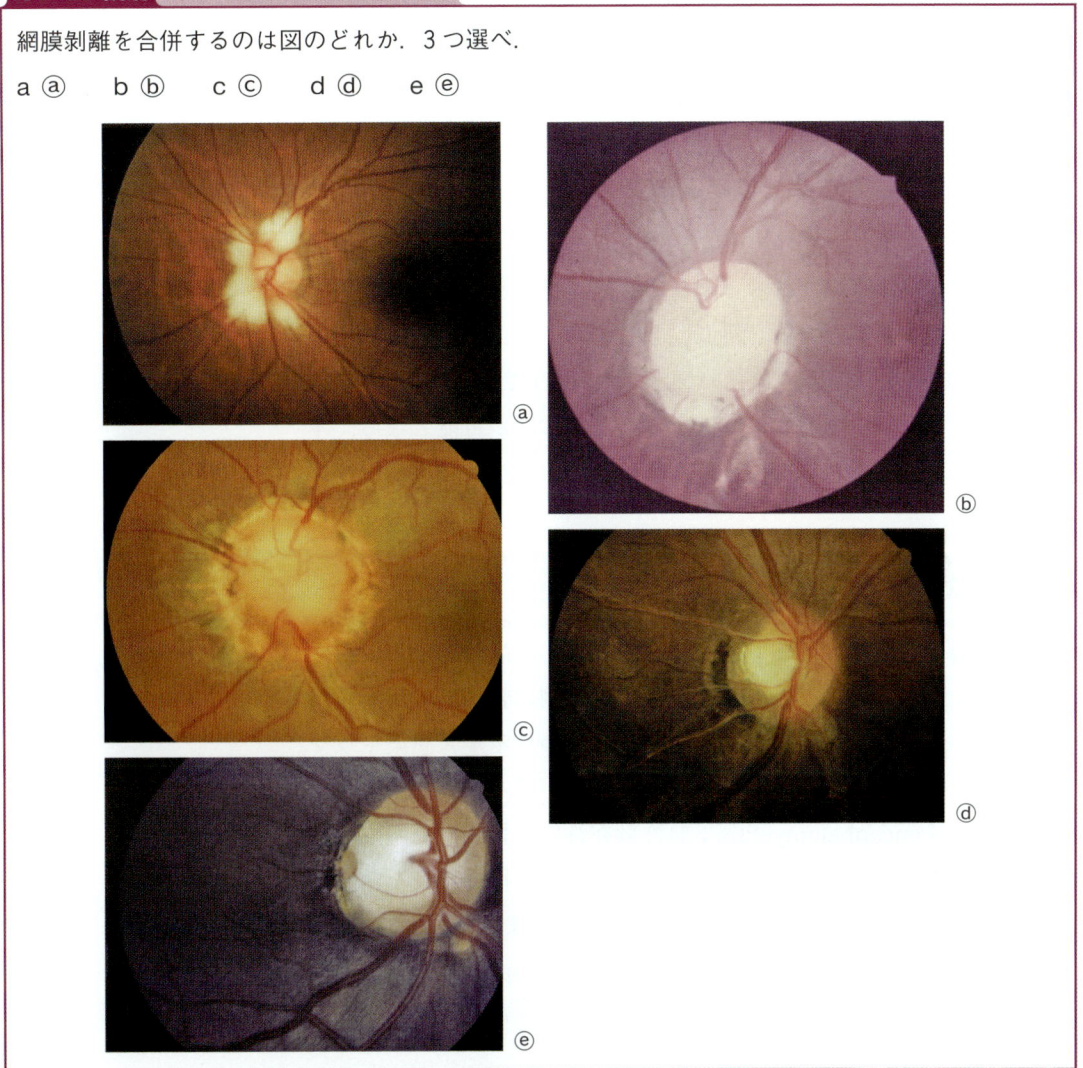

網膜剥離を合併するのは図のどれか．3つ選べ．

a ⓐ　b ⓑ　c ⓒ　d ⓓ　e ⓔ

解説　ⓐは，視神経乳頭周囲に有髄神経線維がみられる．ⓑは，乳頭コロボーマである．視神経乳頭の下方に境界明瞭な白色の陥凹がみられる．ⓒは，朝顔症候群である．視神経乳頭は著明に大きく，乳頭周囲の網脈絡膜には色素異常がみられ，乳頭上にはグリア組織の存在がうかがえる．ⓓは，コーヌスの存在から近視に伴う視神経乳頭の変化が考えられる．ⓔは，視神経乳頭耳側に乳頭小窩と考えられる陥凹がみられる．

　上記のうち，網膜剥離を合併する疾患は，乳頭コロボーマ，朝顔症候群，乳頭小窩である．

模範解答　b, c, e

（植木智志）

視神経炎，うっ血乳頭，視神経萎縮

　小児視神経疾患の診断は自覚症状がとらえにくく，視力・視野などの機能的検査は困難である．そこで，直接形状を観察できる検眼鏡的乳頭観察が基本となる（**図1**）．しかし，それだけでは診断できず，はじめに詳細な問診や瞳孔の反応，さらにCTやMRIなどの神経画像検査を行い，総合的に評価することで診断が可能となる．本項では小児に観察される視神経炎，うっ血乳頭，視神経萎縮について概説する．

視神経炎

概念・原因：好発年齢は9～10歳とされるが，2歳前後でも発症する．半数以上が両眼性に発症し，約70％の症例に乳頭炎の所見を示す．麻疹，水痘，インフルエンザ，感冒などのウイルス感染やワクチン接種後に数日から数週して発症することが多く，ADEM（acute disseminated encephalomyelitis；急性散在性脳脊髄炎）や髄膜炎に伴って視神経炎を発症しやすい．なお，繰り返し視神経炎を発症するものは多発性硬化症に移行する危険性が高い．また，両側の球後視神経炎発症後に横断性脊髄炎を来たすDevic's optic neuromyelitisがある．ほかに，副鼻腔や眼窩の炎症，薬物，中毒，外傷なども球

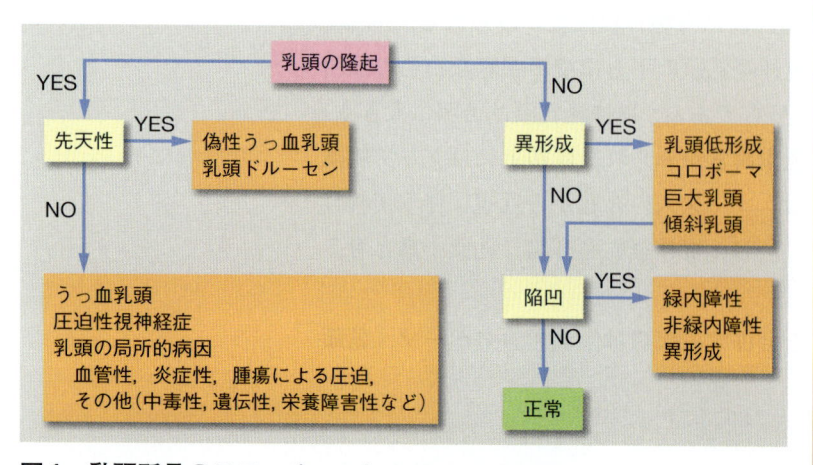

図1　乳頭所見のフローチャート（乳頭の立体的観察）

a. 右眼 b. 左眼

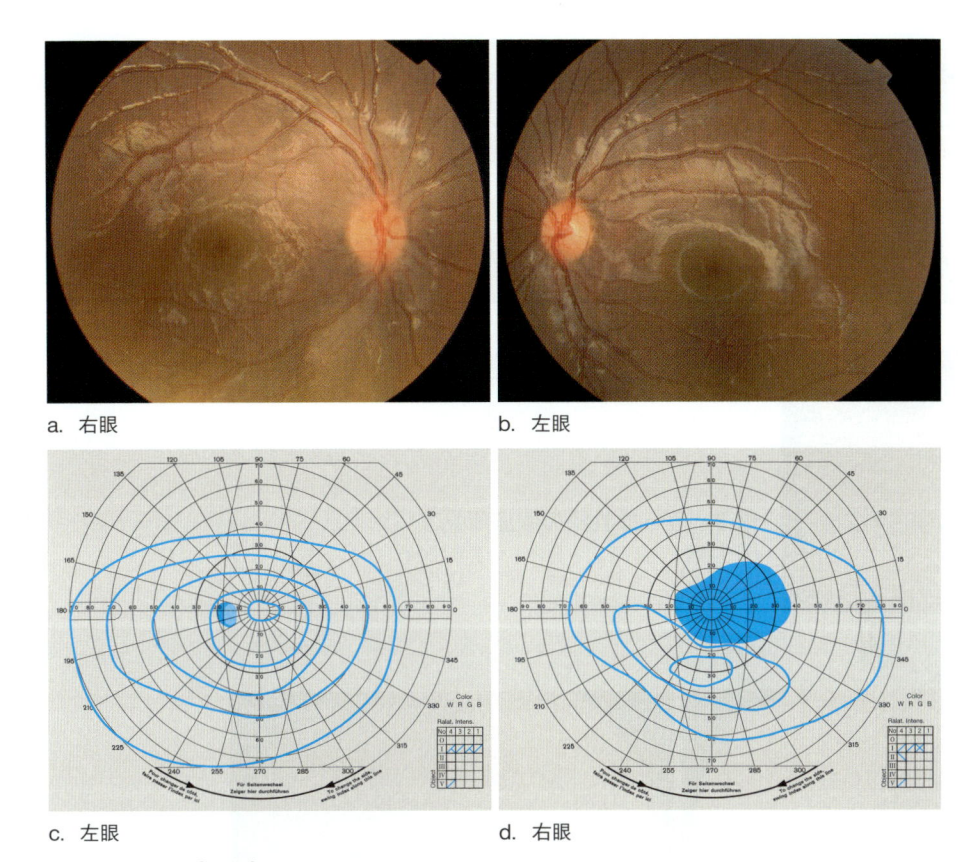

c. 左眼 d. 右眼

図2　視神経乳頭炎
5歳，女児．右眼視神経乳頭は左眼に比べ発赤，腫脹しており境界不鮮明である．また，視野検査にて中心暗点を認める．

後視神経炎の原因となることがある．

一般に視力回復はきわめて良好であるが，幼小児期や片眼性の場合は自覚や訴えに乏しく，発見が遅れることが多い[1-3]．

臨床的特徴：成人と同様に急激な視力低下や中心暗点を主とする視野障害，眼球運動時痛が主症状で，中心フリッカー値（CFF）の低下を認める．検眼鏡的所見上，乳頭炎と球後視神経炎に大別され，小児では両眼性に視神経乳頭が発赤・腫脹する乳頭炎を呈することが多く（図2），蛍光眼底造影では乳頭からの蛍光色素の漏出を認める．

確定診断には，眼窩内腫瘍や緊急疾患である ADEM などの鑑別のため MRI 検査も必須である．

治療：成人の視神経炎では，ステロイドパルス療法により機能回復までの期間は短くなるが，最終的な視機能予後は無治療と比べて差はみられないとの報告がある．小児では同様の臨床試験は行われていない．よって，小児視神経炎に対するはっきりとしたステロイド

文献は p.272 参照.

図3　うっ血乳頭の眼底所見
a. 初期（乳頭隆起・発赤，境界不鮮明）
b. 旺盛期（血管の拡張・蛇行，綿花様白斑，出血）
c. 萎縮期（視神経萎縮）

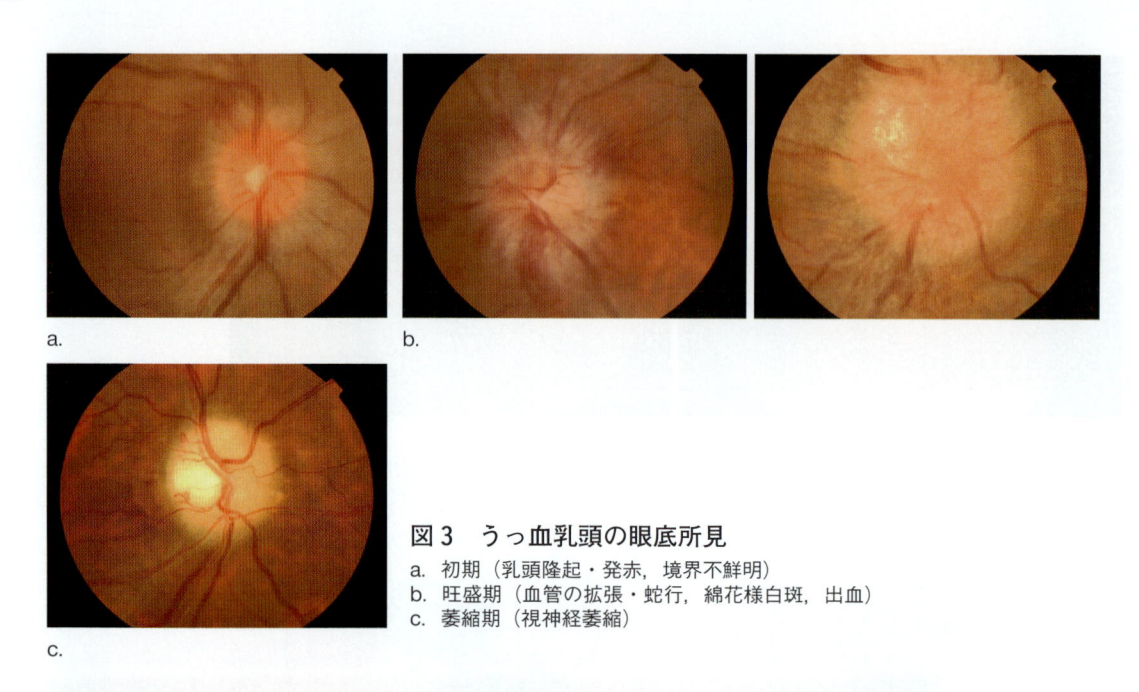

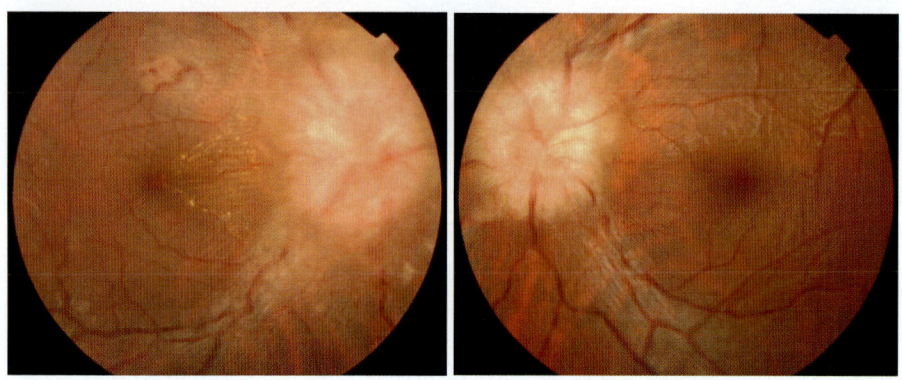

図4　左側脳室腫瘍による水頭症に伴う，うっ血乳頭の旺盛期
　　（左図：右眼，右図：左眼）
18歳，男児．嘔吐など髄膜刺激症状出現後に視力低下を自覚．両眼視神経乳頭は発赤，強く腫脹し，境界不鮮明である．

治療の有効性は示されていないが，ステロイド反応性は良好であるという報告も多い．一般に予後は良好だが再燃することもあり，長期的な経過観察が必要である[4,5]．

うっ血乳頭

概念・原因：頭蓋内圧亢進による視神経乳頭浮腫をうっ血乳頭と呼ぶ．頭蓋骨の発達異常（Crouzon病）を除き，脳脊髄液の産生過多または通過障害ないし吸収障害によって生じるが，産生過多によるものはまれである．通過障害の原因は腫瘍による頭蓋内占拠病変，

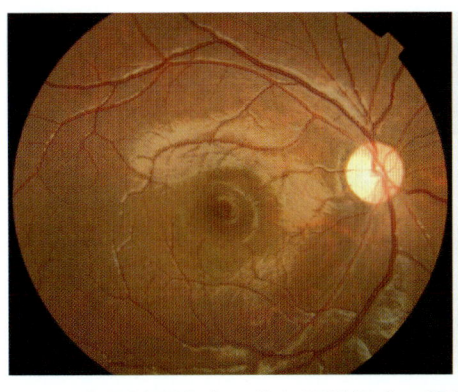

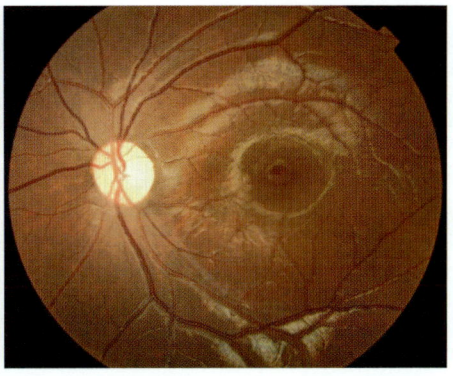

図 5　多発性硬化症に伴う視神経炎の慢性期の乳頭所見（左図：右眼，右図：左眼）
7歳，女児．5歳時に多発性硬化症と診断．7歳時の眼底写真にて両眼視神経萎縮を認める．

吸収障害の原因は脳髄膜炎であることがほとんどである[1-3,6]．
臨床的特徴：病初期には，はっきりとした視機能低下を訴えることはまれで，頭痛・嘔吐・悪心など頭蓋内圧亢進症状や項部硬直徴候がみられ，視野検査ではMariotte盲点の拡大を認める．眼底所見では，初期には乳頭隆起・発赤，境界不明瞭化，旺盛期には乳頭上の毛細血管の拡張・蛇行，綿花様白斑，火炎状出血などが認められ，慢性期を経て視神経萎縮に至る（図3）．これらの所見がみられた場合は，直ちに頭部MRI検査を行うことが重要である．また，成人と異なり，小児では頭蓋内圧亢進を来たす脳腫瘍は多く（図4），比較的容易に脳髄膜炎が発症するため素早い対応が望まれる．
治療：小児脳神経学的治療が主体となる．

視神経萎縮

概念・原因：網膜神経節細胞とその軸索が変性脱落した状態の総称．検眼鏡的には，球後の視神経障害による逆行性変性で生じ，グリア増生を伴わない単性萎縮（図5），乳頭浮腫後にグリアが増生して生じる炎性萎縮，乳頭陥凹拡大を示す緑内障性視神経萎縮（図6）に分けられる[7,8]．

　原因は優性遺伝性視神経萎縮，Leber視神経症，Leigh脳症などの遺伝性視神経萎縮（図7），Tay-Sachs病やNiemann-Pick病，Krabbe病（図8）のような代謝異常，アルコール依存症や風疹などの感染症に罹患した母親から胎内曝露を受けて生じたもの，頭蓋内および眼窩内腫瘍による圧迫（図9），および外傷，中毒性によるものなどが挙げられる[7-9]．
臨床的特徴：いかなる原因でも網膜神経節細胞とその軸索障害が長

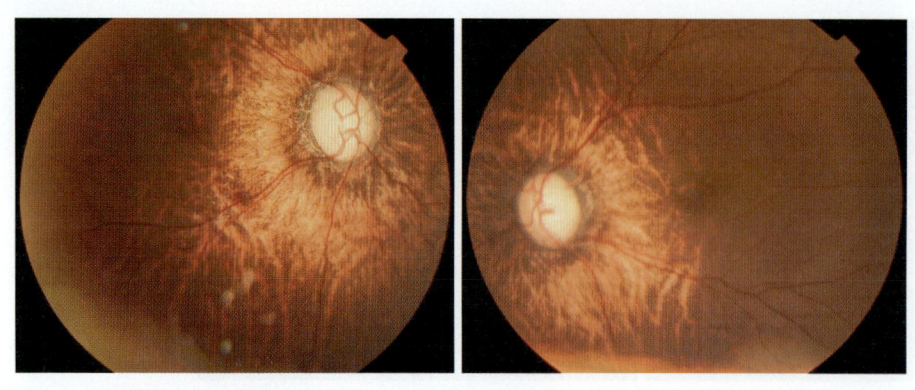

図6　緑内障性視神経萎縮（左図：右眼，右図：左眼）
6歳，男児．両眼に先天緑内障による乳頭陥凹を伴う視神経萎縮を認める．

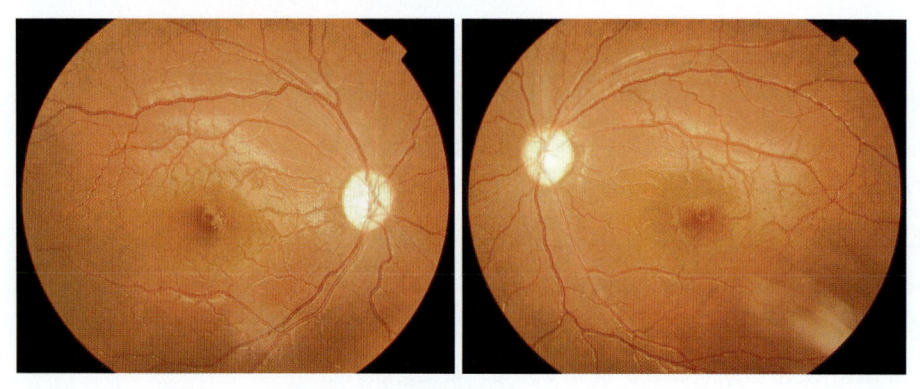

図7　Leigh脳症に伴う遺伝性視神経萎縮（左図：右眼，右図：左眼）
8歳，女児．両眼視神経乳頭萎縮を認める．

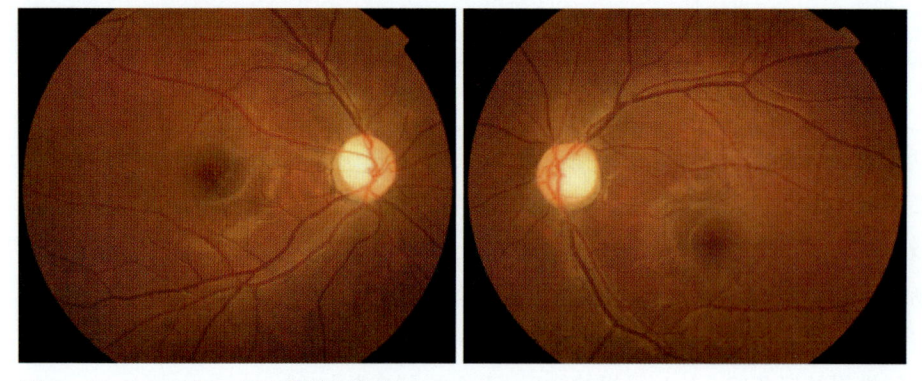

図8　Krabbe病による視神経萎縮（左図：右眼，右図：左眼）
13歳，男児．両眼視神経萎縮を認める．

期に及べば，視神経萎縮となり視神経乳頭の蒼白化が著明となる．
治療：視神経萎縮自体を治療することは難しい．重要なのは頭蓋内腫瘍など生命予後を左右する原因疾患が隠れていないかを探索し，それを取り除くことで進行を防ぐことである．

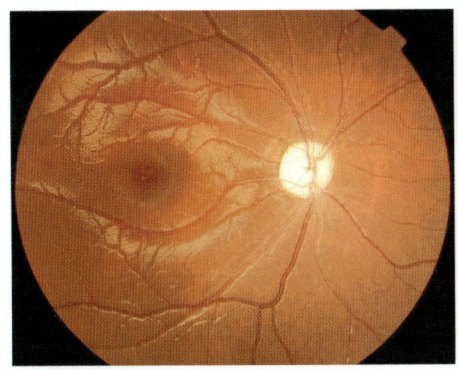

a. 右眼眼底所見

b. 左眼眼底所見

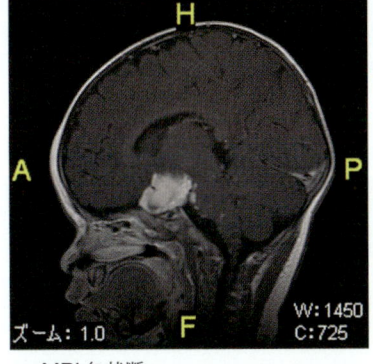

c. MRI 矢状断

図9 視神経膠腫による圧迫に伴う視神経萎縮
11歳 女児．生後6か月に視交叉周辺に視神経膠腫を指摘される．11歳時の眼底写真にて両眼視神経萎縮を認める．

（松下賢治，河嶋瑠美）

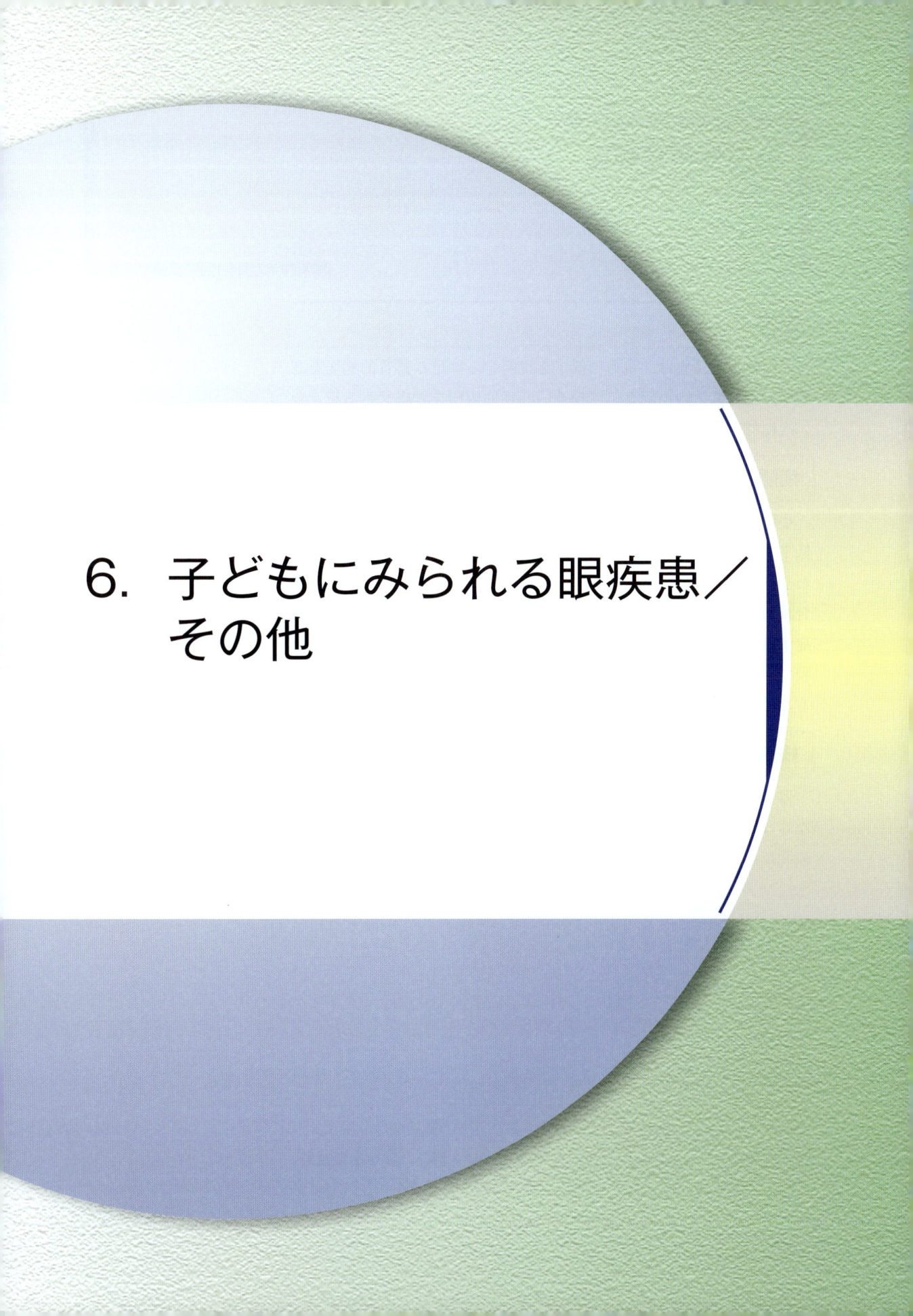

6. 子どもにみられる眼疾患／その他

心因性視覚障害

定義

心因性視覚障害は，"視力の低下を説明するに足る器質的病変を認めず，視力低下の原因として精神的心理的要因を考慮せざるをえない症候群"と定義される[1]．

文献は p.273 参照．

病態

小学生中高学年の女児に多い．受診動機は，"学校検診などで視力低下を指摘された"というように受動的なものが多い．視力障害のわりには家では見えにくそうにしておらず，検査結果と生活行動が合致しないことも特徴である．何らかの精神的ストレスが原因で発症する[*1]．原因で最も多いのは，家庭環境の問題である．次いで学校での問題が多い．その他，習いごとや眼鏡願望，外傷が契機になることもある．

[*1] 心因性視覚障害を発症する子どもの性格特性としては，ほとんどの症例は精神的に問題があるわけではなく，むしろ，協調性のよさ，自己主張が少ない，がまん強いという点が挙げられる．したがって，周囲の期待に応えるべく努力しているが，どこかに無理が来てしまうのではないかという意見もある[2]．

検査

器質的疾患の存在を常に念頭において検査し，決して見逃してはならない．前眼部，中間透光体，眼底の検査は必須である．また，瞳孔反応，眼位もチェックする．器質的疾患が除外されて初めて心

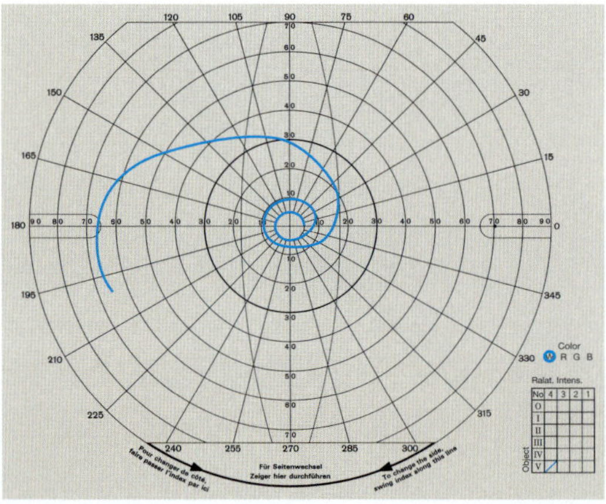

図1　らせん状視野
同じ経線上でイソプタが一致しない点で矛盾する．

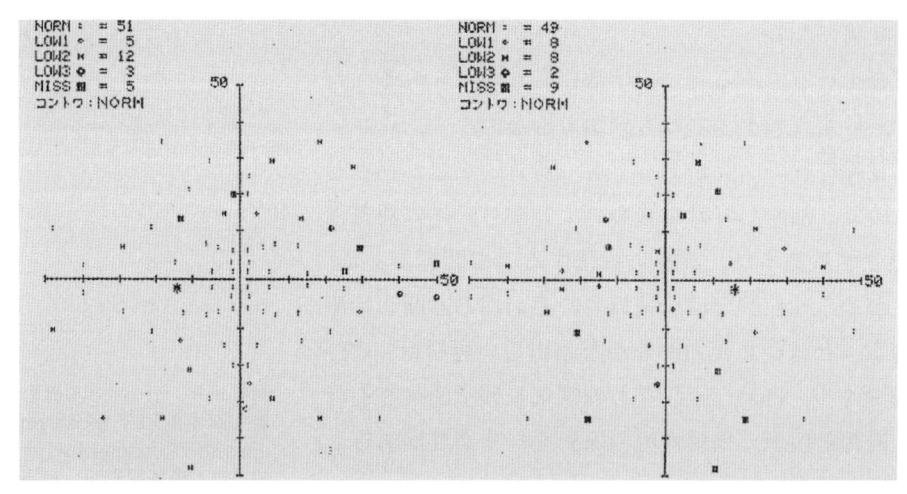

図2 水玉状視野欠損
暗点が散在する.

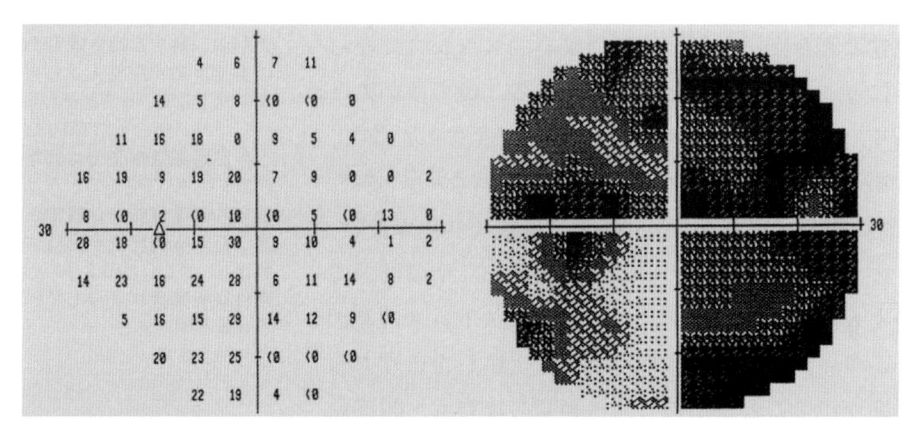

図3 花環状視野
閾値測定で,不規則な花環状の感度分布を示す.

因性視覚障害と診断する.

視力検査:初診時視力は裸眼視力で0.1〜0.5に多く分布し,矯正しても視力が伸びない.屈折度数はほとんどが軽度の遠視や近視である[3].レンズを交換しつつ,声を掛けて励ましながら,最終的には本来の屈折に±0のレンズを合わせることで視力が出るようになる(レンズ打ち消し法[4]).つまり,同度数で矯正しても視力にバラツキが出るという矛盾した結果になる.レンズ打ち消し法で視力が出れば,ほぼ心因性視覚障害と診断できる.

視野検査:動的視野検査では,らせん状視野を示す(図1).これは,同じ経線上でイソプタが一致しない点で矛盾する.静的視野検査では水玉状視野欠損[5]や花環状[6]といわれる視野を示す(図2,3).求心性視野狭窄を示すこともある.このように,器質的疾患では考え

られない矛盾した結果になる．

色覚検査：色覚検査を行ってみると，約半数に異常がみられる．ただし，非定型的で，いずれのタイプにも分類できない．

その他：心因性視覚障害様の所見があっても，器質的疾患が存在したという例もあるので，油断してはならない．しかし，逆に器質性疾患の可能性を懸念するあまり，診断に躊躇するのも問題である．典型的な検査所見がそろう症例では，積極的に心因性と診断し治療を試みるべきである．とはいえ視力がなかなか出ない場合は，CT，MRIなどの画像診断や*2，VEP，ERGなどの電気生理学的検査を行い，頭蓋内疾患，視神経疾患，網膜疾患の除外を行う必要があることも，また忘れてはならない．

治療

まず，心因性視覚障害を疑った場合は，何が心的ストレスになっているのかを問診により聞き出すことが大切である．最も多いのは家庭内の問題であり，兄弟が受験や病気，下に弟妹が生まれたなど，ほかの同胞に手が掛かり本人になかなかかまってやれない，また，家族との死別，両親の離婚で家族が離ればなれ，両親の共働きなど，本人がさびしいという気持ちを抱いていることが多い．学校問題では，いじめなどの友人関係，先生とあわないなどがストレスの原因となっていることが多い．外傷が契機の場合は，受傷したほうの眼だけに心因性の反応が出ることがある．眼鏡願望の場合も，根底には自分にもっと注目してほしい，さびしいという気持ちがあることが多い．しかし，原因が不明なものも少なくない．

治療は，問診のうえで原因がわかれば，周りの人間に理解してもらい改善してもらうことが大切である．家庭内でのさびしい気持ちが原因なら，家での声掛けを十分に行って本人にかまう時間をつくってもらう．学校での問題であるなら，学校関係者など第三者の協力も必要である．器質的疾患がないからといって診察を中止することをせずに，定期的に受診してもらい視力が出ることを確認する．親と一緒に通院するだけでも治癒する場合がある．通院中の親とのコミュニケーションが治療そのものになると考えられる．ほとんどの症例は，経過観察中に治癒する．しかしなかには，なかなか視力が出ない症例もある．そのような場合は，精神疾患が隠れている可能性があるので，器質的疾患を除外したのちに，精神科にコンサルトする．

（村木早苗）

*2 近年，心因性視覚障害者に対するPET（positron emission tomography；ポジトロン断層撮影法）検査やSPECT（single photon emission computed tomography；シングルフォトン断層撮影法）で，単純な光刺激に対する視覚連合領の血流反応が正常人より有意に低下していることがわかった[7,8]．このようにMRIなどの形態画像検査では異常がなくても，PETのような機能的画像検査では異常が見いだせる可能性が示唆された．しかし，どのように心因性視覚障害に関与しているかは不明である．

眼外傷

頻度

小児における片眼失明原因の第1位は眼外傷であり，眼外傷は小児眼科疾患で重要な位置を占める．米国では毎年240万眼の外傷があり，小児例（17歳以下と定義）は，そのうち35%を占めるとされている[1]．また，外傷は男性に多く発生する．

文献はp.273参照.

特徴

小児眼外傷では成人例にはみられないような受傷機転によるものがある．たとえば，誤って転倒することで鋭利なもの（はし，はさみなど）で眼を穿通，穿孔してしまう外傷，幼児虐待によるshaken baby syndrome，精神発育遅延に伴う自傷による網膜剝離などがある．

また，年齢が若い場合には病歴聴取が困難であり，自覚症状の訴えも不明瞭，診察にも苦労することがある．状況に応じて鎮静薬を投与，あるいは身体を拘束しての眼科的診察（図1）やCTなどの画像診断を行う必要がある．

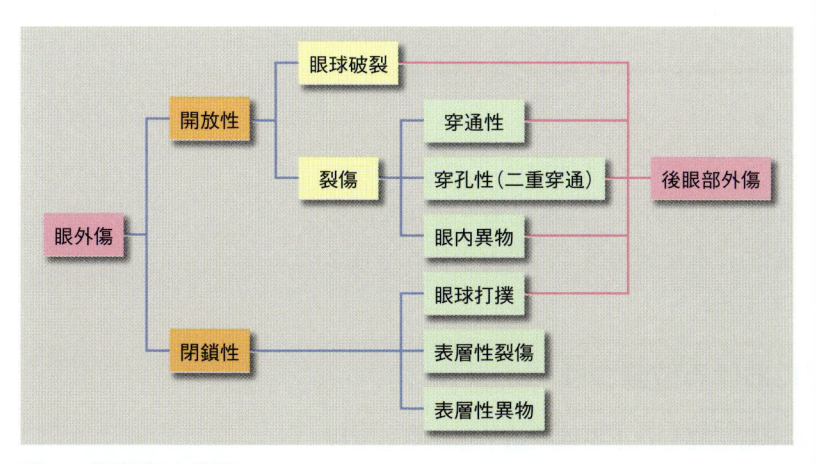

図1 眼外傷の分類
(Pieramici DJ, et al：A system for classifying mechanical injuries of the eye（globe）. The Ocular Trauma Classification Group. Am J Ophthalmol 1997；123：820-831.)

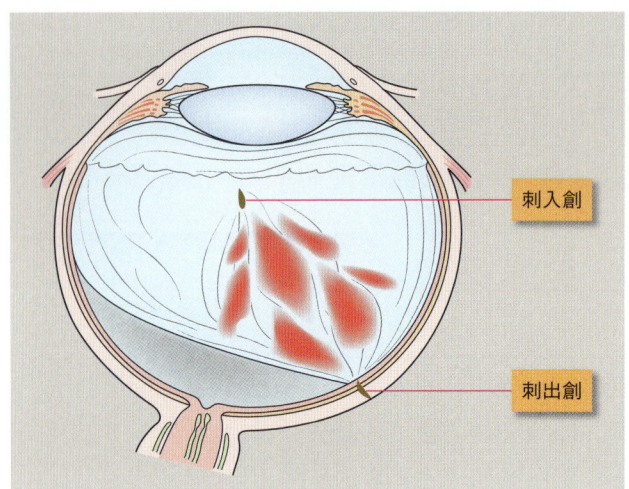

図2 穿通性眼外傷と穿孔性眼外傷
刺入創から刺出創へ二重の穿通性眼外傷となっているのが，穿孔性眼外傷である．

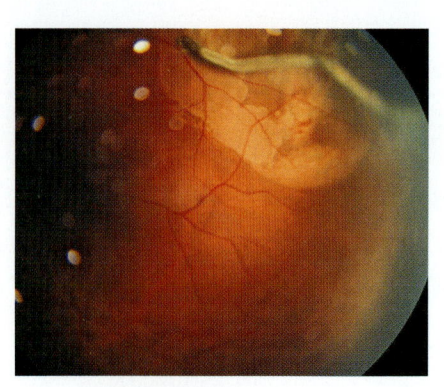

図3 穿孔性眼外傷
針金が眼球を貫いて二重穿孔となっている．

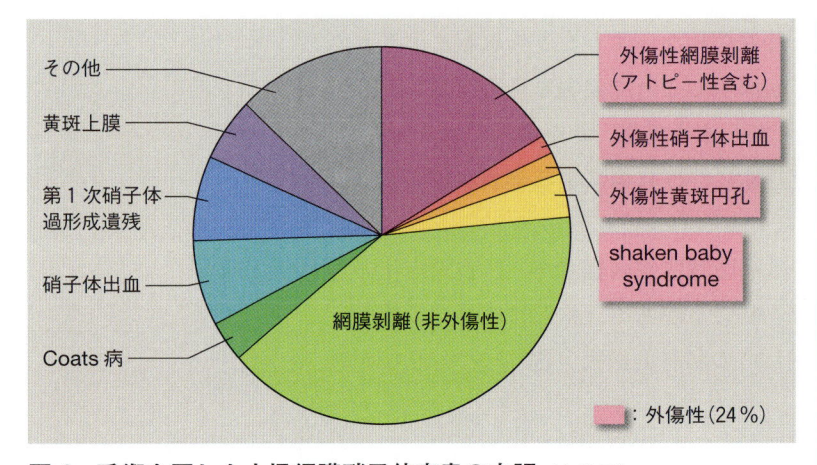

図4 手術を要した小児網膜硝子体疾患の内訳（自験例）

眼外傷の分類

図1に眼外傷の分類を示す[2]．注意すべき用語としては穿通（penetration）と穿孔（perforation）の区別で，二重穿通＝穿孔である（図2,3）．後眼部外傷は一般的に重症例が多く，視力予後も不良なものが多いので注意が必要である．

小児網膜硝子体疾患における位置づけ

図4に，自験例における手術を要した小児網膜硝子体疾患の原因疾患別の内訳を示す．外傷に起因する網膜剥離（アトピー性網膜剥離を含む），硝子体出血，黄斑円孔，shaken baby syndromeで全体

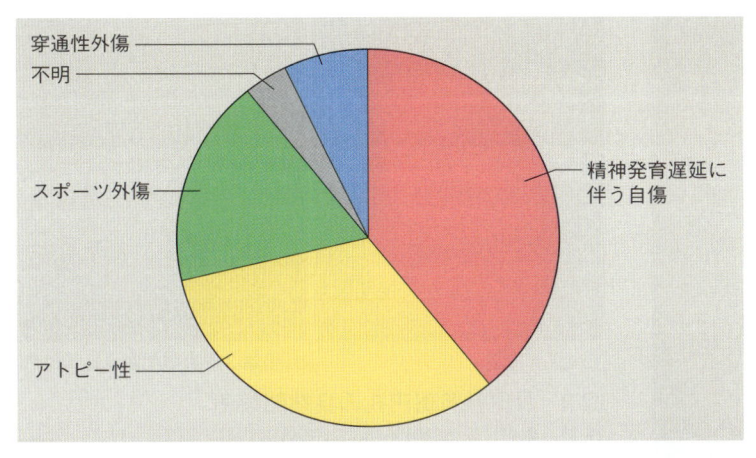

図5 小児外傷性網膜剥離の内訳（自験例）

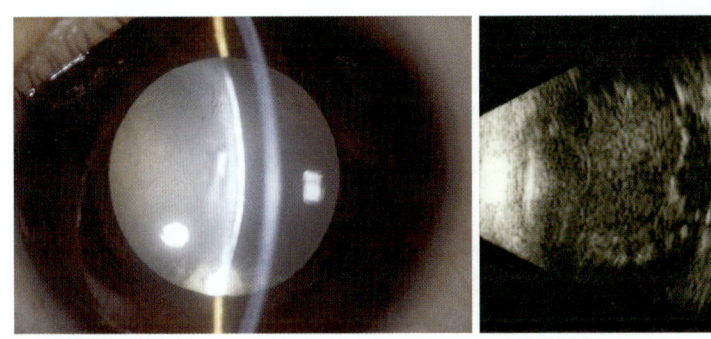

図6 精神発育遅延に伴う白内障・硝子体出血を伴ったPVR
a. 細隙灯検査所見
b. 超音波検査所見
PVR：proliferative vitreoretinopathy（増殖硝子体網膜症）

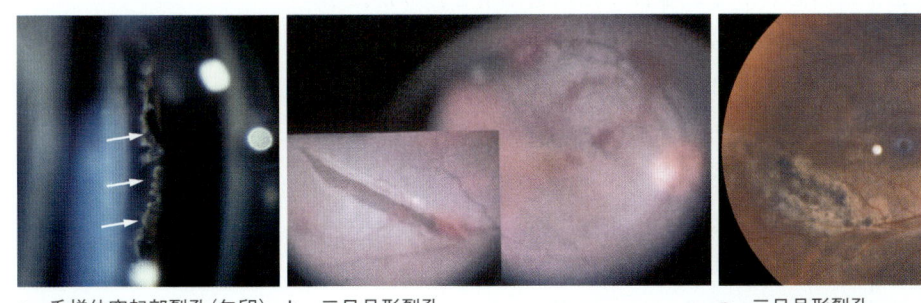

a. 毛様体突起部裂孔（矢印）　b. 三日月形裂孔　c. 三日月形裂孔
図7 アトピー性網膜剥離
(b, c／Kusaka S, et al：Retinal detachments with crescent-shaped retinal breaks in patients with atopic dermatitis. Retina 1996；16：312-316.)

の約4分の1を占めていた．これは成人例よりはるかに高い値と思われ，小児では眼外傷がいかに重要な疾患であるかが理解できる．また，図5には自験例の小児外傷性網膜剥離の内訳を示すが，精神発育遅延に伴う自傷例（図6），アトピー性網膜剥離（図7）[3]，スポー

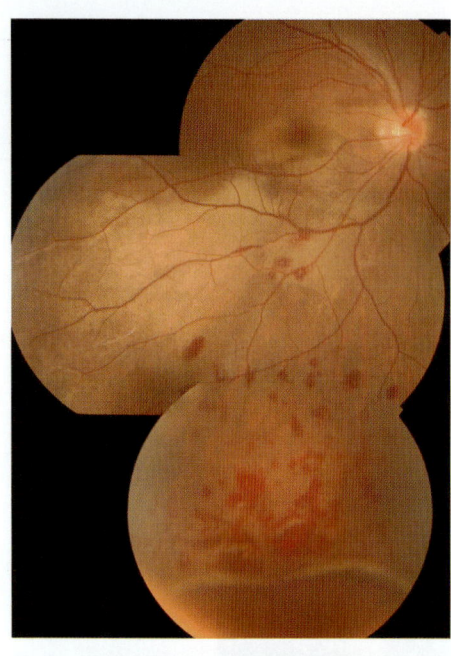

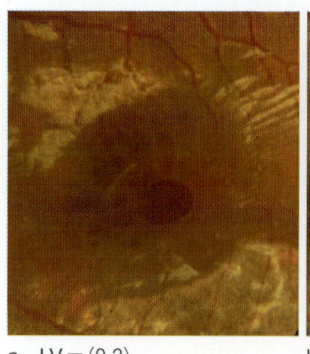

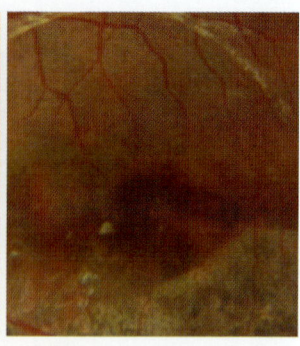

a. LV＝(0.2)　　　　　　　b. 受傷3か月で閉鎖. LV＝(0.7)

図9　外傷性黄斑円孔の自然閉鎖例
13歳，男児．テニスボールによる外傷．

図8　鈍的外傷による鋸状縁断裂

ツによる鈍的外傷（図8）によるものが多数を占めた．

治療

　眼外傷の病態は多岐にわたり，その経過も個人差が大きいために治療方針の選択に苦慮することが多い．一般的に鈍的眼外傷で網膜剥離がなく，緊急手術の必要がない場合には経過観察を行うが，小児では眼内出血による視性刺激遮断性弱視を念頭に置く必要がある．網膜剥離を伴う鈍的外傷では早期に手術を行うが，小児では強膜バックリング法が第一選択である．

　穿通性眼外傷では創口の縫合をまず一次的手術として行う．眼内異物がある場合には，この除去は速やかに行う．また，感染の徴候がみられれば，より早期に硝子体手術を行い，眼内に抗生物質を含んだ人工房水を灌流することも考慮する．後眼部に出血や穿通創がある場合の硝子体手術施行時期に関しては，議論が分かれる問題である．すなわち，一次的手術（開放創の閉鎖）をまず行い，10～14日程度様子をみてから硝子体手術を行うべきか，一次的手術の際に硝子体手術まで一気に行ってしまうべきかという議論である．前者はぶどう膜組織の浮腫，うっ血がある程度改善して，後部硝子体剥離が生じる段階で手術を行うのが安全との立場，後者はより早期に手術を行うほうが視力予後は良好であるとの立場に立っている．外

傷によるインパクトが弱い症例では，早期に硝子体手術を行ってもよいと思われるが，インパクトが強く，ぶどう膜組織の浮腫，うっ血が強い症例ではそれらが少し改善するまで待つほうが安全であろう．症例による差が大きく，簡単に結論は出せない問題である．

また，外傷性黄斑円孔では自然閉鎖例が報告[4]されており，2～3か月程度は様子をみてから手術を考慮すべきである（図9）．

カコモン読解　第19回 臨床実地問題 34

15歳の男子．ロケット花火が左眼に当たり来院した．前房出血吸収後の眼底写真を図に示す．注意すべき合併症はどれか．

a 硝子体出血
b 黄斑上膜
c 黄斑円孔
d 網膜剝離
e 脈絡膜新生血管

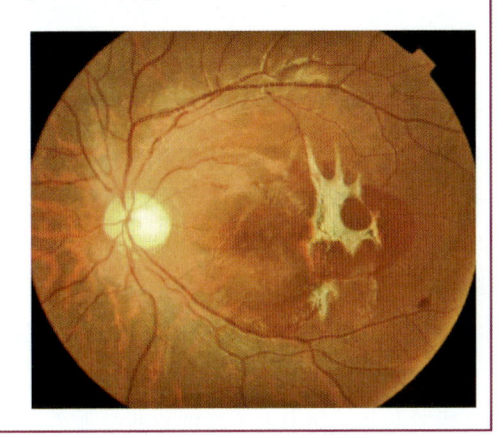

解説　ロケット花火によって鈍的外傷が生じたものと思われる．眼底写真をみる限り硝子体出血はなく，黄斑円孔，網膜剝離もなさそうである．中心窩耳側の病変は一見黄斑上膜のようにもみえるが，通常はもう少し白色が弱い色であろう．したがって，この症例は鈍的外傷によって脈絡膜断裂が発生したものと思われる．脈絡膜破裂が生じた症例ではBruch膜断裂が合併しており，Bruch膜が障害されるような病態では，後に脈絡膜新生血管が発症する可能性があるので，これに注意すべきというのが出題者の意図であると思われる．小児例においても脈絡膜破裂に続発した脈絡膜新生血管に対して抗VEGF治療の有効性が報告[5]されており，ほかに治療法がない現時点では適応外使用ではあるが，考慮すべき治療法と思われる．

模範解答　e

（日下俊次）

眼窩腫瘍

小児の眼窩疾患の鑑別

　小児の眼窩疾患は，成人とは異なる頻度で発生するうえ，急速に進行する眼部腫張が炎症性なのか腫瘍性なのかの判断を初診の外来で求められる場合が少なくない．視機能や眼所見の確認が十分に行えず，放射線学的な検査にも麻酔が必要となれば，このような判断もさらに困難となる．病変のほとんどが良性腫瘍もしくは蜂巣炎や外傷によるものであるが，まれに高悪性度の腫瘍が生じることがあり，まず腫瘍性病変に対する知識を整理しておくことが，効率的な診断と治療の一助となると思われる．この項では，小児に好発もしくは特徴的に生じる腫瘍診断のポイントを概説する．

小児眼窩腫瘍の頻度

　疾患の頻度を知ることは重要であり，効率よく鑑別診断を進める手掛かりとなる．表1に代表的研究[1-6]をまとめた．組織診断による頻度は，類皮嚢腫/類表皮腫（dermoid/epidermoid）が24％，乳児血管腫（infantile hemangioma）が11％と最も多く，次いで横紋筋肉腫（rhabdomyosarcoma），視神経膠腫（optic nerve glioma），リンパ管腫（lymphangioma）などが多いことがわかる．

文献はp.273参照.

問診・視診・触診による眼窩腫瘍の検出

　問診や視診，触診から腫瘍を疑う6Psが，Krohelら[7]により提唱されている．すなわち，proptosis（眼球突出・眼球偏位），palpation（触診），pulsation（拍動），periorbital changes（腫脹や発赤，出血などの病変周囲の変化），pain（痛み），progression（進行速度）で腫瘍の局在や性状，および良性悪性のある程度の判断が可能である．他院への紹介や検査スケジュールをどれだけ急げばよいかを決める指標となる．表2におおよその臨床症状を示す．また，小児に高頻度，もしくは特徴的にみられる眼窩腫瘍を以下にまとめる．

表1　小児眼窩腫瘍の頻度

	Iliff & Green[1]	Rootman[2]	Bullock[3]	Henderson[4]	Kodsi[5]	計	(%)
	n=316	n=241	n=141	n=208	n=340	n=1,246	100
類皮囊腫／類表皮腫	134	27	47	12	79	299	24
乳児血管腫	42	23	11	27	40	143	11
横紋筋肉腫	31	5	3	32	24	95	8
間葉性腫瘍（横紋筋肉腫以外）	17	2	8	12	27	66	5
視神経膠腫	20	13	5	30	47	115	9
神経原性腫瘍（視神経膠腫以外）	28	—	11	23	27	89	7
続発性／転移性腫瘍	19	5	12	29	23	88	7
リンパ管腫	10	14	5	13	12	54	4
リンパ腫／白血病	9	—	5	4	5	23	2
特発性眼窩腫瘍	12	13	4	4	10	43	3
静脈瘤	—	12	3	4	—	19	2
甲状腺関連眼窩病変	—	24	—	—	—	24	2
涙腺病変	8	2	3	—	6	19	2
感染性炎症	—	18	—	—	—	18	1
外傷	—	18	—	—	—	18	1
その他	28	65	24	22	40	179	14

☐ 小児に高頻度，もしくは特徴的にみられる眼窩腫瘍．
（Spencer WH：Ophthalmic pathology：an atlas and textbook. 4th ed. Philadelphia：WB Saunders；1996. p.2460.）

表2　主な小児眼窩腫瘍の臨床症状

区分	病名	一般的症状
先天性	類皮囊腫	眼球突出／偏位，無痛性，緩徐な発育
血管性	毛細血管腫	一時急速な発育，疼痛，拍動，眼球突出／偏位
	リンパ管腫	眼球突出，無痛性（病巣内出血で急激な眼球突出と痛み）
良性腫瘍	視神経膠腫	眼球突出，緩徐な発育，無痛性
悪性腫瘍	横紋筋肉腫	急速な眼球突出の進行，眼瞼腫脹

類皮囊腫（dermoid cyst, 図1）

　小児に最も高頻度に生じると考えられる分離腫（choristoma）．胎生期に表皮外胚葉の一部が骨縫合の閉鎖部に捕捉されることにより生じ，角化上皮と毛髪，汗腺，皮脂腺などの皮膚付属器によって構成される囊胞性病変である．頬骨前頭縫合部（眼窩上耳側）に好発し，その他，上鼻側や上眼窩裂にも生じる．腫瘍の発育は緩徐であ

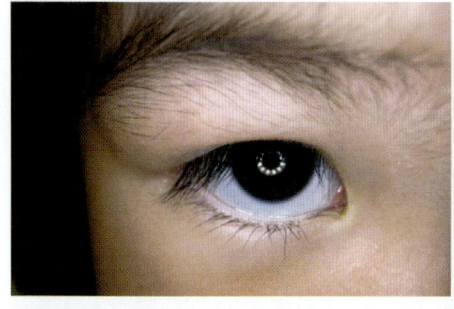

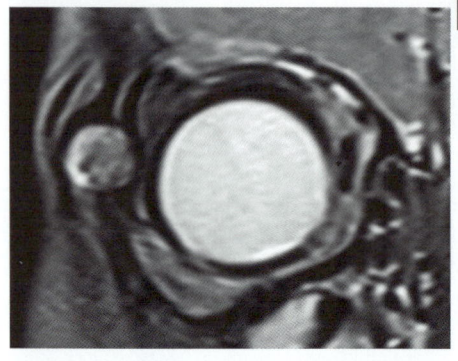

図1 右眼窩類皮嚢腫（3歳，女児）
眉毛部の無痛性腫脹のため受診．
a. 初診時眼部写真．耳側眼窩骨縁に可動性のない腫瘤を触知し，痛みはなかった．
b. MRI T1 強調像の冠状断．眼窩骨内に発育する腫瘤は，境界明瞭な嚢胞状で内部信号が不均一である．
c. MRI T2 強調像の冠状断．腫瘤の内部は脂質に富むことが予想される．

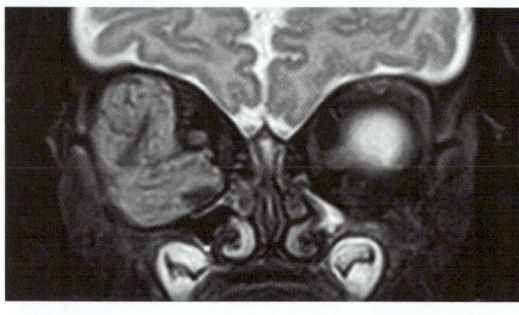

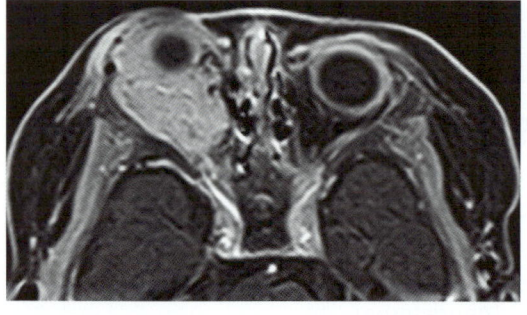

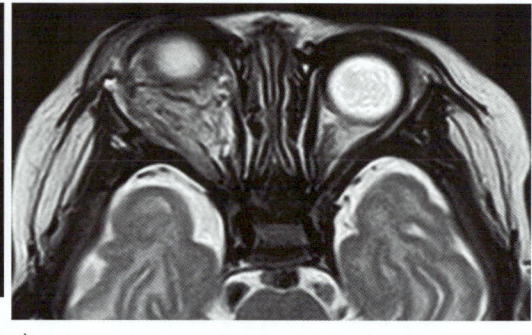

図2 右眼窩毛細血管腫（生後3か月，女児）
徐々に進行する眼球突出のため受診．臨床所見では視神経障害はなく，眼圧正常で，外転制限がみられた．
a. MRI T2 強調像の冠状断．眼窩内に充満する腫瘤があり，高信号を呈し，内部には比較的流速の速い血管によるflow voidがみられる．
b. MRI T2 強調像の水平断．外眼筋の判別が困難で，眼球は腫瘤にとり囲まれており，病変の大きさの割には眼球突出が少ない．
c. 造影MRIの水平断．腫瘤の造影効果は強く，上眼瞼にも病変は広がる．

るが，破裂すると周囲組織の急性炎症を惹起するため，全摘術が必要である．骨縫合に基を発し，意外に病変は深いため，小児の手術には全身麻酔が必要となることが多い．

乳児血管腫／毛細血管腫（infantile hemangioma/capillary hemangioma，図2）

　小児に高頻度に生じる原発性腫瘍で，腫大した血管内皮細胞からなる毛細血管腔で構成される．多くの別名があるが，皮膚に生じた場合にはイチゴ状血管腫と呼ばれる．通常，生後2か月くらいから病変が急速に増大して，6〜12か月時に最大となる．その後ゆっくりと退縮し，多くの場合4〜7歳で消失する．逆に消失しないものは乳児血管腫ではなく，血管奇形の可能性がある．乳児血管腫が眼窩に生じた場合には眼球偏位，斜視や開瞼障害などで視機能の発育に影響を与える可能性があるため，経過観察のうえ，必要に応じて視能訓練を行う．また，ステロイド局所もしくは全身投与，インターフェロン療法[8]，β遮断薬（プロプラノロール）[9]などを用いて腫瘍退縮を誘導することがある．

リンパ管腫／リンパ性血管奇形（lymphangioma/lymphatic malformation，図3）

　血管奇形は毛細血管，静脈，リンパ管が種々の割合で混在しており，リンパ管成分の多いものを臨床的にリンパ管腫と呼んでいるが，奇形の一種であるので，自然消退はほとんどない．多くは10歳以下で診断され，眼窩だけでなく結膜や眼瞼にもびまん性に分布し，ゆっくりと発育する．画像診断所見は特徴的であり，大小の嚢胞が多発してCT/MRI上の造影効果がない．嚢胞腔にはリンパ液の貯留をみるが，容易に病巣内出血するため，血液が貯留してニボーを形成していることが多い．病巣内出血を多量に来たせば，急激な痛みとともに眼球突出が著明となり，しばしば眼球運動障害や視神経障害を呈する．上気道炎などの際に出血を来たしやすいことが知られている．治療は，経過観察を基本とするが，視機能障害や整容上の問題が大きな場合には手術による摘出[10]，OK-432（ピシバニール®），フィブリン糊による硬化療法や減圧術などが行われる．

横紋筋肉腫（rhabdomyosarcoma，図4）[11]

　間葉系悪性腫瘍の代表的なものであり，小児に最も高頻度に生じる眼窩悪性腫瘍．全身に生じる可能性のある腫瘍であるが，眼窩に生じる頻度は10〜35％と高い．CTおよびMRIでは，外眼筋と同等のCT値/T1/T2強調像を示す比較的境界明瞭な不整形腫瘍によ

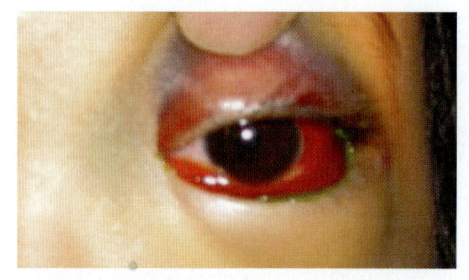

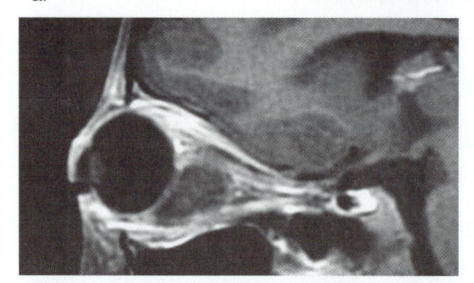

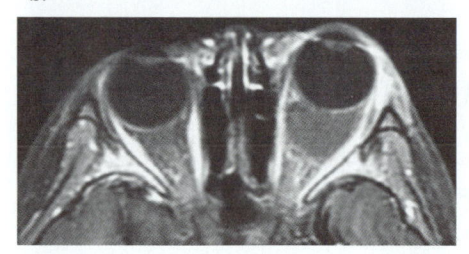

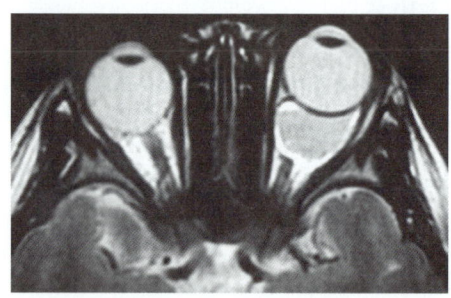

図3 左眼窩リンパ管腫（7歳，女児）

急激な痛みとともに眼球突出が生じて受診．他医でMRIを撮影したのち，当科を受診．
a. 初診時外眼部写真．左眼の突出と皮下出血および結膜出血が著明である．左眼視力（0.1），眼圧38 mmHgで嘔吐している．
b. 造影MRIの斜断面．筋円錐内に単房性の嚢胞様病変があり，視神経を上方に圧している．
c. 造影MRIの水平断．嚢胞様病変の内部は等信号で均一，隔壁は造影されない．
d. MRI T2強調像の水平断．嚢胞様病変の内部は著明な高信号を呈する．嚢胞の内容液はリンパ液と考えられるが，MRI撮影後に出血を来たしたものと思われる．

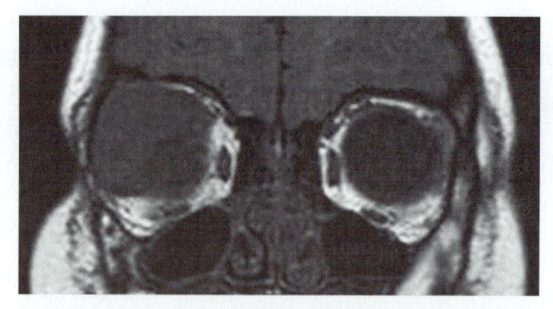

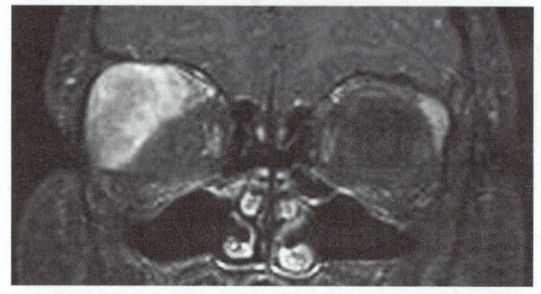

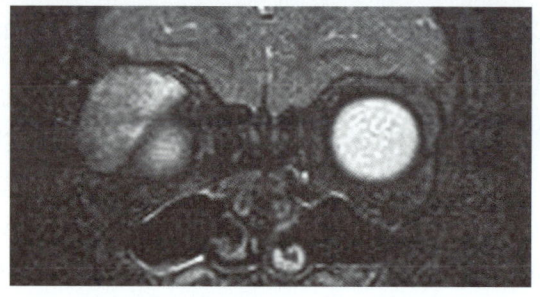

図4 右眼窩横紋筋肉腫（8歳，男児）

右眼部腫脹と眼球突出のため受診．部分切除を行って診断を確定した．
a. MRI T1強調像冠状断．右涙腺部に低信号の腫瘤がある．
b. 造影MRI水平断．造影効果は強いが，内部は不均一である．境界は比較的明瞭に観察され骨病変は認めない．
c. MRI T2強調像冠状断．高信号を示し，内部は不均一である．

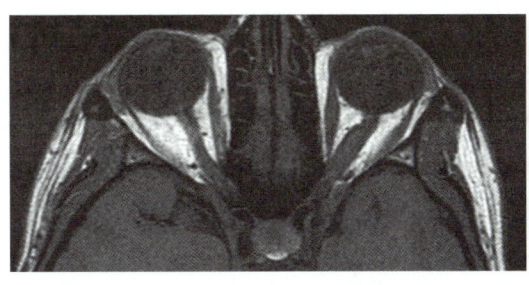

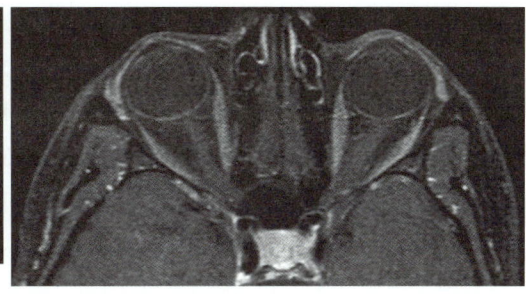

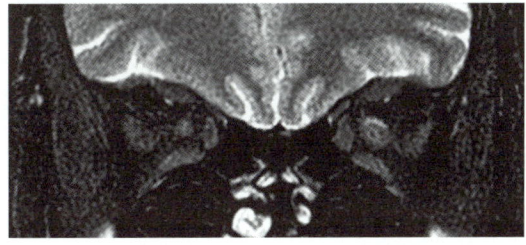

図5 左視神経膠腫（10歳, 女児）
神経線維腫症1型があり, 左眼視力低下のため受診.
a. MRI T1強調像水平断. 左視神経の境界明瞭な腫大とくびれがあり, 低信号を示す.
b. 造影MRI水平断. 典型例では造影効果を示すが, 視神経病変は造影効果を示さないこともある.
c. MRI T2強調像冠状断. 左視神経は高信号を呈し, 腫大している.

り, 骨病変と眼球の変形と偏位を来たす. 病理学的には embryonal type, alveolar type, pleomorthic type に分類され, 眼窩横紋筋肉腫のうち embryonal type が2/3を占め, 最も悪性度の高いのは alveolar type である. 現在の治療成績は以前に比べて著しく改善しており, 眼窩に限局している場合には手術による腫瘍切除術, 化学療法に放射線療法を組み合わせると, 5年生存率は90％以上である. その一方で, 視機能の温存や臨床病期の進んだ症例, 悪性度の高い組織型の治療については, 今後の改善を要する.

視神経膠腫 (optic nerve glioma/pilocytic astrocytoma, WHO grade I, 図5)[12]

小児の視神経に最も高頻度に生じる良性腫瘍. 視神経の星状膠細胞（astrocyte）から発生し, 小児眼窩内腫瘍の4％を占める. 神経線維腫症1型（von Recklinghausen 病；neurofibromatosis type 1；NF1）に関連する割合が50％であり, 視交叉を含めたすべての視路や視床下部に生じる可能性がある. NF1患者にみられる視路膠腫の頻度は30〜58％と報告されており, 両側性腫瘍の頻度も高いことが知られている. 診断は臨床所見と画像診断から可能であり, 生検は必ずしも要さない. CTもしくはMRIでは, 腫大した視神経が境界明瞭で内部は均一に観察されるが, 時として囊胞腔を伴い, これは造影剤を用いた撮影で観察されやすくなる. 基本的に良性腫瘍であり発育も緩徐であるが, 治療が困難であるため5年生存率は87〜

97％である．視力，生命予後ともに NF1 に随伴する症例が孤発例よりも良好である．治療は，NF1 に随伴する場合には緩徐な経過をたどるため，原則として経過観察する．孤発例は眼球突出や視神経障害が著明で，病変の進行も比較的早期に生じるため，多くの場合治療を要する．手術，放射線療法，化学療法が可能であるが有効性の高いものはなく，特に NF1 患者では放射線療法が高頻度に二次癌の発症を促進することが知られているので，慎重に治療法を検討する必要がある．

カコモン読解　第18回　一般問題22

小児に好発する眼窩腫瘍はどれか．2つ選べ．
a リンパ腫　　b 横紋筋肉腫　　c 視神経膠腫
d 涙腺多形腺腫　　e 海綿状血管腫

解説　a のリンパ腫（lymphoma）は，全年齢で眼窩に発生する悪性腫瘍のうち，40～50％を占める．成人に多く，ほとんどが B 細胞系の MALT リンパ腫，もしくはびまん性大細胞型 B 細胞リンパ腫である．生命予後と治療方針は，病理組織型によって大きく異なるため，生検が必須である．
b の横紋筋肉腫は，小児に好発する代表的悪性腫瘍である
c の視神経膠腫は，小児に好発する代表的良性腫瘍である．神経線維腫症 1 型に合併することが多く，発育は緩徐であることが多い．
d の涙腺多形腺腫（pleomorphic adenoma of the lacrimal gland）は，成人涙腺に好発する代表的良性腫瘍．涙腺多形腺癌や腺様嚢胞癌との鑑別が重要である．不確実な摘出により再発や悪性化を来たすことがある．
e の海綿状血管腫（cavernous hemangioma/venous malformation）は，静脈性血管奇形であり，無症候性であることが多いため，成人になってから診断されることがほとんどである．近年，別な理由で頭頸部画像診断をした際に発見されることもしばしばである．画像診断で確定診断され，ほとんどの場合は経過観察を基本とする．緩徐に発育することがあり，視神経障害や整容的問題を来たす場合には摘出術を行う．

模範解答　b，c

（古田　実）

7．全身疾患に伴う眼疾患

先天代謝異常と眼疾患

文献は p.274 参照.

先天性代謝異常にみられる眼症状のポイント

先天性代謝異常は，人名のついた症候群が多く，覚えにくい項目である．全体の傾向として，リピドーシス（スフィンゴリピドーシス，ムコリピドーシス）は cherry-red spot，ムコ多糖症は網膜色素変性症，糖代謝異常は白内障を来たすことを覚えておきたい（表1）.

脂質代謝異常

高脂（質）血症（リポ蛋白異常）／家族性高コレステロール血症：常染色体優性遺伝．LDL 受容体遺伝子の異常である．コレステロールの組織沈着による症状を来たす．全身症状として高コレステロール血症，腱黄色腫，早発性冠動脈硬化症，眼症状はコレステロールの眼瞼黄色腫，角膜輪である．

スフィンゴリピドーシス：分解酵素の先天的欠損で，脂質が組織内に蓄積する代謝異常である．代表的なものに次の4疾患がある．

1. **Tay-Sachs 病**：常染色体劣性遺伝．GM2 ガングリオシド分解酵素欠損のため，GM2 ガングリオシドが網膜，脳の神経細胞に蓄積する．精神運動発達遅延が主症状で，筋緊張低下，けいれんな

表1　主な先天代謝異常疾患

	疾患	代表的な所見
リピドーシス	スフィンゴリピドーシス 　Tay-Sachs 病 　Niemann-Pick 病 　Gaucher 病 　Fabry 病 ムコ脂質症（ムコリピドーシス）	cherry-red spot
糖代謝異常	ガラクトース血症	白内障
ムコ多糖症	I 型〜VII 型	角膜混濁，網膜色素変性
アミノ酸代謝異常	Marfan 症候群 ホモシスチン尿症 Marchesani 症候群	水晶体偏位

どを呈する．眼底には，神経節細胞などの網膜内層に GM2 ガングリオシドが沈着して白濁する．一方，神経節細胞のない中心窩は通常の色調が保たれるため，cherry-red spot を来たす．

2. Niemann-Pick 病：常染色体劣性遺伝．スフィンゴミエリンとコレステロールが神経系，肝，脾などの実質細胞に蓄積する．精神運動発達遅延，肝脾腫がみられ，眼底には cherry-red spot を来たす．

3. Gaucher 病：常染色体劣性遺伝．グルコセレブロシド分解酵素欠損により，グルコセレブロシドが肝，脾，骨髄などの細網内皮系に蓄積する疾患である．汎血球減少，出血，肝脾腫，骨症状がみられる．眼症状は，結膜に色素沈着がみられる．まれに cherry-red spot がみられる．

4. Fabry 病：X 染色体劣性遺伝．α-ガングリオシド分解酵素欠損により，トリヘキソシル・セラミドが沈着する疾患である．全身症状として，皮膚の血管異常および腎障害を呈する．眼症状は角膜表層の渦巻状混濁が特徴的である．結膜および網膜血管の拡張・蛇行，白内障も呈する．

糖代謝異常（ガラクトース血症）

常染色体劣性遺伝．ガラクトースからグルコースへの変換酵素の異常である．欠損する酵素は 2 種類あり，① ガラクトース 1 リン酸・ウリジル変換酵素（GPUT）欠損，および ② ガラクトキナーゼ（GALK）欠損の 2 型がある．

ガラクトース 1 リン酸・ウリジル変換酵素（GPUT）欠損症：全身症状を伴う．嘔吐，下痢などの消化器症状，黄疸，肝脾腫，筋緊張低下，精神運動発達遅延，卵巣機能不全などが出現する．眼症状は，白内障であり，生後数日から数週間以内に生じる．新生児マススクリーニング[*1] により発見されることが多い．治療は，乳糖除去ミルク，ガラクトーシス制限食を与えることであり，治療しなければ死に至る．白内障は，ガラクトーシスを除去することで進行予防ができ，また可逆的である．進行すると，数か月以内に成熟白内障に至る．

ガラクトキナーゼ（GALK）欠損症：GPUT 欠損より頻度は少ない．全身症状はなく，白内障のみ生じる．治療は GPUT 欠損症に準ずる．

ムコ多糖症

ムコ多糖の代謝経路における分解酵素の欠損により，ムコ多糖が

[*1] 新生児マススクリーニング
生後 4～6 日の新生児の代謝・内分泌異常の検査．早期発見・早期治療により障害発生の防止が見込める以下の 6 疾患が対象．

（対象疾患）

| フェニルケトン尿症 |
| メープルシロップ尿症 |
| ホモシスチン尿症 |
| ガラクトース血症 |
| 先天性甲状腺機能低下症 |
| 副腎過形成症 |

表2 ムコ多糖症の分類

型	症候群	遺伝様式	全身症状		眼症状		尿中ムコ多糖類
			知能障害	骨格異常	角膜混濁	網膜色素変性	
I	Hurler	AR	+	+	+	+	DS, HS
	Hurler-Scheie	AR	V	V	+	+	DS, HS
	Scheie	AR	−	+	+	+	DS, HS
II	Hunter	XLR	+	+	−	+	DS, HS
III	Sanfilippo	AR	+	V		+	HS
IV	Morquio	AR	−	+	+	−	KS-CS
VI	Maroteaux-Lamy	AR	−	+	+	−	DS
VII	Sly	AR	+	+	+	−	DS, ch-4/6S

DS：デルマタン硫酸，HS：ヘパラン硫酸，KS-CS：ケラタン硫酸-コンドロイチン硫酸複合体，ch-4/6S：コンドロイチン4/6硫酸，V：存在するときもある，または軽い．V型はない．
（梶井　正ら：新先天奇形症候群アトラス．東京：南江堂；1998.）

沈着する代謝疾患である．ムコ多糖には，ヒアルロン酸，コンドロイチン硫酸，デルマタン硫酸，ケラタン硫酸，ヘパラン硫酸などの物質が含まれる．これらは，軟骨，骨などの結合組織や細胞間セメントの主成分である．ムコ多糖症は，I型からVII型に分類される．

全身症状として，特異なガーゴイリズム顔貌（大頭，まばらな頭髪，前額突出，広がった鼻翼，眼間開離，内眼角贅皮，幅広く厚い口唇），低身長，全身の骨格異常，関節運動制限，肝脾腫，難聴，精神発達遅延などがみられる．眼症状は，角膜混濁と網膜色素変性である（表2）．

アミノ酸代謝異常と類縁疾患

Marfan症候群：常染色体優性遺伝．全身の結合織の異常により生じる疾患で，長い四肢，クモ指などの骨格・関節異常，心・大血管の異常を主徴とする．責任遺伝子はフィブリリンの遺伝子*FBN1*である．

眼所見は，水晶体偏位である．上・外方に偏位することが多い．二次的に続発性緑内障，網膜剥離を伴う．その他に，強度近視，眼瞼下垂，網膜剥離，コロボーマ，隅角異常からの緑内障，青色強膜がみられることがある．

ホモシスチン尿症：常染色体劣性遺伝．メチオニンの代謝障害で，尿中，血中にメチオニン代謝の中間代謝産物であるホモシスチンが

増加する．眼症状を呈するのは，I～III 型のうち I 型のシスタチオニン合成酵素欠損症である．全身所見として，知能障害，けいれん，四肢が細長く，クモ指がみられ，血栓形成を容易に起こす．

　眼所見は，水晶体偏位で，下方偏位しやすい．10 歳をすぎると大部分の症例でみられる．ほかに，小水晶体，白内障，続発緑内障，強度近視，視神経萎縮，網膜剥離なども生じやすい．治療は，シスタチオニン合成酵素の働きがある患者では，その補酵素であるビタミン B_6（ピリドキシン）の大量投与を行う．ビタミン B_6 に反応しない場合は，低メチオニン食を与える．

Marchesani 症候群：常染色体劣性遺伝．結合織の異常により，Marfan 症候群とは逆に短躯，短指を呈する．眼においては，球状水晶体および緑内障が特徴的で，球状水晶体の亜脱臼，脱臼がみられる．また，眼球の形態以上から強度近視眼底，コロボーマ，網膜変性がみられることもある．

Ehlers-Danlos 症候群：常染色体優性遺伝が多い．皮膚の脆弱性，過伸展，多発性斑状出血，関節の過伸展などの結合組織の異常を来たす症候群である．眼症状としては，網膜色素線条，裂孔原性網膜剥離，青色強膜，後部ぶどう腫，内頸動脈海綿静脈洞瘻などを来たす．

Lowe 症候群（眼脳腎症候群）：X 染色体劣性遺伝．責任遺伝子は OCRL 1 である．別名のとおり，精神発達遅延，腎尿細管性アシドーシスが全身症状としてみられる．眼症状は，白内障および緑内障（隅角形成異常）が認められる．全身的には，腎近位尿細管障害，精神発達遅延，筋緊張低下を呈する．

白子症（白皮症）albinism：チロシンを分解してメラニンを生成するチロシナーゼ活性の異常により，全身性に色素脱失を呈する遺伝性疾患である．白色の皮膚，毛髪を呈する．眼においては，メラニン色素を豊富にもつぶどう膜，網膜色素上皮の色素脱失を認め，虹彩は灰青色，眼底は赤色の反射を呈する．羞明，眼振，視力障害，斜視（特に内斜視）を合併することが多い．詳細は，本巻"先天無虹彩，白子症，黄斑低形成"の項目を参照されたい．

　白子症の関連疾患としては，Chédiak-Higashi 症候群がある．好中球など食細胞の形態・機能異常があり，部分的な眼皮膚白皮症と組織内の巨大なメラノソームがみられる．感染に対し非常に弱い．

フェニルケトン尿症：常染色体劣性遺伝．フェニルアラニン水酸化酵素が欠損する．フェニルアラニンがチロシンに変換されず，血漿，

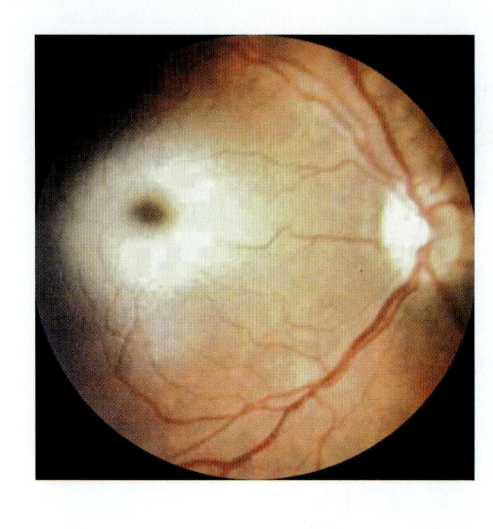

図1 cherry-red spot
1歳，女児．発育遅延があり眼底検査で cherry-red spot を認めた．精査の結果，Tay-Sachs 病と診断．
（植村恭夫：小児の眼底疾患．東京：医学書院；1990．）

尿中フェニルアラニンが増加し，重度の精神発達遅延，けいれん，および白子症と同様のメラニン色素欠損による症状を呈する．

高オルニチン血症（脳回状脈絡膜ジストロフィ）：常染色体劣性遺伝で，*OAT* 遺伝子の異常である．Ⅰ型（オルニチンデカルボキシラーゼ欠損）とⅡ型（オルニチントランスフェラーゼ〈OAT〉欠損）があるが，眼症状を呈するのはⅡ型である．眼底に進行性の網脈絡膜変性を来たす．眼底に境界鮮明で色素沈着を伴った小円形の萎縮巣が生じ，進行とともに拡大，癒合して特徴的な脳回状の脈絡膜萎縮を呈する．強度近視，後嚢下白内障も生じる．

金属代謝異常：Wilson 病

常染色体劣性遺伝．銅の排泄障害により，肝，脳，角膜などに銅沈着を来たす．眼症状は，Kyser-Fleischer 輪（角膜 Descemet 膜付近の黄～茶褐色の色素沈着）および，ひまわり状白内障（水晶体前後嚢への銅沈着），調節，輻湊不全を来たす．

カコモン読解 第 18 回 一般問題 86

cherry-red spot を伴うのはどれか．3つ選べ．
 a Fabry 病　　b Gaucher 病　　c Niemann-Pick 病
 d Refsum 症候群　　e Tay-Sachs 病

［解説］ 1．cherry-red spot とは？（図 1）：代謝異常疾患における cherry-red spot は，代謝異常物質が網膜内層（特に神経節細胞）に蓄積して白濁するために生じる．神経節細胞を欠く中心窩では正常色が残るため，cherry-red spot と呼ばれる眼底所見となる．

2. cherry-red spot を来たす疾患：リピドーシス，すなわちスフィンゴリピドーシスとムコリピドーシス（ムコ脂質症）である．選択肢の a，b，c および e がスフィンゴリピドーシスである．しかし，スフィンゴリピドーシスでも，Fabry 病（a）は cherry-red spot を来たさない．ムコリピドーシスは，糖蛋白や糖脂質などの炭水化物の代謝異常により生じる常染色体劣性遺伝性の疾患群で，ムコ多糖症とスフィンゴリピドーシスの両者の特徴を備えている．一般の全身症状は，ムコ多糖症とよく似ている．眼症状は，cherry-red spot のほか，角膜混濁などを来たす．

3. その他の選択肢について：Refsum 症候群（d）は，網膜色素変性症，慢性多発性神経炎および小脳性失調を来たす常染色体遺伝性疾患である．そのほか，感音性難聴，縮瞳，白内障などが認められる．

[模範解答] b, c, e

（羽根田思音）

母斑症

疾患概念

母斑症（phacomatosis）は，神経外胚葉と中胚葉の発生異常によって皮膚および神経系に母斑・腫瘍（過誤腫）を生じる遺伝性の疾患群である．特徴的な眼所見から疾患が見つかることもあり，小児期より継続した管理を要する．本項では，代表的な4疾患についてとりあげ概説する[1]．

文献はp.274参照.

von Recklinghausen 病（神経線維腫症1型）

原因：Schwann 細胞，メラノサイト系に異常を生じ，皮膚および神経の多発性神経線維腫，カフェオレ色素斑，骨病変，眼病変を特徴とする母斑症で，常染色体優性遺伝を示す．原因遺伝子 *NF1* は第17番染色体長腕（17q11.2）に位置し，浸透率はほぼ100%と高いが，家族内でも表現型の差異が大きい．有病率は3,000人に1人．

症状・所見：全身所見として，皮膚には出生時よりカフェオレ斑（図1a）と呼ばれる特徴的な褐色斑が体幹を中心にみられる．思春期以降に神経線維腫が全身の皮膚，末梢神経に多発し，中枢神経病変や骨病変を伴うこともある．眼合併症で最も頻度が高いのは虹彩結節（Lisch 結節，図1b）である．淡褐色ドーム状の過誤腫で，乳幼児期に出現して徐々に増加する．2歳半で1/3，5歳で1/2，15歳で3/4の例にみられるようになり，30歳を超えるとほぼ100%に認める[2]．視神経膠腫（図1c, d）は，約15%に合併する[3]．無症候性のことが多いが，視神経萎縮を来たし進行性の視力障害，視野障害を生じることもある．ほかに眼瞼の叢状神経線維腫，眼瞼下垂，眼窩腫瘍，眼窩・顔面骨変形，眼底異常（色素斑，過誤腫，網膜変性），緑内障などを合併する．

診断・管理：米国 National Institutes of Health（NIH）の診断基準を表1に示す．虹彩結節は診断的価値が高い[*1]．視神経膠腫の診断にはCT あるいは MRI での視神経肥厚所見が有用である．眼底検査で定期的にうっ血乳頭や視神経萎縮の有無を確認する．一般に停止性

[*1] 虹彩結節（Lisch 結節）
細隙灯顕微鏡で，虹彩より淡い褐色の隆起として容易に観察できるが，散瞳下では判別困難であるため散瞳の前に十分検査する．

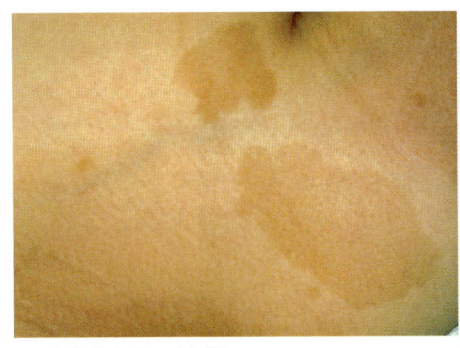

a. 皮膚のカフェオレ斑
b. 虹彩結節 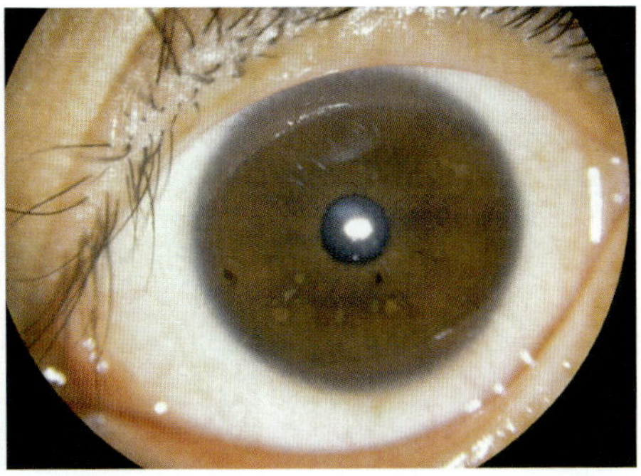
c. 視神経膠腫による視神経萎縮 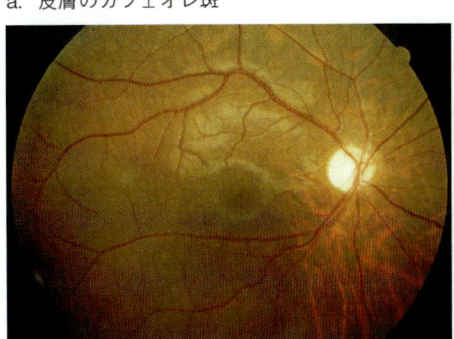
d. 視神経膠腫のCT所見 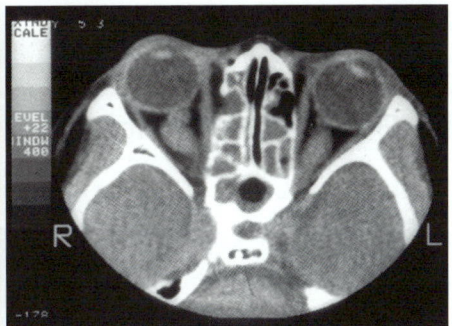

図1　神経線維腫症1型

表1　神経線維腫症1型の診断基準（NIH）

以下の所見が2つ以上存在する場合に診断される
1. 思春期以前では最大径5mm以上，思春期以降では最大径15mm以上のカフェオレ斑を6個以上認める
2. いずれかのタイプの神経線維腫を2個以上認めるか，叢状神経線維腫を1個認める
3. 腋下または鼠径部の雀卵斑（色素斑）
4. 視神経膠腫
5. 2個以上のLisch結節（虹彩の過誤腫）
6. 蝶形骨の異形成，長骨皮質の非薄化など特徴的骨病変，偽関節を伴うことと伴わないことがある
7. 一次近親者（両親，同胞または子）に，上記の診断基準を満たす神経線維腫症1型患者がいる

で自然縮小例もあるため，無症候性のものは経過観察する．進行性の視神経膠腫に対しては，放射線治療，化学療法，もしくは健側の視神経に及ばないように外科的切除を検討するが，患側の視機能は失われ，眼瞼下垂や眼球運動障害などの術後合併症も多い．眼瞼・眼窩のびまん性神経線維腫は外科的全摘出が難しく再発しやすい．視力発達期の小児に眼球偏位や眼球運動障害，眼瞼下垂を生じている場合には弱視治療を要する．

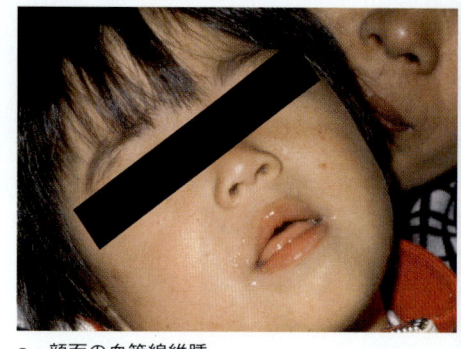

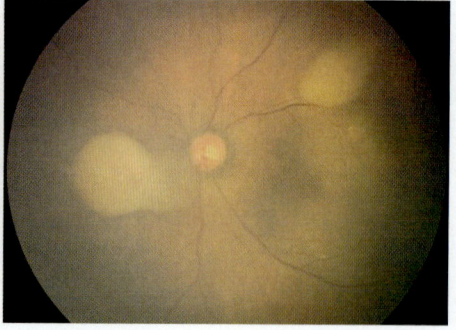

a. 顔面の血管線維腫　　b. 網膜過誤腫

図2　結節性硬化症

結節性硬化症（Bourneville-Pringle病）

原因：顔面の血管線維腫，てんかん，精神発達遅滞を特徴とする母斑症で常染色体優性遺伝である．しかし突然変異も多く，罹患者の2/3は家族歴をもたない．原因遺伝子として，TSC1（9q34）とTSC2（16p13）が同定されている．発生頻度は5,800人に1人．

症状・所見：皮膚，中枢神経，心臓，腎臓など多臓器に腫瘍性病変を生じる．典型例では新生児期より皮膚に複数の木の葉型白斑を認め，4，5歳以降に鼻唇溝を中心とした顔面に多数の血管線維腫を生じる（図2a）．65％にてんかん発作，38〜80％に軽度から重度の精神発達遅滞を合併する．特徴的な眼所見として，小児期より約50％に網膜や視神経乳頭部の星状細胞性過誤腫（図2b）を発生し，1/3は両眼性で多発性だが，黄斑部に出現することはまれで眼症状を来たさない．過誤腫には比較的平坦，平滑で石灰化のみられない半透明のものと，結節状に突出した石灰化のみられる不透明なもの（桑実状病巣）があり，両者が混在する場合もある．網膜芽細胞腫，胎内感染との鑑別を要する．まれに過誤腫内に異常血管が侵入し，硝子体出血を来たすことがある．約40％に周辺網脈絡膜の脱色素斑を認める．ときに，頭蓋内圧亢進によるうっ血乳頭を認めることがある．全身所見として特徴的な皮膚所見のほか，神経系においては皮質と脳室上皮下に結節性過誤腫を生じ，CTで石灰化を認める．

診断・管理：前述の眼底所見を認めた場合には，本疾患を念頭に置いて全身検索を行う．視機能に影響しない網膜病変は治療不要である．しかし，過誤腫内の異常血管からの出血や滲出性変化のため視機能に影響が出る場合は，光凝固や冷凍凝固を行う．多臓器における腫瘍病変の進展によりさまざまな臨床症状を生じるが，個人差が

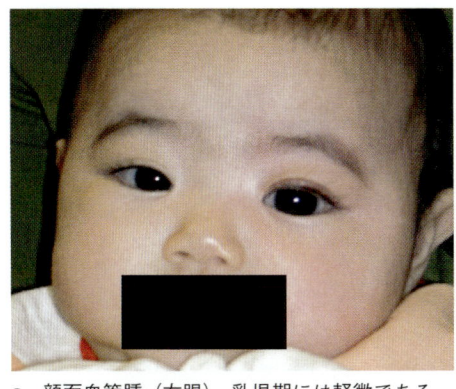

a. 顔面血管腫（左眼）．乳児期には軽徴である

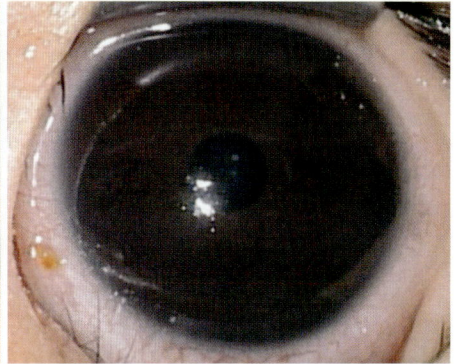

b. 緑内障（左眼）

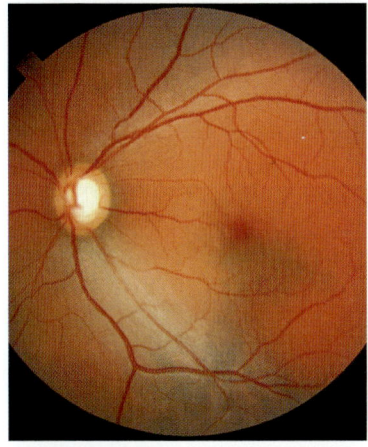

c. 脈絡膜血管腫

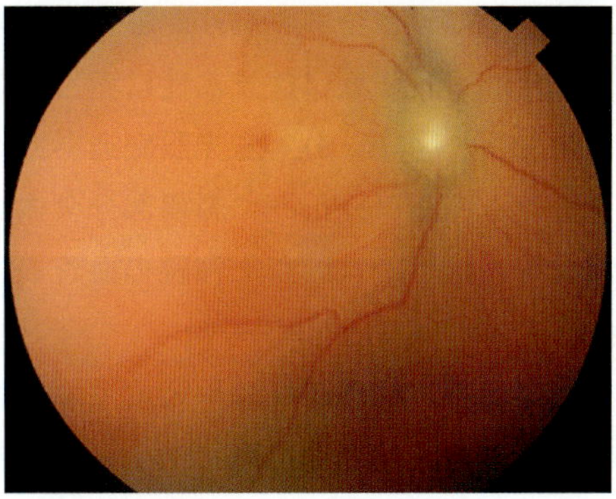

d. 脈絡膜血管腫による滲出性網膜剥離

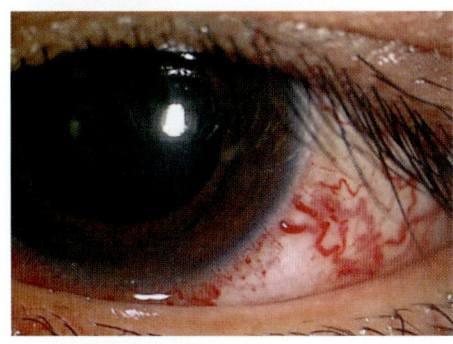

e. 上強膜血管の拡張・蛇行

図3　Sturge-Weber症候群

大きい．定期的な眼底検査は，網膜病変の進行および水頭症や抗てんかん薬の合併症のスクリーニングのために重要である．

Sturge-Weber症候群

原因：顔面血管腫と同側の髄膜血管腫，緑内障を特徴とする疾患で，ほとんどが孤発例である．

症状・所見：出生時より特徴的な顔面血管腫が存在し，ポートワイ

ン母斑，火炎状母斑といわれる（**図3a**）．三叉神経第1枝，第2枝領域にみられ，通常は片側性である．同側の髄膜血管腫により大脳皮質の萎縮や石灰化を来たし，3歳までに高頻度にてんかん発作を生じる[4]*[2]．精神発達遅滞を伴い，片麻痺や同名半盲を来たすこともある．眼所見として緑内障（**図3b**）が最も重要であり，眼瞼に血管腫が及んでいる場合には高頻度（30〜70％）に発症する．先天性に発症するもの（早期発症型）と幼児期以降に発症するもの（晩期発症型）があり，生直後〜4歳までの早期発症型が約60％を占める．病因として，早期発症型では隅角の発育異常，晩期発症型では上強膜静脈圧の上昇，脈絡膜血管腫の関与が考えられている．脈絡膜血管腫の合併頻度は高い．眼底にびまん性に赤色を呈し，ときに滲出性網膜剥離を生じる（**図3c, d**）．蛍光眼底造影では早期に大型の脈絡膜血管パターンがみられ，後期に腫瘍部分全体が過蛍光を示す．そのほか網膜血管の蛇行，結膜や上強膜の血管の拡張，蛇行がみられる（**図3e**）．

治療・管理：先天（早発型）緑内障には手術治療が必要となり，線維柱帯切開術が選択される．幼児期以降に発症した緑内障では，まず薬物治療を行う．手術に際しては脈絡膜剥離・出血などの合併症に注意を要する．脈絡膜血管腫が増大して滲出性網膜剥離を生じる場合には，冷凍凝固の適応となる．顔面の血管腫は皮膚科でレーザー治療の適応となるが，成長とともに肥大するため早期に開始するほうが奏効しやすい．てんかん発作の薬物コントロールをはじめ神経症状，発達遅延の早期診断・治療は重要であり，各科と連携して長期的に管理を行う．

von Hippel-Lindau病

原因：本疾患は中枢神経系（特に小脳）の血管芽腫，網膜血管腫，腎細胞癌，褐色細胞腫などを生じ，常染色体優性遺伝を示す遺伝性腫瘍症候群である．癌抑制遺伝子 *VHL* の変異による単一遺伝子疾患で，*VHL* は3p25-26に存在する．

症状・所見：全身所見として小脳のほか延髄，橋，脊髄の血管腫を合併し，腎細胞癌，褐色細胞腫，腹部臓器（膵，腎，副腎）の嚢胞を合併する．中枢神経系病変の進行や脳圧亢進によって後頭部痛，めまい，嘔吐，歩行異常，眼振やその他の眼球運動異常などがみられる．褐色細胞腫を伴うと高血圧を来たし，血管腫の破裂によるくも膜下出血を起こすこともある．皮膚にはときにカフェオレ斑や毛

*[2] **Sturge-Weber症候群の脳病変**
頭部CTによる脳皮質内の石灰化の検出によって診断は容易であるが，石灰化のない段階でも造影MRIやSPECTによって検出可能である．

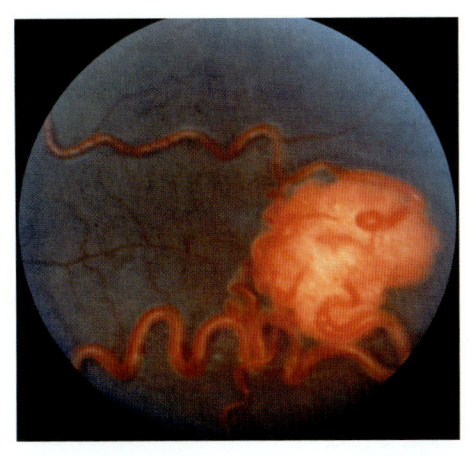

図4 von Hippel-Lindau 病の網膜血管腫

表2　von Hippel-Lindau 病の診断基準

	以下の所見が1つ以上存在する
家族歴（＋）	網膜血管腫 中枢神経系血管腫 内臓病変（腎嚢胞，腎細胞癌，褐色細胞腫，膵嚢胞，膵ランゲルハンス島腫瘍，精巣上体嚢胞など）
	以下の所見が1つ以上存在する
家族歴（－）	2個以上の網膜血管腫 2個以上の中枢神経系血管腫 単独の網膜または中枢神経系血管腫に内臓病変を合併

細血管拡張を認める．眼所見として，眼底周辺部に網膜血管腫と著明な拡張，蛇行を呈する輸出入血管を認めるのが特徴である（**図4**）．腫瘍自体は，毛細血管より形成される血管芽細胞腫である．通常は30歳までに出現し，約半数は両眼性で，眼底のさまざまな部位に生じる．初期病変は毛細血管瘤であるが，血管腫や輸出入血管が次第に明確になり，徐々に増大して網膜面から突出した赤色または黄白色の隆起となる．病期が進行すると血管腫周囲に出血や滲出が出現し，滲出性網膜剥離を来たす．また線維性増殖を生じて黄斑上膜，牽引乳頭，牽引性網膜剥離を起こすこともある．さらに進行すると血管新生緑内障，ぶどう膜炎を来たし失明に至る．

診断・管理：診断基準を**表2**に示す[5]．眼底所見は病期によって異なり糖尿病網膜症，Coats 病など，さまざまな疾患との鑑別を要する．DNA 診断が早期発見・治療に役立つ[*3]．

　網膜血管腫は，増大すると難治となるため早期に治療を開始する．光凝固が第一選択であり，血管腫の直接凝固を十分な効果が得られるまで繰り返し施行する．血管腫の大きさや突出の程度，部位によって冷凍凝固の適応となり，滲出性網膜剥離を来たした場合には網膜下液排液，ジアテルミーなどを併施するが，予後不良である．網膜血管腫がみられた場合には約 1/4 に小脳，延髄，橋，脊髄の血管腫を合併し，約半数に腹部臓器の嚢胞や腫瘍を合併するため，外科的治療の適否について定期的な全身検索が必要である．

*3 von Hippel-Lindau 病の遺伝子診断
家族，保因者に対しても年1回の眼底検査，全身検索（頭部 MRI，腎エコー）を奨めたい．

> **カコモン読解** 第20回 一般問題44
>
> 滲出性網膜剥離を来すのはどれか．2つ選べ．
> a Stargardt-黄色斑眼底群　　b Stickler 症候群
> c Sturge-Weber 症候群　　d von Hippel-Lindau 病
> e Waardenburg 症候群

解説　母斑症に分類される Sturge-Weber 症候群と von Hippel-Lindau 病では，いずれも眼病変が進行すると滲出性網膜剥離を来たすことが知られている．Sturge-Weber 症候群では，高頻度に脈絡膜血管腫が合併し，これが増大すると滲出性網膜剥離を生じる．また緑内障手術に際し，術後合併症として滲出性網膜剥離を生じやすい．von Hippel-Lindau 病では，網膜血管腫が進行すると難治性の滲出性網膜剥離を来たす．

　Stargardt-黄色斑眼底群は，萎縮性黄斑部病変と周囲の黄色斑を特徴とする典型的な Stargardt 病と，黄斑部を中心に広範囲に黄色斑を認め，必ずしも萎縮性黄斑病変を伴わない黄色斑眼底の総称で，遺伝的に同一の疾患である．進行しても滲出性網膜剥離を来たすことはない．Stickler 症候群は，網膜硝子体変性を来たす遺伝性疾患で，裂孔原性網膜剥離を起こしやすいが，滲出性網膜剥離を好発する疾患ではない．Waardenburg 症候群は虹彩異色，感音難聴，内眼角・涙点の側方偏位，鼻根部の拡大，眉毛内側の異常増生，前頭部白髪，白斑を特徴とする遺伝性疾患である．白子様眼底を呈することがあるが，眼底に進行性病変を伴うことはない．

模範解答　c, d

（仁科幸子）

色素失調症（incontinentia pigmenti, Bloch-Sulzberger 症候群）

発見と呼称の由来

眼，皮膚，歯，中枢神経系など外胚葉系の組織の異常で，最初の報告は 1906 年の Garrod による．incontinentia とは，表皮基底層のメラノサイトからのメラニンの漏出を意味する命名である[1]．

文献は p.274 参照．

遺伝形式

40,000 人に 1 人の頻度で起こり，X 染色体優性遺伝である．Xq28 上の *NEMO*（NF-κB essential modulator）遺伝子の変異によって起こる．そのうちの 80％ 以上は欠失変異である[2]．男性ではこの遺伝子の異常は致死的で，モザイク，Klinefelter 症候群，低形質アレルなどの例外を除き妊娠中期までに死亡するため，ほとんどが女性のみに発症する．つまり，母親から娘に遺伝するが，息子には遺伝しない．遺伝子異常が発現した細胞は出生前後で消滅する．変異 X 染色体の発現の割合は一様ではなく，その結果，表現型に個人差が出る．

a. 2 歳 4 か月　　　　b. 1 歳

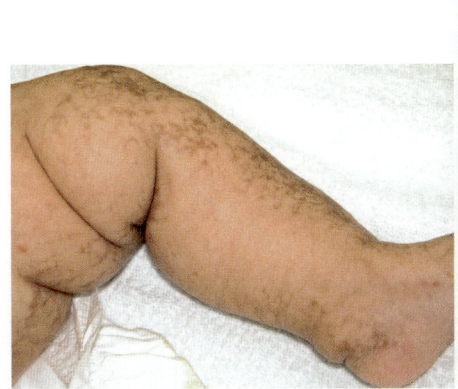

図 1　特徴的な皮膚の色素沈着

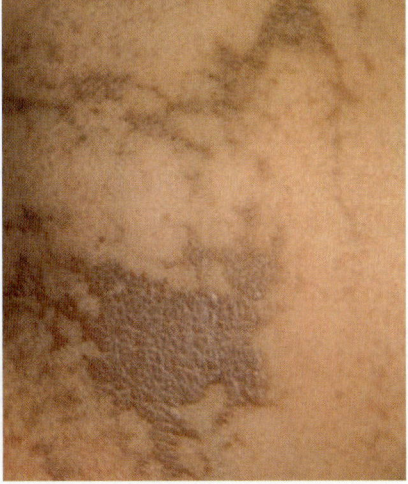

表1　皮膚所見からみる病期分類

第1期（紅斑期）
出生後から2週以内で四肢体幹に紅斑，落屑，水疱が現れる．

第2期（苔癬期）
生後2〜8週で丘疹状の痂皮となる．

第3期（色素沈着期）
生後12〜40週にかけて痂皮が脱落し，灰色から褐色の色素沈着がBlaschko線*1に沿って現れる．

第4期（色素脱失期）
幼児期から青年期にかけて色素が薄くなる．水疱は発熱とともに再発することがある．

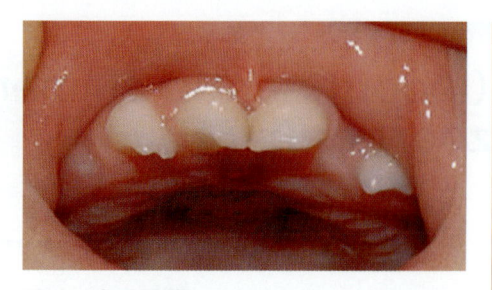

図2　歯の異常

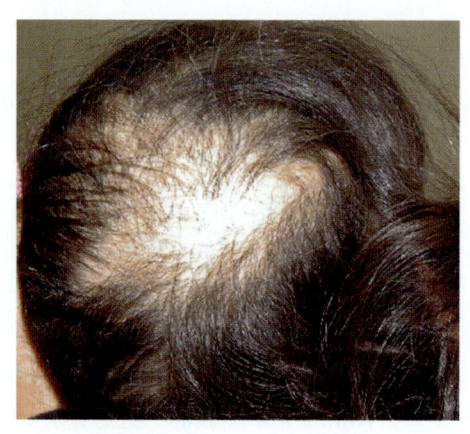

図3　毛髪の異常

＊1　Blaschko線
ドイツの皮膚科医Alfred Blaschkoが1901年に提唱した概念で，正常な状態ではみられない皮膚線の一種である．複数の皮膚疾患に伴って出現し，背中のV字型のパターンが特徴的である．ほかの形態学的皮膚線，神経系，血管系，リンパ管系とは区別される．胎生期にこの線に沿って細胞増殖するため，囲まれた部分は単一の細胞由来の細胞群からなる．わずかに異なる遺伝子をもつ細胞群が隣り合って並ぶと，モザイク状の皮診を形成する．一部，あるいはわずかな皮疹のみのこともあるので，注意深い観察が必要である．

特徴的な皮膚所見（図1a, b）

皮膚の所見は生直後からみられ，4期に分類される（表1）．

皮膚以外の所見

80％で歯牙（図2），50％で毛髪（図3），30％で神経系の異常を伴う．神経学的異常としては，生後2か月までにけいれんを起こすことがある．また，脳萎縮，運動機能の発達遅滞，身体の片側，あるいは両側の低筋力がみられる．後頭葉の脳梗塞が視覚障害の原因となるという報告[3]もある．歯牙の異常は円錐歯，低形成，欠損歯など，毛髪の異常はあっても気がつかれないことも多い．爪の萎縮，乳房の低形成なども知られている．

未熟児網膜症様の眼所見

色素失調症における眼合併症は25〜35％に現れ（77％の報告もある），重篤な視力障害を残すことがある．その主な原因となる網膜剥離は未熟児網膜症様の網膜血管異常から発生し，後天性である．生後早期から生じる可能性が高いので，診断がつき次第，早急に眼

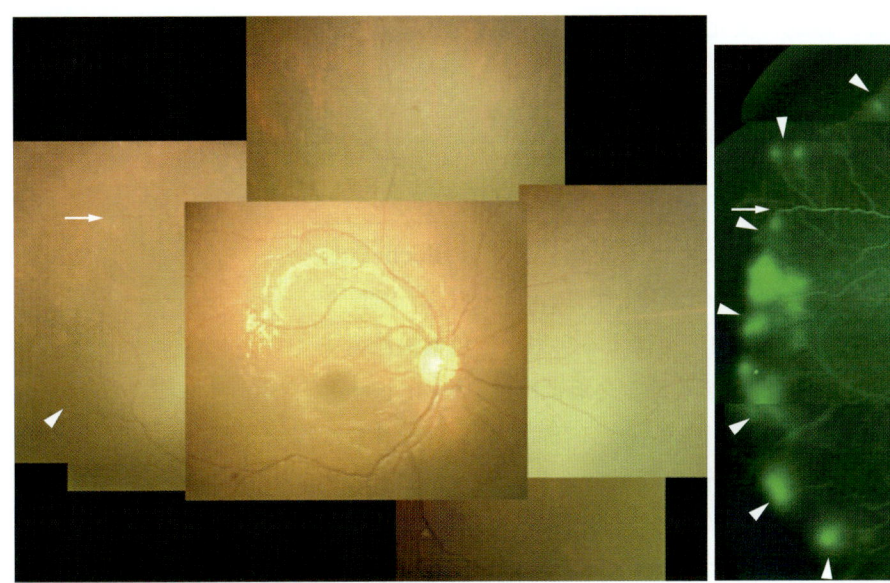

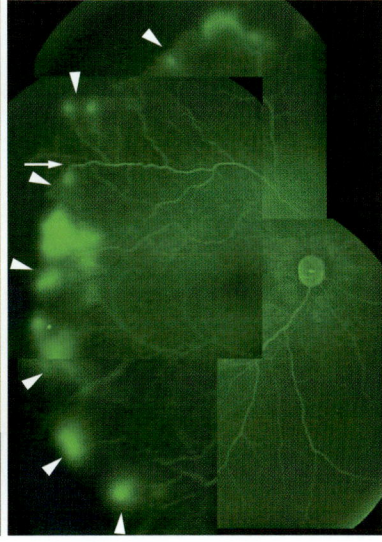

a. カラー眼底写真　　　　　　　　　　　　　　　　　　　　　　　b. 蛍光眼底造影

図4　眼底にみられる異常
a. 耳側周辺部に無血管域があるが，目立たない．小出血斑，蛇行血管がみられる（矢頭）．血管が途絶している（矢印）．
b. 耳側周辺部の無血管域（矢頭），新生血管からの造影剤の漏洩が観察された．矢印は血管の途絶部位を示す．

科的検査をする必要がある．本症が未熟児網膜症と異なるのは，血管の伸展不足によるものではなく，出生後の血管閉塞によることである．長期経過においても牽引性，裂孔原性網膜剝離となる可能性があり，定期的な眼科的検査が必要である．その他の眼合併症としては，斜視，眼振，網膜異常（異常色素沈着，網脈絡膜炎），青色強膜，小眼球，白内障，視神経萎縮や視神経乳頭炎，神経膠腫，緑内障，角膜混濁，近視がある．

診断

皮膚所見と皮膚外所見，皮膚生検，遺伝子診断も一部で可能である．

治療は光凝固

未熟児網膜症と異なり，本症では網膜無血管域の境界に新生血管を伴う境界や隆起などの所見が乏しいことが多く（**図4a**），蛍光眼底造影は無血管域の確認，新生血管からの漏出（**図4b**）の早期診断，早期治療に有用である．本症にはレーザー光凝固治療が奏効するが，治療開始時期の明らかな基準はまだないため，未熟児網膜症や家族性滲出性硝子体網膜症に準じて行う．網膜剝離に進展した場合は手

術加療が必要になる．眼底の変化を早期に発見し良好な視機能を維持するために，生後3～4か月は毎月，その後2歳ころまでは数か月に1回，3歳以降も半年に1回の検査が奨められる．

無色素性色素失調症

　無色素性色素失調症と呼ばれている疾患がある．Bloch-Sulzberger型のものをType 2というのに対してType 1と呼ぶ．1952年にItoが色素失調症とよく似た白斑を呈する疾患を無色素性色素失調症として報告し[4]，現在は混乱を避けるために伊藤白斑（hypomelanosis of Ito）と呼ぶことが多い．皮膚病変に炎症性の水疱を伴わないこと，円錐歯，特徴的な網膜血管病変がないことがType 2との相違点であり，異なる疾患との見解がだされている．皮膚外の所見はType 2類似のものもあり，約30％でけいれんなどの中枢神経症状，精神運動発達遅滞や筋の低緊張などの異常を合併する．眼科的には白内障，斜視，小乳頭，虹彩異色症，不整瞳孔，眼振，小眼球，近視，角膜パンヌス，脈絡膜萎縮，網膜色素脱失，網膜剝離などの報告がある．60％程度でX-常染色体転座があり，基本的には孤発であるが，家族内発症もありうる．

カコモン読解　第18回　一般問題88

色素失調症で正しいのはどれか．3つ選べ．
a 男児に多い．
b 歯牙異常がある．
c 多くは片眼性である．
d 皮膚の色素沈着が特徴的である．
e 未熟児網膜症に類似の眼底を示す．

[解説]　色素失調症はX染色体優性遺伝で，男性はほとんどが妊娠中期までに死亡する．水疱，色素沈着などの皮膚所見が特徴的だが，それ以外では，歯牙，毛髪，眼，中枢神経系の異常を合併する．眼科的な異常としては未熟児網膜症様の網膜血管異常が視力障害の原因として重要である．生後早期からの眼底検査が継続的に必要である．全身疾患であるため，両眼に変化がでる可能性がある．

[模範解答]　b，d，e

（髙井佳子，岩田恵美）

Stickler 症候群と類縁疾患

Stickler 症候群（1）主な臨床症状

　Hereditary progressive arthro-ophthalmopathy としても知られる Stickler 症候群は，1965 年に初めて報告された遺伝性進行性のコラーゲン結合組織病であり，代表的な遺伝素因のある小児期の網膜剥離の原因である．

　発生頻度は 1 万〜2 万人に 1 人とされ，臨床症状として，小顎症，口蓋裂，顔面中心の骨形成異常，感音性難聴，関節過可動などがあり，眼病変として高度近視，白内障，硝子体・網脈絡膜変性（**図 1**）とそれに起因する網膜剥離（**図 2**）などがある．

　Stickler 症候群の表現形はさまざまであり，無症状の小児例では，網膜剥離を生じて初めて診断される場合が多い一方で，遺伝子異常が同定されていてもほとんど症状を示さない場合もある．したがって，表現形から Stickler 症候群を診断することが困難であり，確定的な診断は遺伝子診断によりなされる．

Stickler 症候群（2）原因遺伝子

　Stickler 症候群の原因遺伝子には，少なくとも五つ以上のサブグループがある．表 1 の四つのサブグループ以外の Stickler 症候群の

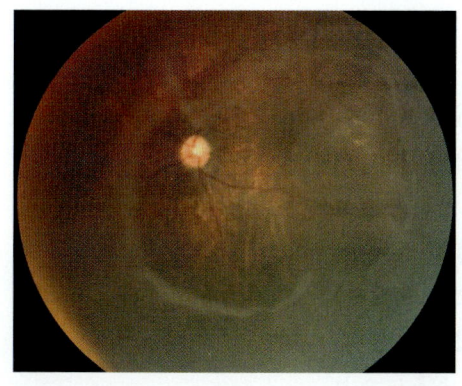

図 1 Stickler 症候群にみられる硝子体ベール

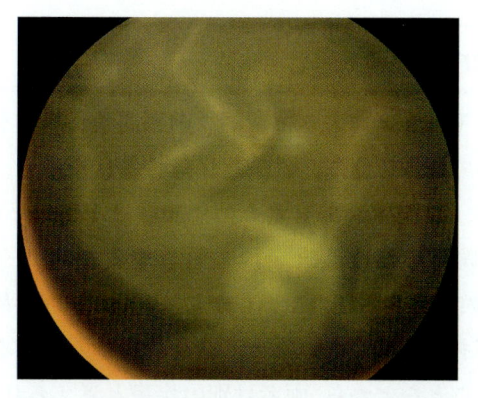

図 2 Stickler 症候群に伴う巨大裂孔網膜剥離

表1 Stickler症候群の原因遺伝子とサブグループ

タイプ	原因遺伝子		症状
Type 1 Stickler症候群	Type II コラーゲン遺伝子異常	COL2A1	Stickler症候群の75%を占め, 眼, 耳, 顔面, 骨格に異常を来たす. 口蓋裂が多い特徴がある.
Type 2 Stickler症候群	Type XI コラーゲン遺伝子（三つの遺伝子によってコードされる）	COL11A1	眼, 耳, 顔面, 骨格に異常を来たす. 難聴が多い特徴がある.
Type 3 Stickler症候群		COL11A2	全身症状のみで, 眼症状を来たさない.
近年, Type IX コラーゲンのα1鎖をコードする COL9A1 遺伝子の異常に起因する, 常染色体劣性遺伝形式の病型が新たに同定された.			

Type 1 もしくは Type 2 Stickler 症候群が, 眼, 耳, 顔面, 骨格に異常がある, いわゆる Stickler 症候群であり, いずれも常染色体優性遺伝を示す.

家系においては，原因遺伝子がいまだ同定されていない．

Stickler症候群（3）網膜剥離

　Stickler症候群における網膜剥離罹患率は57%で，成人の場合，片眼性が60%，両眼性が40%と報告されている．網膜剥離は生涯起こりうるが，10〜30歳の思春期や青年期に高い頻度で生じるとされ，初回網膜剥離発症年齢は平均21〜25歳とする論文もある．しかし，全身的に特徴的な所見がなくとも，若年発症の網膜剥離ではStickler症候群が鑑別に挙げられる一方で，成人の網膜剥離では必ずしもStickler症候群が鑑別に挙げられるわけではなく，本来，初回網膜剥離発症年齢はもう少し高い可能性がある．

　手術による網膜剥離の復位率は約79%であるが，うち73%が4か月以内に再剥離を来たすと報告されおり，難治の網膜剥離である．失明の原因疾患の内訳としてStickler症候群は，米国で8%，英国で11%を占め，Type1 Stickler症候群において顕著である．

Wagner症候群

　1938年，Wagnerにより特徴的な網膜硝子体異常を示すスイスの家系が初めて報告された．常染色体優性遺伝を示し，硝子体の液化や網膜剥離，白内障を来たすその症候群はWagner症候群とされ，Stickler症候群における眼症候と類似するため，一時はWagner-Stickler症候群とも呼ばれた．しかし，Wagner症候群では網膜剥離の発症率があまり高くないこと，全身合併症がまれなこと，夜盲が認められることなどから，両者は別の疾患と考えられるようになり，現在は，その原因遺伝子としてプロテオグリカンであるVersicanを

表2 *COL2A1* 遺伝子異常を示す疾患

疾患	OMIM	眼症状
achondrogenesis, type II or hypochondrogenesis	200610	
avascular necrosis of the femoral head	608805	
Czech dysplasia	609162	
epiphyseal dysplasia, multiple, with myopia and deafness	132450	高度近視, 白内障
Kniest dysplasia	156550	高度近視, 網膜硝子体変性, 網膜剝離
Legg-Calve-Perthes disease	150600	
osteoarthritis with mild chondrodysplasia	604864	
otospondylomegaepiphyseal dysplasia	215150	
platyspondylic skeletal dysplasia, Torrance type	151210	
SED congenita	183900	高度近視, 網膜硝子体変性, 網膜剝離
SMED Strudwick type	184250	高度近視, 網膜硝子体変性, 網膜剝離
spondyloperipheral dysplasia	271700	高度近視

OMIM：『Online Mendelian Inheritance in Man』による疾患番号

表3 *COL11A1* 遺伝子異常を示す疾患

疾患	OMIM	眼症状
fibrochondrogenesis	228520	
Marshall syndrome	154780	液化硝子体, 白内障, 高度近視, 網膜剝離

OMIM：『Online Mendelian Inheritance in Man』による疾患番号

コードする *VCAN* 遺伝子異常が同定されている．

Stickler 症候群類縁疾患

　Stickler 症候群の代表的原因遺伝子である，*COL2A1*，*COL11A1* の異常に起因する疾患を表2, 3に列挙し，眼症候が特徴的であるものは記載した．

> **カコモン読解** 第19回 一般問題52
>
> Stickler症候群で正しいのはどれか．2つ選べ．
> a 側弯症　　b 角膜混濁　　c 核白内障　　d 網膜剥離
> e Ⅰ型コラーゲンの異常

［解説］ Stickler症候群は主に，Ⅱ型，Ⅺ型コラーゲン異常に起因する．選択肢のなかで，dの網膜剥離は非常に重要な特徴であり，aの側弯症も認められる．白内障も認められるが，"wedge and fleck cataract"が多いと報告されている．したがってa，dが正解と考えられる．

［模範解答］ a，d

（横井　匡）

眼異常を伴う症候群一覧

病名					眼所見	身体所見
OMIM	原因遺伝子	遺伝子座	遺伝形式	頻度		
Aicardi syndrome					乳頭周囲ぶどう腫，コロボーマ，視神経低形成，小眼球など	けいれん，脳梁欠損，肺炎
304050		Xp22	孤発性			
Alagille syndrome					後部胎生環，Axenfeld-Rieger 奇形，視神経ドルーゼン，網脈絡膜萎縮	肝不全，肺動脈狭窄，特異顔貌
118450	JAG1	20p12.2	常優	1：70,000		
Alport syndrome					網膜フレック，後部水晶体円錐，前部水晶体円錐，角膜上皮びらん	腎不全，難聴
301050	COL4A5	Xq22.3	XD			
Apert syndrome					眼球突出，眼間開離，外斜視，眼筋異常，視神経低形成，円錐角膜，緑内障	頭蓋骨早期癒合症，脳形成異常，精神発達遅滞，軟口蓋裂，合指症
101200	FGFR2	10q26.13	常優	1：100,000〜160,000		
ataxia-telangiectasia syndrome					結膜毛細血管拡張症，斜視，眼振，oculomotor apraxia	小脳失調，舞踏病，構音障害，免疫異常，内分泌異常
208900	ATM	11q22.3	常劣	1：30,000〜100,000		
Bardet-Biedl (Laurence-Moon-Bardet-Biedl) syndrome, Type 1〜15					錐体杆体ジストロフィ，近視，乱視，眼振，白内障，緑内障	肥満，低身長，多指症，性器発育不全症，性腺発育不全症，精神発達遅滞，腎奇形，先天性心疾患
209900	略	略	略	1：100,000		
blepaharophimosis, ptosis, and epicunthus inversus (BPES)					瞼裂狭小，眼瞼下垂，内眼角贅皮，逆内眼角贅皮，不妊症 (Type I)	耳形成異常，頬骨低形成，鞍鼻，小児期筋緊張低下
110100	FOXL2	3q22.3	常優			
branchiooculofacial syndrome					鼻涙管閉塞，涙嚢炎，小眼球，無眼球，コロボーマ	頸部皮膚欠損，上口唇異常，歯牙異常，小顎症，難聴，発達遅滞
113620	TFAP2A	6p24.3	常優			
CHARGE syndrome					コロボーマ，小眼球，網膜剥離，斜視，先天白内障	心疾患，発達遅滞，後鼻孔閉鎖症，性器低形成，耳奇形，難聴
214800	SEMA3E CHD7	7q21.11, 8q12.1-q12.2				

OMIM：『Online Mendelian Inheritance in Man』による疾患番号
常優：常染色体優性，常劣：常染色体劣性，XR：X染色体劣性，XD：X染色体優性
空欄：報告がないものを示す，略：ここでは省略したことを示す．遺伝形式，眼所見，身体所見は代表的なものを記載した．

病名					眼所見	身体所見
OMIM	原因遺伝子	遺伝子座	遺伝形式	頻度		
chondrodysplasia punctata, autosomal recessive type					先天白内障	発達遅滞，脳萎縮，けいれん，小頭症，特異顔貌，難聴，上腕骨，大腿骨短縮，点状骨端骨化，脱毛，魚鱗癬
215100	PEX7	6q23.3	常劣			
chondrodysplasia punctata, X-linked dominant type					白内障	発達遅滞，特異顔貌，難聴，点状骨端骨化，皮膚異常
302960	EBP	Xp11.23	XD			
Cockayne syndrome					白内障，視神経萎縮，網膜変性，角膜混濁，斜視，兎眼	精神発達遅滞，難聴，色素性乾皮症
216400	ERCC8	5q12.1	常劣			
Crouzon syndrome					眼球突出，眼間開離，兎眼，外斜視，視神経萎縮	頭蓋骨早期癒合症，難聴，特異顔貌，歯牙異常，茎突舌骨靭帯骨化，頸椎異常
123500	FGFR2	10q26.13	常優	1：25,000		
dyskeratosis congenita syndrome					眼瞼炎，結膜炎，鼻涙管閉塞，角膜炎，	発達遅滞，皮膚色素沈着，過角化，多汗症，白板症，骨粗鬆症，汎血球減少，粘膜異常，難聴
305000	DKC1	Xq28	XR			
Fraser syndrome					潜在眼球	皮膚性合指症，精神発達遅滞，性腺異常，耳奇形，外耳道閉鎖，食道閉鎖，食道狭窄，腎低形成，腎無形成
219000	FRAS FREM2	4q21.21 13q13.4	XR			
Goldenhar syndrome (hemifacial microsomia；HFM)					上眼瞼コロボーマ，結膜デルモイド，角膜輪部デルモイド，小眼球，白内障	顔面非対称，上顎骨低形成，下顎骨低形成，顔面神経麻痺，副耳，耳奇形，難聴，舌異常，頸椎異常，心奇形，泌尿生殖器奇形，発達遅滞
164210		14q32	孤発性	1：5,000〜45,000		
Goltz syndrome					眼周囲血管線維腫，コロボーマ，無虹彩，小眼球	線状皮膚低形成，毛細血管拡張症，血管線維腫，爪異常，歯牙低形成，合指症，多指症，腎奇形
305600	PORCN	Xp11.23	XD			
Hallermann-Streiff syndrome					白内障，小眼球	bird-like face，皮膚萎縮，低身長，歯牙異常，喉頭軟化症，小顎症
234100	GJA1	6q22.31	孤発性，常劣			
homocystinuria					水晶体偏位，青色虹彩	精神発達遅滞，クモ状指，毛髪異常，後側彎症，胸骨変形，関節弛緩症，骨粗鬆症，大血管異常
236200	CBS	21q22.3	常劣	1：60,000〜146,000		
hypochondroplasia					白内障，内斜視，眼瞼下垂	低身長，大頭症，前頭隆起，短指症，発達遅滞
146000	FGFR3	4p16.3	常優	1：180,000		
incontinentia pigmenti (Bloch-Sulzberger syndrome)					網膜血管異常，網膜虚血，網膜増殖性変化，ぶどう膜炎，角膜炎，白内障，視神経萎縮	皮膚紅斑，水疱形成，色素沈着，歯牙異常，爪甲発達不全，発達遅滞
308300	IKBKG	Xq28	XD			

病名					眼所見	身体所見
OMIM	原因遺伝子	遺伝子座	遺伝形式	頻度		
Kabuki syndrome					長い瞼裂，下瞼裂外反，瞼裂下垂，斜視	発達遅滞，低緊張，短指症，側彎症，口蓋裂
147920	MLL2	12q13.12	常優，孤発性	1：32,000		
Klippel-Trenaunay-Weber syndrome					顔面血管腫，緑内障	全身の血管腫，動静脈瘻，リンパ管腫，多指症，大頭症，けいれん，頭蓋内石灰化
149000		8q22.3	孤発性			
Marfan syndrome					水晶体偏位，白内障，網膜剥離	大血管異常，後側彎症，弁膜症，気胸
154700	FBN1	15q21.1	常優	1：10,000		
Möbius syndrome, I〜III					外転神経麻痺，顔面神経麻痺，三叉神経麻痺，外転努力時縮瞳，Bell現象消失	脳神経麻痺（外転，顔面神経の他，動眼神経，滑車神経，三叉神経，聴神経，舌咽神経，迷走神経，舌下神経），難聴，精神発達遅滞，合指症
157900（I），601471（II），604185（III）		13q12.2-q13（I），3q21-q22（II），10q21.3-q22.1（III）	常優			
neurofibromatosis, Type I					虹彩結節，視神経膠腫，緑内障	カフェオレ斑，叢状神経線維腫，骨病変，偽関節
162200	NF1	17q11.2	常優	1：2,000〜4,001		
neurofibromatosis, Type II					白内障，網膜過誤腫	前庭神経鞘腫，神経線維腫，髄膜腫，神経膠腫
101000	NF2	22q12.2	常優	1：33,000〜40,000		
Noonan syndrome 1					内眼角贅皮，眼間開離，円錐角膜，眼振，斜視	短頸，漏斗胸，鳩胸，肺動脈弁狭窄，停留精巣，発達遅滞
163950	PTPN11	12q24.13	常優	1：1,000〜2,500		
Norrie disease					網膜剥離，網膜線維血管増殖，虹彩低形成，	小頭症，発達遅滞，けいれん，難聴，精神疾患
310600	NDP	Xp11.3	XR			
oculocerebrorenal syndrome（Lowe syndrome）					先天白内障，先天緑内障	発達遅滞，特異顔貌，けいれん，Fanconi症候群，腎不全
309000	OCRL	Xq25-q26	XR			
oculodentodigital dysplasia					小眼球，小角膜，瞼裂狭小，眼間開離，緑内障	エナメル質低形成，小歯症，歯数不足症，屈指，合指症，鼻形成異常，難聴，骨粗鬆症
164200	GJA1	6q22.31	常優			
osteogenesis imperfecta, Type I					青色強膜，水晶体偏位，円錐角膜	関節過可動，骨折，発達遅滞，歯牙低形成，四肢変形，難聴
166200	COL1A1	17q21.33	常優	3.5：100,000		
Peters plus syndrome					Peters奇形（角膜混濁，水晶体分離不全）	口蓋裂，鞍鼻，精神発達遅滞，耳奇形，大脳萎縮，小頭症，生殖器低形成，心奇形
261540	B3GTL	13q12.3	常劣			

病名					眼所見	身体所見
OMIM	原因遺伝子	遺伝子座	遺伝形式	頻度		
Pfeiffer syndrome					眼球突出, 視神経低形成, 強膜化角膜, Peters 奇形	頭蓋骨早期癒合症, 短指症, 大趾
101600	FGFR1, FGFR2	8p11.23-p11.22 10q26.13	常優			
renal tubular acidosis II					角膜混濁, 緑内障, 白内障	発達遅滞, 歯牙異常, 尿細管アシドーシス
604278	SLC4A4	4q13.3	常劣			
Rieger syndrome (Axenfeld-Rieger syndrome), Type I, II					前眼部形成不全, 後部胎生環, 緑内障, 角膜混濁, 小角膜	Type I：特異顔貌, 歯牙異常, 骨異常, 臍ヘルニア, Type II：殿部奇形, 心奇形, 上顎骨低形成, 歯牙異常, 臍ヘルニア, 特異顔貌
180500 (I) 601499 (II)	PITX2 (I)	4q25 (I) 13q14 (II)	常優	1：200,000		
Rubinstein-Taybi syndrome					内眼角贅皮, 斜視, 鼻涙管閉塞, 緑内障, 眼瞼下垂, 虹彩コロボーマ	精神発達遅滞, 上顎低形成, 小頭症, 高口蓋, 小顎症
1808409	CREBBP	16p13.3	孤発性			
Septo-optic dysplasia					視神経低形成, 網膜血管蛇行, 乱視, 斜視	透明中隔欠損, 脳梁欠損, 視床下部機能不全, 下垂体機能不全
182230	HESX1	3p14.3	孤発性			
Smith-Lemli-Opitz syndrome					眼瞼下垂, 斜視, 内眼角贅皮, 白内障, 視神経髄鞘化不全, 外側膝状体硬化	小頭症, 発達遅滞, 低位耳介, 合指症, 尿道下裂, 停留精巣
270400	DHCR7	11q13.4	常劣	1：40,000		
Steinert myotonic dystrophy syndrome					白内障, 眼瞼下垂, 黄斑部異常, 眼瞼炎, 乾性角結膜炎	ミオトニー, 筋萎縮, 性腺機能低下症, 不整脈
160900	DMPK	19q13.32	常優	1：8,000		
Stickler syndrome, Type I, II					液化硝子体, 硝子体変性, 硝子体ベール, 網膜剥離, 白内障, 高度近視	鞍鼻, 難聴, 口蓋裂, 小顎, 脊柱後彎症, 関節過可動, 弁膜症
108300 (I) 604841 (II)	COL2A1 (I) COL11A1 (II)	12q13.11 (I) 1p21.1 (II)	常優	1：2,000 (I)		
Sturge-Weber syndrome					顔面ポートワイン母斑, 血管腫 (脈絡膜, 結膜, 上強膜), 緑内障	脳軟膜血管腫, 脳皮質石灰化, けいれん, 発達遅滞, 大頭症
185300			孤発性			
Treacher Collins syndrome					外眼角靱帯欠損, 下眼瞼コロボーマ, 睫毛欠損, 卵形 (egg-shaped) 眼窩, 下涙点欠損, 眼瞼下垂, 睫毛乱生, 小眼球, 白内障	頬骨低形成, 頬部後退, 上顎骨低形成, 小顎, 翼状突起内側板異常, 外耳奇形, 口蓋裂
154500	TCOF1	5q32	常優	1：25,000〜50,000		

病名					眼所見	身体所見
OMIM	原因遺伝子	遺伝子座	遺伝形式	頻度		
Usher syndrome, Type I〜III					網膜ジストロフィ（Type I：10歳までの発症，Type II, III：10歳以降の発症）	Type I〜III：難聴，Type I, III：運動失調，精神病，精神発達遅滞
276900, 279604, 601067, 602097, 602083, 276901, 605472, 276902	MYO7A, USH1C, PCDH15, CDH23, USH2A, PDZD7, GPR98, CLRN1	略	常劣	1：33,000		
von Hippel-Lindau disease					網膜過誤腫，多発性網膜血管腫，視神経乳頭血管芽腫	中枢神経過誤腫，囊腫（腎臓，膵臓，精巣上体），腎癌，褐色細胞腫
193300	VHL, CCND1	3p25.3, 11q13.3	常優	1：33,000		
Waardenburg syndrome, Type I〜IV					虹彩異色症，低色素眼底，眼間開離，網膜周辺色素斑，緑内障，眼瞼下垂，小眼球，内斜視	白毛症，低色素性皮膚病変（Type I〜III），難聴（Type I〜III），高鼻梁，鼻翼挙筋低形成，眉毛叢生症，腟欠損，子宮付属器欠損，二分脊椎症，上肢欠損（Type IIII）
193500, 193510, 600193, 148820, 277580	PAX3, MITF, EDNRB	略	Type I〜III：常優，Type IV：常劣	1：20,000〜40,000		
Walker-Warburg syndrome					Peters奇形，白内障，緑内障，PFV，小眼球	先天性筋ジストロフィ，小脳奇形，脳回欠損，透明中隔欠損，脳梁欠損
236670	POMT1	9q34.13	常劣			
Weill-Marchesani syndrome 1, 2					球状水晶体，水晶体偏位，緑内障，近視	低身長，短指症，関節拘縮，鞍鼻，精神発達遅滞
277600 (1), 608328 (2)	ADAMTS10 (1), FBN1 (2)	19p13.2 (1), 15q21.1 (2)	常劣 (1), 常優 (2)	1：100,000 (1)		

（横井　匡）

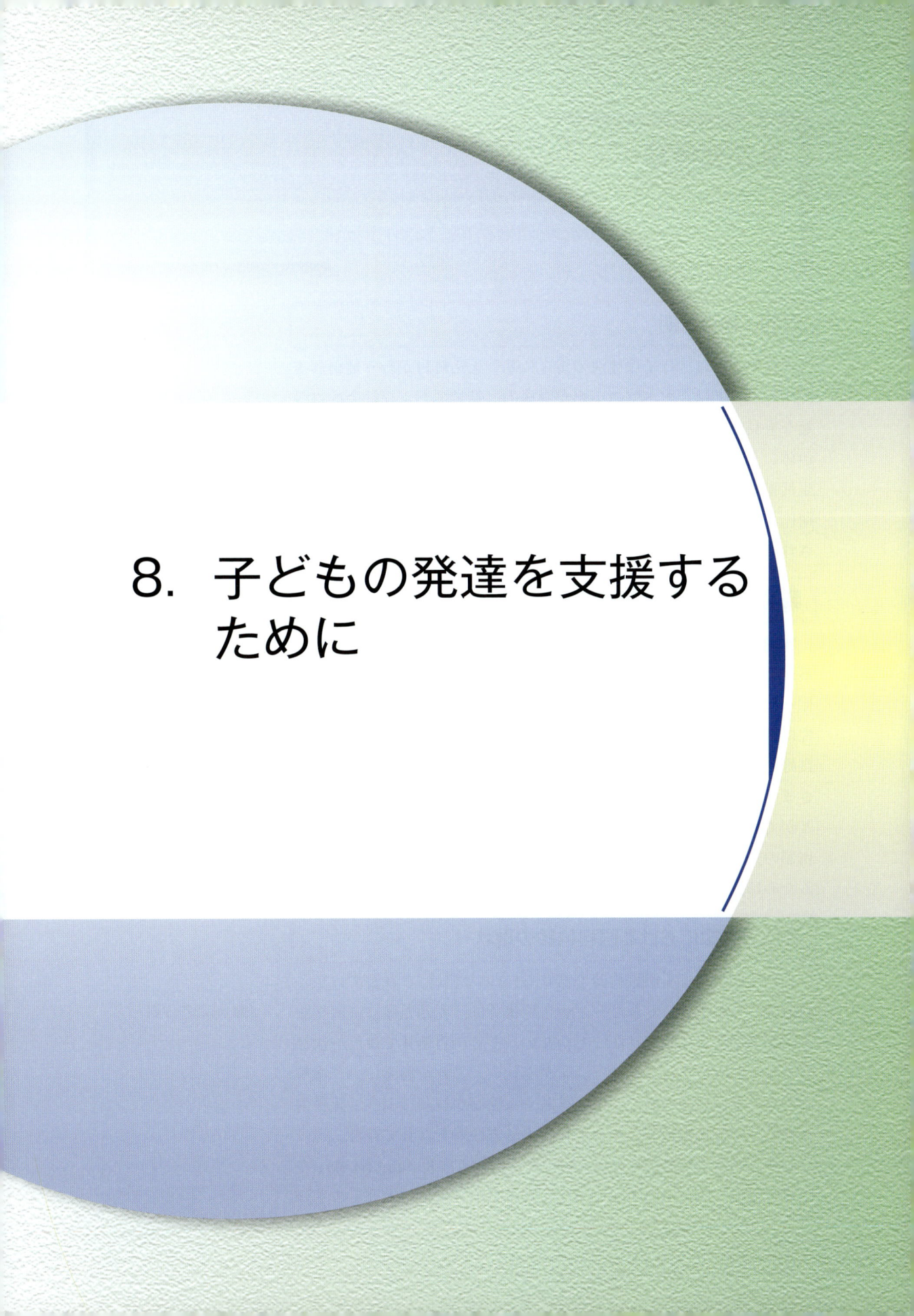

8. 子どもの発達を支援するために

乳幼児健診

目的と検査時期

　乳幼児健診は，母子保健法の規定に基づき市町村が行う健康診査で，その目的は"すべての小児が身体的，精神的および社会的に最適な成長発達をとげることを助ける"ことである．実施時期は各自治体により多少異なっているが，小児科的な疾患のチェックや育児生活指導のポイントになる時期を目安に，おおむね1歳未満の乳児期に1～2回と，幼児期では1歳6か月～2歳，3～4歳の2回実施されている．

乳幼児期における眼科検診の必要性

　乳幼児期は，身体の発達とともに視覚も急速に発達する時期である．その感受性は生後3か月～2歳ころにピークを迎え，その後は徐々に低下し，8～10歳で視覚が完成すると，さらなる発達の可能性は低くなるとされている．視覚の発達には，この感受性期間内に良好な視覚刺激が与えられることが必須条件であり，これを妨げるさまざまな異常がある場合，それをいかに早期に発見し取り除くことができるかが予後に大きく影響する．したがって，眼球および付属器の先天異常や視機能発達を阻害する因子を発見し治療につなげるために，どのような検診を行うかが重要である．

乳幼児健診における眼科検診の現状

　乳幼児期における眼科検診のあり方については，これまでに数々の研究[1-3]がなされてきた．しかし現状では，乳幼児健診に直接眼科医が参加する体制にはなっていない．多くの自治体では，一次健診として問診によるスクリーニングを行い，これを参考に，二次健診となる集団健診の場で，小児科医や保健師が視診によって眼科的な異常につき精密検査の要否を判断する方法が行われてきた．
　しかし問診や視診のみでは，屈折異常に伴う弱視（amblyopia）や両眼視機能（binocular function）の異常を十分に拾い上げることが

文献は p.275 参照．

表1 各健診年齢における一次スクリーニング問診項目と眼疾患・眼異常との関係

問診項目	年齢				眼疾患・眼異常
	乳児	1歳6か月	3歳	5歳	
より目になる	○	○	○	○	内斜視
目が横にずれる	―	○	○	○	外斜視
まぶしがる	○	○	○	○	先天緑内障,内反症,白子症,無虹彩,角膜混濁,外斜視
目を細める	―	○	―	―	弱視,屈折異常
テレビを近くで見る	―	―	○	○	弱視,屈折異常
首を曲げる	―	○	○	○	上下斜視
目やに,涙がでる	○	○	―	―	内反症,先天性鼻涙管閉塞症,結膜炎
目の大きさ,形がおかしい	○	○	―	―	小眼球,ぶどう膜欠損,眼瞼下垂,先天緑内障
瞳が白くみえる	○	○	―	―	網膜芽細胞腫,未熟児網膜症,先天白内障,第1次硝子体過形成遺残
目が揺れる	○	○	―	―	眼振,小眼球,先天白内障
片目を隠すと嫌がる	―	○	○	―	弱視,片眼視力障害

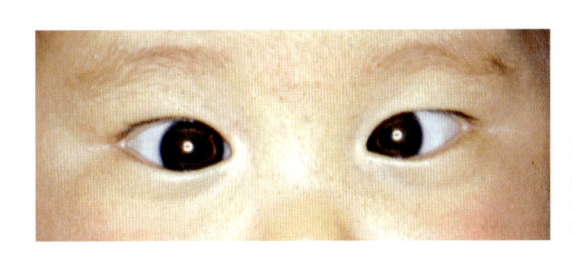

図1 乳児内斜視
生後4か月,女児.内斜視角が大きく眼位異常が明らかである.

できないことが問題となった.そこでこれらの発見に努めることを目的に,自覚的な検査の可能になる三歳児の健康診査において,1991年より視覚検診が導入され現在に至っている.

問診・視診によるスクリーニング

乳幼児健診の実施時期が限られ,かつ眼科医が直接かかわることが不可能な現状においてその精度を上げるためには,一次健診として行われる問診で,スクリーニングすべき眼疾患を踏まえた適切な項目を設定することが重要である.1990年の厚生省心身障害研究『乳幼児眼科健診の体系化に関する研究』[2)]をもとに,問診項目と年齢,目的とする眼疾患を整理したものを表1に示す.これらについては,二次健診にかかわる保健師や小児科医にも十分な啓発が必要

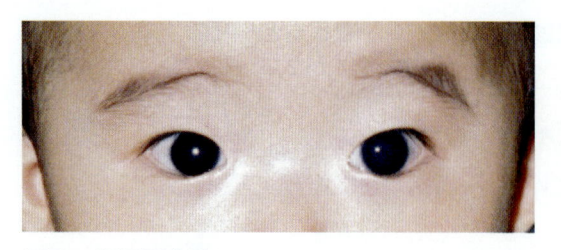

図2 先天緑内障
生後9か月，男児．左眼の先天緑内障のため，左右の角膜径に差がみられる．眼圧の上昇により，左眼角膜が混濁してきたことに気づき受診した．

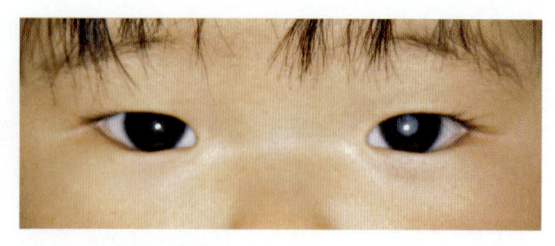

図3 先天白内障
生後7か月，女児．生後4か月ころから左眼の眼位に動揺がみられていた．7か月になって，左眼の瞳孔領が白くみえることに気づき受診した．瞳孔径の左右差は，検査のための散瞳薬の使用による．

表2 母子手帳に記載されている，目に関する観察項目

月齢	項目
1か月	親の目を時々じっと見ますか
3〜4か月	目つきや目の動きがおかしいのではないかと気になりますか
6〜7か月	瞳が白く見えたり，黄緑色に光って見えたりすることがありますか
1歳6か月	極端にまぶしがったり，目の動きがおかしいのではないかと気になりますか
3歳	斜視はありますか 物を見るとき目を細めたり，極端に近づけて見たりしますか

である．

　また，外見的異常の明らかな乳児内斜視（図1）や眼瞼下垂などの疾患では，健診の機会を待たずに家族が気づき，比較的早期に眼科を受診することも多い．したがって，注意してみることで気づくことができる異常については，"左右の黒目の大きさが違う"（図2），"瞳が白い"（図3），"まぶしがる"など，具体的な項目を挙げ，保護者が目を向ける機会をつくることが早期発見の一助となる．そこで母子手帳の保護者の記録欄には，目に関する観察事項として**表2**のような項目がとりあげられており，異常がみられた場合には眼科専門医を受診するよう記載されている．

　こうして器質的異常の多くは，乳児期の健診で発見されるが，視機能障害を引き起こす重篤な眼球内疾患でも外見的異常がないものや，弱視などの機能的異常の検出には視力検査が必要で，三歳児健診で行われる視覚検診にその発見が委ねられることになる．

三歳児視覚検診の実際

　三歳児健診における視覚検診は1991年より導入され，1996年ま

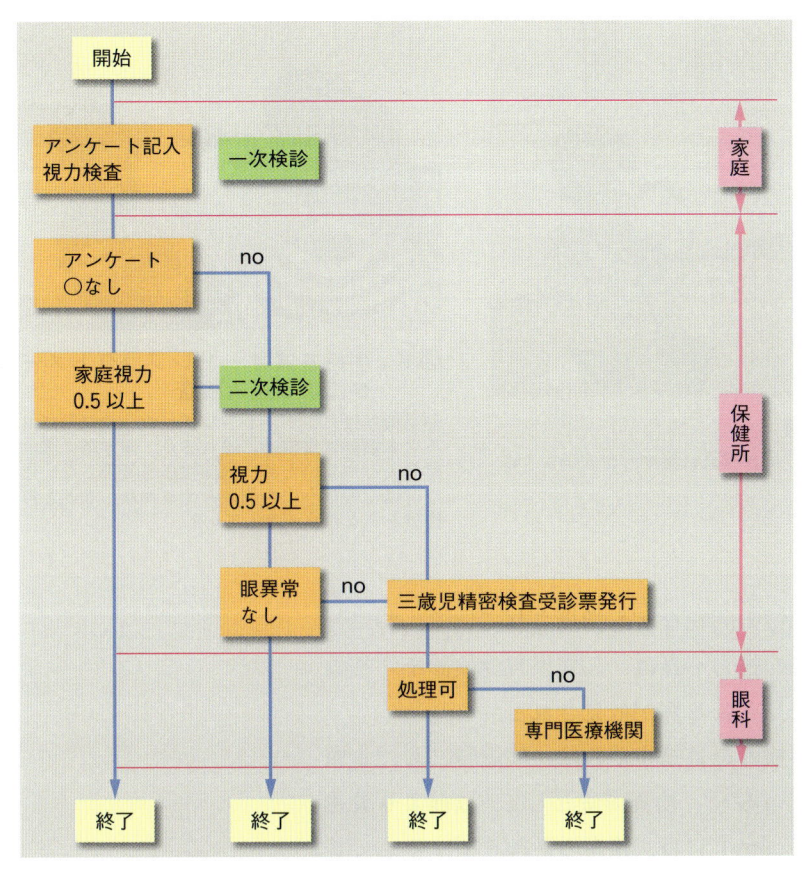

図4 三歳児視覚検診の流れ
(丸尾敏夫ら:三歳児健康診査の視覚検査の指針.平成3年度厚生省心身障害研究『小児の神経・感覚器等の発達における諸問題に関する研究』.p.102-109.)

での6年間は都道府県や政令指定都市が主体となり,厚生省研究班のガイドライン[3]を基本に実施されていた.しかし1997年に健診事業が都道府県から市町村に委譲されて以降は,各自治体の実情にあわせた方法で実施されているため,内容は必ずしも一律ではない.

ガイドラインに示されている検診の流れは**図4**のとおりである.まず一次検診として各家庭に『目に関するアンケート』,ランドルト環(Landolt ring)視標(2.5mの検査距離で0.1と0.5に相当する視標[*1]),『視力検査の説明』を送付し,保護者が視力検査を実施し,その結果とアンケートへの回答を行う.これをもとに,保健所での二次検診で必要な児に対し視力の再検査(**図5**)を行い,視力(0.5)が確認できなかった児や,問診,小児科医の診察などで異常が疑われた児に対し,精密検査受診勧告などの事後指導を行うものである.

視覚検診の導入は弱視の発見に大きく貢献したが,一方,実施月齢による視力検査の可能率のばらつき[*2],また家庭での視力検査方

[*1] 実際に使用するのは5m視力検査用の1.0のランドルト環であるが,2.5mの距離で検査を行うため,判断できれば視力は0.5ということになる.

[*2] 検査距離5mでのランドルト環字ひとつ視標による視力検査の可能率は,3歳0か月ではまだ73.3%であり,3歳6か月で95%となる[4].したがって,健診の月齢が早すぎると,視力検査が十分にできないことで再検査や要精検が増える危険がある.

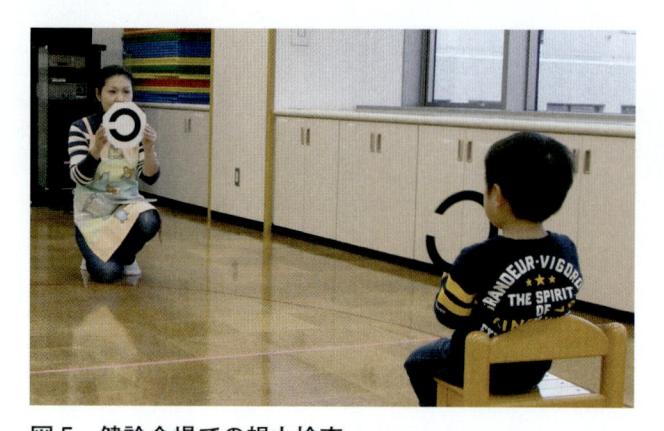

図5 健診会場での視力検査
ランドルト環字ひとつ視標を用い，児が検査に集中しやすいように，2.5 m の検査距離で行う．

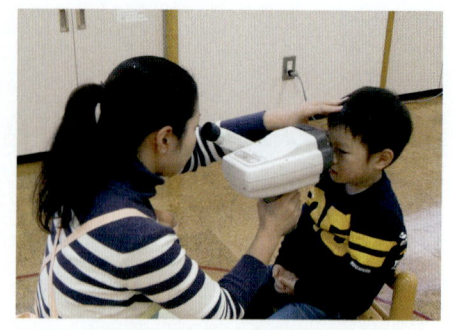

図6 手持ち式オートレフラクトメータによる屈折検査
使用機器はハンディレフラクチノマックス®である．本機器は携帯性に優れるが，測定時に調節が介入しやすいため，内部視標を凝視しないよう「遠くのほうにも何かみえるかな」などと声掛けをしながら測定している．

　法や結果判定における信頼性の問題なども指摘されている．特に遠視性不同視弱視による片眼の視力不良は，三歳児視覚検診をすり抜け，就学時健診で初めて発見される例が散見される．

　そこで，より精度の高い検診を目指すために，検診時における屈折検査の併施が奨められている[5, 6]．検査方法として，以前より最適とされてきた検影法（skiascopy）には，検者の熟練を要する点で普及しにくい問題があったが，手持ち式のオートレフラクトメータ*3 の開発により検査は容易になった．一方，調節が介入しやすいなどの短所もあるため，各機器の特徴を十分理解して検査をする必要がある．検診の場に視能訓練士（orthoptist）の参加を得，屈折検査（図6）や視力の再検査を行い，成果をあげている[7] ところもあるが，取り組み方には自治体によりかなり差がみられる．

　今後は，高い精度で効率のよい，全国一律な健診体制の確立が望まれるが，そのためには，これまでの実績から視覚検診の意義と有用性につき根拠を明らかにし，行政への働きかけを続けていかなければならない．

（橋本禎子）

*3 ハンディレフラクチノマックス®，シュアサイト™ などがある．ハンディレフラクチノマックス® は測定範囲が −18 D〜＋23 D と広いが，測定距離が 5 cm と近いため調節が介入しやすい．シュアサイト™ は測定距離が 35 cm であるが，測定範囲が −5 D〜＋6 D と狭い．

屈折矯正（眼鏡・コンタクトレンズ）

目的

視覚感受性期間内の小児では，主に弱視や斜視治療のために眼鏡やコンタクトレンズ（CL）が必要である．これに対し，弱視ではない軽度の近視に関しては，幼稚園・保育園での生活や学校生活に必要な視力を得るために眼鏡やCLが必要となる．この二つは大きく性質が異なるため，分けて記載する．

弱視や斜視の治療

眼鏡処方の仕方：小児では調節力が強いため，調節麻痺薬を使った屈折検査が必須である．内斜視がみられる場合は，アトロピン点眼を用いる．それ以外の斜視や弱視が疑われる場合は，アトロピン点眼か塩酸シクロペントラート点眼を用いて，屈折検査を行う．眼鏡処方に際して，遠視度数は原則として調節麻痺下屈折検査値そのままを眼鏡度数として処方する．ただし，内斜視がみられない弱視の場合，5歳以上では0.50 Dを減らして処方すると掛けやすい．乱視度数はそのままの値を処方する．軸に関しては，乱視度数が強いほど注意が必要である．

眼鏡処方の際，正確な瞳孔間距離の測定も非常に大切である（図1）[1]*1．幼児では年間1～2 mm瞳孔間距離が拡大するが，調節性内斜視では瞳孔間距離が狭いと，遠視レンズによるプリズム効果により内斜視矯正効果が悪くなる*2．このため，たとえ遠視度数の変化がみられなくても，成長に合わせて眼鏡の瞳孔間距離をきちんと調整することが大切である．

フレームの選び方も小児においては装用にかかわる大切な要素となる（図2）．小児は眼鏡のとり扱いが乱暴であり，動きも激しいため，眼鏡の変形が起こりやすい．ブリッジやテンプルに形状記憶合金あるいは樹脂を用いたフレームがつくられており，耳に掛ける部分（モダン）もケーブルや二段モダンがある．小児の成長に応じてフレームサイズも選んでいく必要がある．また，レンズの汚れや傷，

文献は p.275 参照．

*1 小児では近似的に近見瞳孔間距離 +4 mm が，遠見瞳孔間距離となる．

*2 レンズによるプリズム効果：Prentice の式[2] y（D；ジオプトリー）の凸レンズの光軸から h（mm）離れた位置に光が入射すると，
$$x(\Delta) = \frac{h(\text{mm}) \cdot y(\text{D})}{10}$$
のプリズム効果が出る．たとえば10 Dのレンズであれば，1 mm光軸からずれると1 Δ のプリズム効果となる．

瞳孔間距離が実際より狭い眼鏡を装用した場合，遠視レンズでは基底内方プリズムの効果となり，内斜視矯正効果は低下する．同様に近視レンズでは基底外方プリズムの効果となり，外斜視矯正効果は低下する．このため調節性内斜視や，近視を伴う間欠性外斜視の場合は瞳孔間距離が適切であることが大切である．

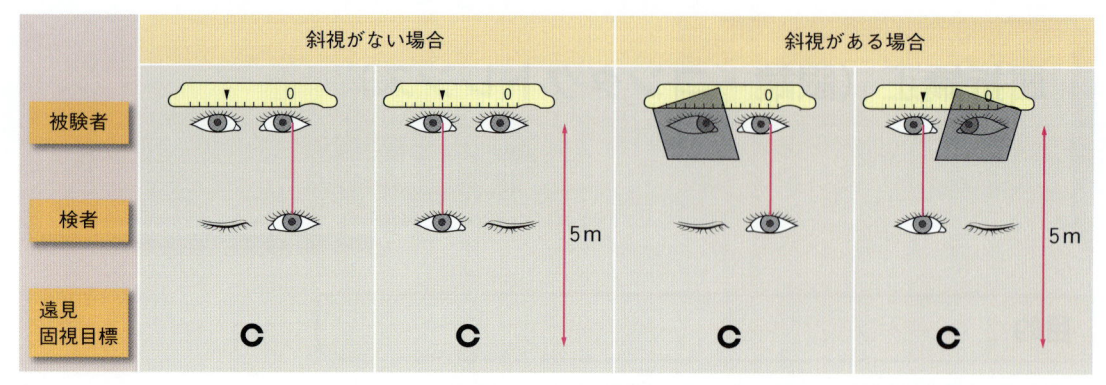

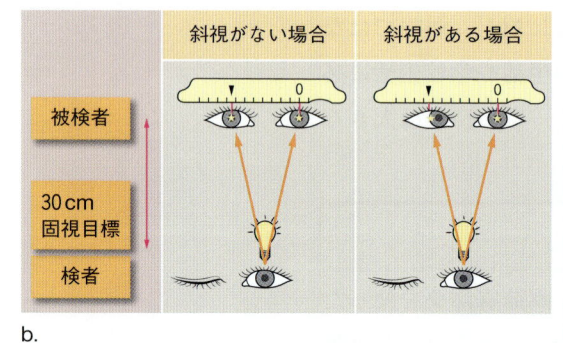

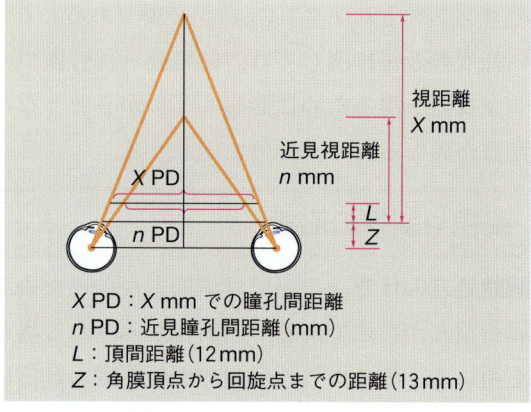

図1 瞳孔間距離（interpupillary distance；PD）の測定方法[1]

a. 遠見瞳孔間距離測定：遠見固視目標を検者の頭越しにみせる．被検者の左眼角膜左縁にメジャーの"0"を右眼で合わせ，次に被検者の右眼角膜左縁を左眼で測定する．
＊斜視がある場合は，カバーテストを併用して行う．
b. 近見瞳孔間距離測定：被検者の中央正面から30 cmの位置に近見固視目標を置く．被検者の左眼角膜左縁にメジャーの"0"を右眼で合わせ，そのまま被検者の右角膜左縁を右眼で測定する．あるいは光視標を用い，角膜反射間距離を読む．この方法は斜視がある場合も使用できる．
c. 近見瞳孔間距離からの換算：幼児などで遠見瞳孔間距離の測定が困難な場合は，近見瞳孔間距離から換算する．
瞳孔間距離の換算：近見瞳孔間距離 n PD から視距離 5 m（5,000 mm）への PD の換算

$$5\,\text{m PD} = n\,\text{PD} \times \frac{5{,}000-L}{5{,}000+Z} \times \frac{300+Z}{300-L}$$

（例）近見瞳孔間距離 54 mm のとき視距離 5 m の PD

$$5\,\text{m PD} = 54 \times \frac{5{,}000-12}{5{,}000+13} \times \frac{300+13}{300-12}$$
$$= 54 \times 1.08$$
$$= 58.3\,(\text{mm})$$

＊小児では，近似的に近見瞳孔間距離 +4 mm が遠見瞳孔間距離となる．

　フレームの歪みなどに対し，小まめにメンテナンスを行うことが大切である．
　レンズに関しては，高屈折で歪みの少ないプラスチックレンズがつくられるようになったため，破損時の危険を考慮し，ガラスレンズは通常用いない．
　遠視は成長に伴い少しずつ減少していく例もみられるが，視覚感

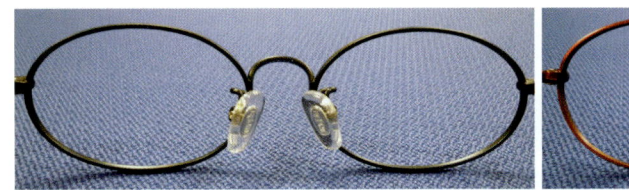

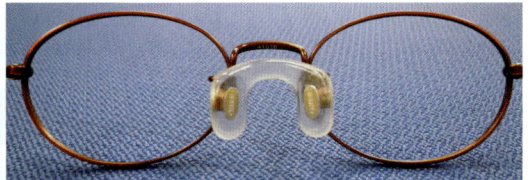

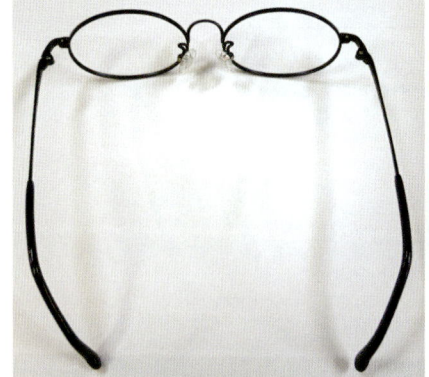

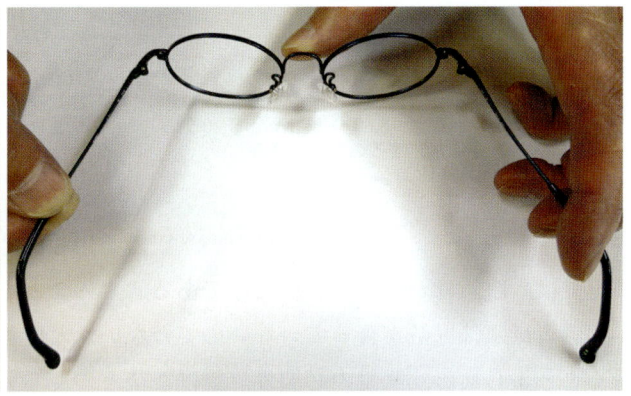

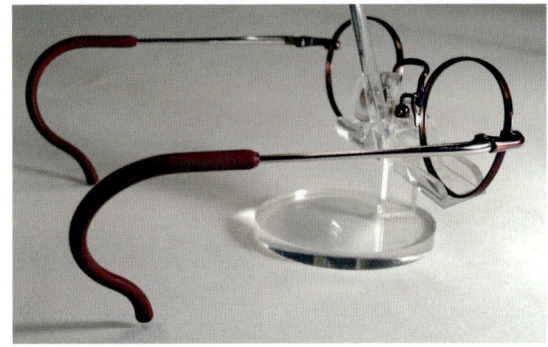

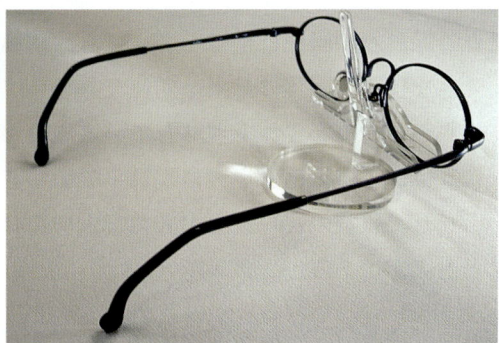

図2 小児の眼鏡

小児の顔は鼻根部が低く，瞳孔間距離に比して顔幅が広いことが多い．また運動量も大きく，取り扱いも乱暴である．これらの特徴を考えて小児用の眼鏡フレームが作製されている．上記のどのようなものを用いても，個々の子どもの顔に合わせて細かくフィッティング調整をすることが大切である．また，定期的にフレームの歪みやレンズの傷などに注意を払い，調整していくことが必要である．

a. ノーズパッド．左は通常のパッド．右は鼻根部の低い小児用のシリコーン製ツインパッドで，眼鏡がずり落ちないように工夫されている．
b. ブリッジとテンプルに形状記憶合金を使用しているフレーム．小児は取り扱いが乱暴で，眼鏡フレームを横に広げて着脱することが多いため変形を来たしやすい．これを防ぐために形状記憶合金を使用したフレームもある．
c. モダン（先セル）．弱視や斜視治療用眼鏡では終日装用が必要である．小児では運動量が大きいため，眼鏡を支えるモダンをしっかり耳に合わせて固定することが大切となる．このため，乳幼児では左図のようなケーブルモダンを用いることが多い．また，少し年長児では右図のような二段モダンを用いることもできる．

受性期内ではほとんど変化がみられないか，増加する例もある．このため遠視に対する治療用眼鏡に関しては，成長に従って眼鏡が外せるようになると安易にいってはならないと考える．

装用の定着に向けて：眼鏡を処方しただけでは，きちんとした終日装用につながらないことがある．弱視であれば，眼鏡を掛けてもす

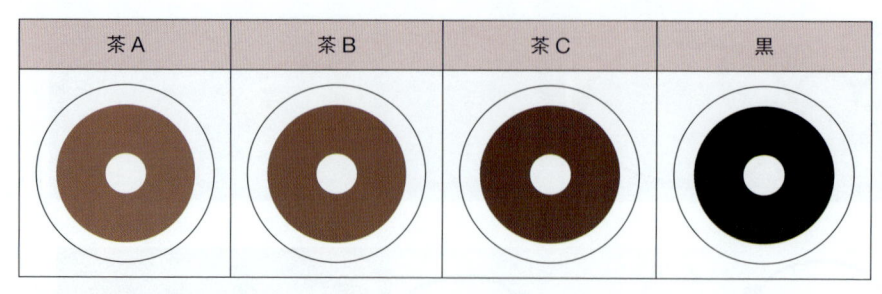

図3　虹彩つきソフトコンタクトレンズ（SCL）
色は茶色3種類と黒で，瞳孔のあるタイプ（瞳孔が透明のもの，瞳孔が黒いもの）とないタイプがある．ベースカーブ5種類（8.00〜9.20mm 0.30刻み），パワー±25.0D，サイズ12.0〜15.0mm，虹彩径・瞳孔径を指定することができる．
（写真提供：株式会社シード.）

ぐによく見えるようになるわけではない．眼鏡装用を始めたばかりの小児では，眼鏡はわずらわしいだけである．このことを知らないと，保護者は眼鏡度数が合っていないのではないかと医療への不審を抱くことすらある．眼鏡の必要性，掛けた後どのくらいで見えるようになっていくのかなど，保護者への細かい説明は不可欠である．

　また，保護者が眼鏡に納得していても，幼稚園・保育園・学校で装用できなければ眼鏡の効果は期待できない．幼稚園・保育園に関しては眼鏡装用の必要性を理解している施設が多いが，学校ではいまだに近視矯正眼鏡と弱視・斜視矯正眼鏡の違いについての認識が低い．なぜ，眼鏡の終日装用が必要で大切なのかを，学校へ説明することも大切である．

CLの使用：小児で弱視治療のためにCLを必要とする場合はあまり多くない．最も必要となるのは，片眼先天白内障術後の無水晶体眼の場合であろう．乳幼児では当然のことながらCLの装用に関しては保護者の管理が必要である．度数や角膜曲率半径などの変化もみられるため，全身麻酔下での検査が必要となることもあり，CLの脱落も多いため，小児にCLを装用させることは，大変であるといわざるをえない．また，先天無虹彩症など羞明の強い疾患では，虹彩つきCL（図3）を高校生ころから処方しており，遮光面と美容面での効用が得られている．

弱視ではない屈折異常の治療

遠視・遠視性乱視の場合：軽度の遠視や遠視性乱視では，4〜5歳時に裸眼視力がやや不良であっても，多くの場合，経過観察中に良好に発達していくことが多い．しかし半年間の経過観察中に裸眼視力の発達がみられず，近見視力も不良な場合は，弱視と同様に考えて

眼鏡を処方する．

近視・近視性乱視の場合：近視・近視性乱視では弱視になることは少ないため，日常生活に十分な視力が得られていることを目標に眼鏡を処方する．

　強度でなければ，乳児ではまず眼鏡を処方せず経過をみるが，幼児では－4D 前後の近視があると眼を細めたり，しかめたりすることが多い．このような様子がみられれば，過矯正にならないように気をつけて眼鏡を処方する．近視は弱視になりにくいと考えられるが，強い場合は視覚情報が悪いため，発達全体に遅れがでることもあり矯正は大切である．

　学校健診における視力検査は，スクリーニングを目的としており，現在 0.3，0.7，1.0 の視標を用いた 3・7・0 方式がとられているところがほとんどである．"視力 0.3 が見えなければ，教室の最前列でも黒板の字が見えにくい．視力 0.7 あれば，教室のどこからでも黒板の字が一応見える最低視力である．視力 1.0 は一応健常視力である"と判断される．学童では，低学年では両眼で 0.7 以上，また中学年以上では両眼で 1.0 以上の視力が必要とされる．これは黒板の文字を読むだけでなく，全般的な学校生活に必要な視力と考えられる．教室の大きさや人数，黒板までの距離など個々の学校生活の様子を聞きながら，視力値をもとに眼鏡処方を検討する．学童においても，眼をしかめる，細めるなどの症状がみられる場合は，積極的に眼鏡を処方する．

眼鏡処方の仕方[*3]：弱視治療用眼鏡の処方と同様に，おおむね 8 歳未満の小児では，調節麻痺下屈折検査を一度は行っておいたほうがよい．弱視の疑いがない場合は，塩酸シクロペントラートを用いる．

　近視・近視性乱視の矯正眼鏡では，過矯正にならないように気をつける．また，学童期にはほとんどの場合，近視の進行がみられるため，6〜9 か月程度で再処方が必要となる．また再処方時に近視度数が強くなればなるほど，わずかの度数増加でもくらくらする感覚がでやすくなる．大幅な度数変更を避け，再処方のタイミングを逃さないためにも，あらかじめ定期検査の必要性を伝えておくことが大切である．処方にあたっては左右のバランスに気をつけ，6 歳以上では，処方時にそのつど装用確認・装用テストが必要である．

　小学校低学年までは，眼鏡をめぐるトラブルが絶えないため，幼稚園・保育園や学校への説明も，弱視眼鏡同様に小学校低学年までは必要である．

[*3] 近視の原因については，遺伝因子が強く，これに環境因子が加わっていると考えられている．近視にならないように注意するあまり，近視に対して過剰な罪悪感をもっている例が多くみられ，眼鏡を嫌がることが多いため，本人と保護者に眼鏡の必要性についてきちんと説明することも大切である．

CL の使用：強度近視や，不同視では明らかに CL のほうが，眼鏡に比べて見え方がよいため，CL の適応と考えられる．

従来使用されてきたハードコンタクトレンズ（HCL）は，異物感が強く，装用に慣れるまでに時間がかかることが多かった．また，ずれたり，脱落するトラブルも多くみられた．近年ソフトコンタクトレンズ（SCL）の種類が増え，1 日使い捨てのものや，2 週間あるいは 1 か月などの短期交換型 SCL も使用できるようになり選択肢が増えた*4．また乱視矯正用の SCL もでている．材質も従来の含水性 SCL に加え，シリコーンハイドロゲル SCL もでている．

原則的には，自己管理が行える高校生以上に CL 処方をするべきであると考えるが，部活などで眼鏡が使用できないことも多く，中学生でのニーズも大きくなっている．中学生以下では，できるかぎり安全性の高い 1 日使い捨てタイプの SCL を処方する．

小学生の CL 使用に関しては，自己管理が困難なことが多く，学校生活面からも奨められない．

オルソケラトロジーレンズに関しては，ガイドライン[3]*5 が 2009 年にだされ，それによれば児童生徒への適応はない．

カコモン読解 第 20 回 一般問題 61

小児弱視等治療用眼鏡等の療養費の支給対象となるのはどれか．3 つ選べ．

a 屈折弱視に対する眼鏡
b 調節性内斜視に対する眼鏡
c 弱視治療用遮眼子（アイパッチ）
d 先天白内障術後のコンタクトレンズ
e 麻痺性斜視に対する Fresnel 膜プリズム

解説 小児弱視等治療用眼鏡の療養費の申請*6,7 ができるのは，"小児の弱視，斜視および先天白内障術後の屈折矯正の治療用として用いる眼鏡およびコンタクトレンズ" となっている．一般的な近視などに用いる眼鏡やアイパッチ，Fresnel 膜プリズムは対象となっていない．

模範解答 a, b, d

（富田 香）

---

*4 CL の種類が増え，装用感や視力矯正が良好になり大変便利になったが，その半面安易に使用してトラブルを起こす例が増加している．処方時にはきちんとしたとり扱いを習得してもらい，使用は必要最小限にとどめ，定期受診を守ってもらうことが大切である．また，CL による眼障害についての啓発も必要である．

*5 オルソケラトロジー・ガイドライン[3]
オルソケラトロジーは，リバースジオメトリと呼ばれる特殊なデザインをもつハードコンタクトレンズを睡眠中に装用させることにより，日中活動時の裸眼視力の向上を目的とする方法である．使用を中止すればもとの屈折状態に戻る．

適応年齢は，患者本人の十分な判断と同意を求めることが可能で，親権者の関与を必要としないという趣旨から 20 歳以上とされる．

また屈折矯正量は，近視度数は $-1.00\,D$ から $-4.00\,D$，乱視度数は $-1.50\,D$ 以下を原則としている．強度の近視や乱視に対しても適応はない．

*6 対象年齢は 9 歳未満であること，再給付については 5 歳未満では前回の給付から 1 年以上あとであること，5 歳以上では前回の給付から 2 年以上あとであることにも注意したい．

*7 本制度は 2006（平成 18）年 4 月 1 日より開始された．
（参考）
保医発第 0315001 号
小児弱視等の治療用眼鏡等に係る療養費の支給について．日本の眼科 2006；77：583．

ロービジョンケアと就学相談

小児のロービジョンケアの特徴

わが国の視覚障害の原因は成人の疾患が大多数を占め，先天疾患は全体の約1割にも満たない[1]．視覚障害児の数の少なさから，しばしば成人のロービジョンケアと混同されることがあるが，発達の途上にある小児のロービジョンケアには成人とは異なる特徴がある[2]．

小児のロービジョンケアは，原因疾患の診断や治療と並行して，できるだけ早期に視覚障害の程度を評価して保護者に説明する．ハビリテーション・リハビリテーションには保護者の理解と協力が不可欠である．本人にだけはではなく，保護者に対する十分な説明と継続的なケアが必要である[3]．病状がいったん固定した際には成人同様，身体障害者手帳の申請[*1]を行う．全身合併症の有無や，発達状況について，他科や療育施設と連携する．乳幼児期には療育相談や情報提供が主体となるが，発達段階に応じて種々の補助具を選定し，学習環境を整備する．このように，年齢・発達に伴いニーズが変化する点や療育・教育機関など，連携先も成人とは大きく異なる．

原因疾患

全国の視覚特別支援学校（盲学校）[*2]の児童生徒の視覚障害の原因疾患は先天素因が，約半数を占める（表1）[4]．先天あるいは出生直後の早期の段階で発症する疾患では，重症度が個々に異なる多彩な病態が生じ，視覚障害にほかの障害が重複することが多い[2]．1970年ころから増加の一途にある未熟児網膜症[*3]は，近年では，400～500gの超未熟児の救命率が向上したため，重篤な視覚障害に中枢神経系，呼吸循環器系，聴覚系，発達遅滞などの障害を合併した重複障害児が増加する傾向にある[4]．

視力評価と管理

視力検査は，視機能の測定だけではなく，児の応答を通して発達

文献はp.275参照．

[*1] **身体障害者手帳の申請**
小児の場合も成人と同様，身体障害者福祉法に定められる等級表をもとに判定を行う．小児用視力検査などでも申請可能であるが，低年齢の場合には1～3年で再認定を要することが多い．

[*2] **"盲学校"の呼称**
2007（平成19）年4月から，学校教育法等の改正に伴い，従来の盲学校は，"視覚特別支援校"に変わった．しかし，実際には，"盲学校"という名称を使用し，通称としては"盲学校"が主流である．本項では"視覚特別支援学校（盲学校）"と表記する．

[*3] 未熟児網膜症は，表1では酸素中毒として中毒の項に分類されている．

表1　全国盲学校児童・生徒の視覚障害原因の推移 (%)

視覚障害原因	1910〜29(年)	1952	1954	1959	1964	1970	1975	1980	1985	1990	1995	2000	2005
感染症	36.5	18.1	16.1	12.5	9.96	3.7	1.7	1.7	1.2	1.9	2.20	1.44	1.31
外傷	3.5	4.5	4.1	3.8	3.76	2.2	3.1	2.9	3.3	3.3	3.24	2.95	2.80
中毒[*3]		0.5	0.2	0.2	0.22	1.6	5.4	10.7	13.7	12.5	12.56	14.70	17.59
腫瘍	0.9	0.5	0.3	0.3	0.64	1.8	2.6	3.8	5.5	6.6	6.94	5.30	5.87
全身病	16.4	13.0	8.4	9.1	6.60	4.4	4.52	4.3	4.4	5.8	7.25	8.37	6.30
先天素因	29.7	52.3	56.6	71.6	59.16	80.9	76.5	66.9	60.5	61.7	56.23	50.70	57.10
原因不明	13.7	11.0	14.3	2.5	19.65	6.4	6.1	8.6	10.8	8.2	11.59	16.50	9.02
無記入								1.2	0.5				
人数	988	3,645	7,032	8,686	9,935	8,873	8,464	7,799	6,667	5,526	4,540	3,965	3,746

注：1959年には554人，1964年には890人の光明寮（国立視力障害センター）など入所者を含む．
（柿澤敏文：全国盲学校児童生徒の視覚障害原因等の実態とその推移．全国盲学校及び小・中学校弱視学級児童生徒の視覚障害原因等に関する調査研究—2005年調査—．筑波大学心身障害学系．2006. p.1-21.）

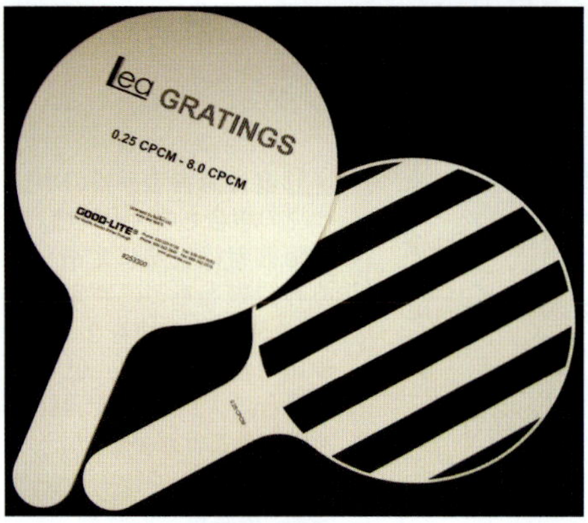

図1　縞視力検査表（LEA Grating paddles®, Good Lite）

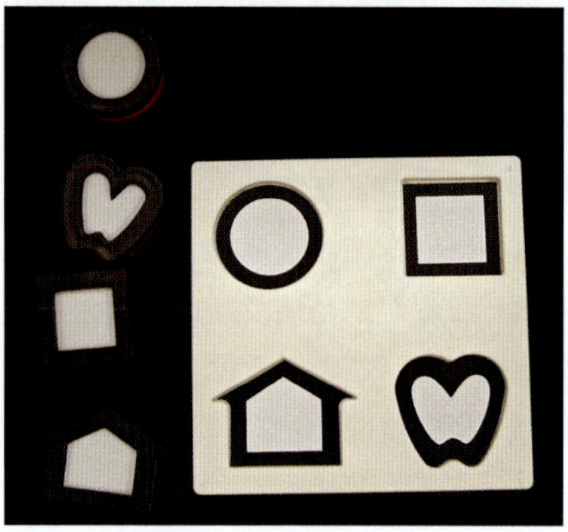

図2　視覚認知検査表（LEA symbol 3-D puzzle set®, Good Lite）

の状況も評価できるが，低年齢，低視力の影響を大きく受ける視覚障害児では，その評価は難しい[2]．視力検査が難しい児には，簡便な方法として，縞視力検査（図1），近見視力検査，視覚認知検査（図2）などを代用する．それでも視力の測定が難しい場合は，視反応（固視・追視）の状態を確認する．視覚障害児は強い屈折異常を伴うことが多いので[4]，光学的な管理を含めた視覚管理も重要である．

学童期[*4]においては，視力が比較的良好であっても，視野狭窄を伴う網膜色素変性症や脳神経疾患では文字や図形の認識が難しく，

[*4] 学校教育法における就学基準で，弱視は，"両眼の視力が0.3未満，または視力以外の視機能障害が高度であること"と定義されている（身体障害者手帳の判定が困難な場合や該当しない場合でも，学校教育法の就学基準をもとに視覚特別教育を受けることができる）．

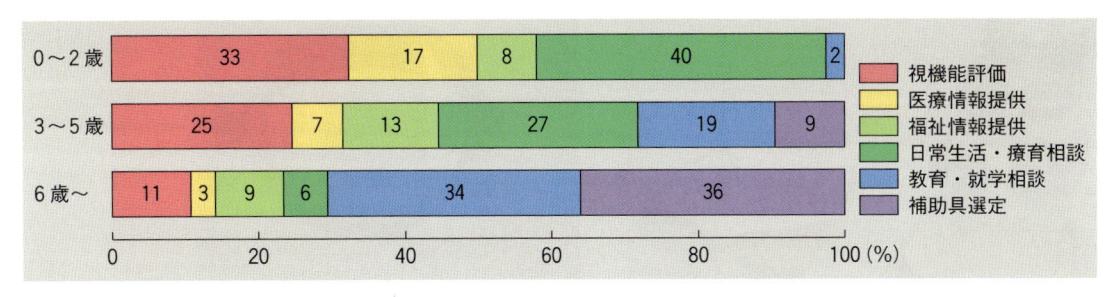

図3 年齢別のロービジョンケアの内容（比率）
(伊藤-清水里美ら：国立成育医療センターにおける小児ロービジョンケアの特徴．眼科臨床紀要 2010；3：346-352．)

ロービジョンケアの対象となることがある．"視力は良好だが，見えにくい状態"を保護者に十分に説明しなければならない．

ニーズの把握

視経験の少ない視覚障害児では，"見えにくさ"を認識することも，表現することもできないので，ニーズの把握は非常に困難である[5]．また，年齢や発達の段階，学習環境などによりニーズが大きく変化するので，そのつど本人と保護者から情報を得なければならない．

視覚障害児の養育に関する問題点として，乳幼児期では，基本的な生活習慣（食事，生活リズム）や発達に関する悩み，保護者としての不安などが挙げられる[6,7]．特に，重複障害児では，日常生活や視機能評価に関する相談が多く，このような場合は，療育センターなどで運動機能訓練をはじめとする全身ケアを受けながら，視覚ケアを包括したハビリテーションを促す．幼児期には，教育や就学に関する相談や補助具に関する相談が増加し，学童期以降は，特別支援教育に関連した福祉情報提供や補助具に関する相談が増加するが，重複障害児や中途失明児では日常生活に関する相談もある（図3）[2]．

補助具

0～2歳の乳児期では，補助具の処方例はほとんどないが，3歳以降になると疾患によって遮光眼鏡（図4）を処方するケースが出てくる．就学前後になると拡大鏡（図5），単眼鏡（図6），拡大読書器などの補助具が必要となる．補助具は導入時期が遅れると，羞恥心のため補助具を使いたがらない，見ようとする意欲の低下などの理由から使用が困難となる傾向がある[5]．本人が補助具の使用を躊

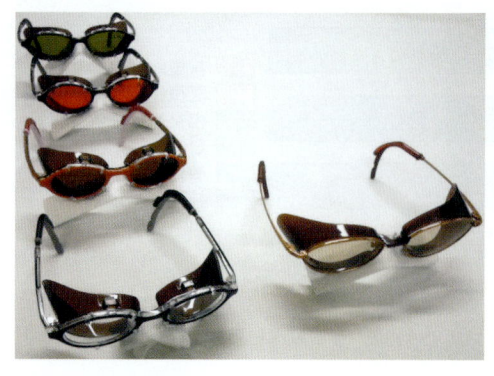

図4　遮光眼鏡
最近では，小児用のサイドシールドつきのフレームも販売されている．

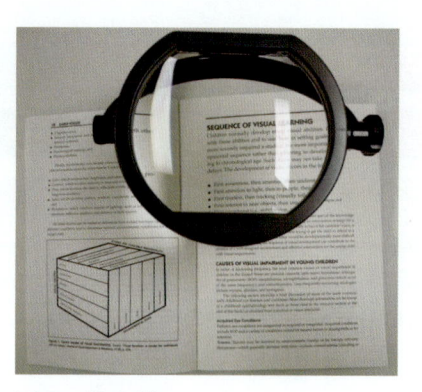

図5　拡大鏡

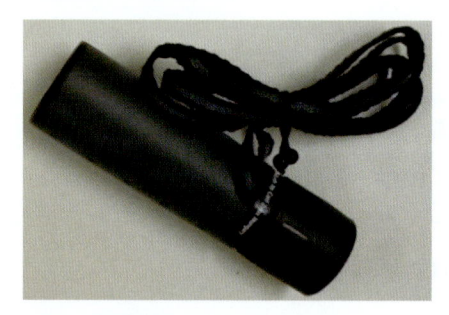

図6　単眼鏡

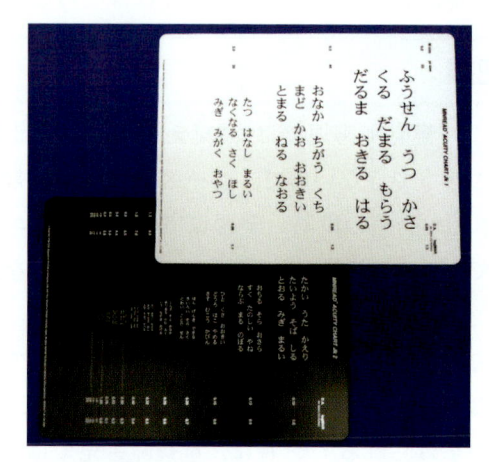

図7　読書チャート
（MNREAD-JK®，はんだや）

踏するような場合でも，多くは保護者が補助具のメリットを知ることにより，児にその使用を促すことができる．補助具の選定の際には，コントラスト視力表や読書チャート（図7）を用いた検査結果が参考になる．また，使用時の視環境が大きく影響するので，学校や保護者と相談して選定する必要がある．視覚障害が児童の学習に与える影響は大きいため[4]，補助具の使用訓練だけでなく，視環境を整え，学習をしやすくする配慮をすることが重要である．

就学相談について

　視覚特別支援校（盲学校）の開設形態は地方や学校によって差があるが，各都道府県に1校以上設置されている．原則として，学校教育法における就学基準[*4] をもとに弱視教育や特別支援の適否が判断されるが，現在は保護者の希望を取り入れて在籍校や支援の形

*4 は p.254 参照.

表2 視覚特別支援校（盲学校）における就学前の相談対応

年齢	内容
0〜2歳（一部の学校で開設）	育児相談，視覚障害に関する情報交換，交流の場としての育児学級
3〜5歳（幼稚部）	視覚障害児へのかかわり方，障害の受け止め方についての保護者へのサポート
	遊びやさまざまな体験活動を通しての物の触り方や見分け方の指導
	保護者と視覚障害児との包括支援のため，基本的に親子での参加
	地域の保育機関への就園相談（地域の保育機関と掛け持ちで在籍することが多い）
4歳ころ〜（就学相談）	学校選び*5
	拡大鏡や単眼鏡，拡大読書器などの補助具の導入
	高額な補助具の購入に際しての社会保障・福祉制度の情報提供
	重複障害児の学校選び*6（どの障害を主体に考えるべきか）

*5 学校選び
医学や補助具の進歩により，視覚活用が可能な視覚障害児が増加し，主に点字教育を行う盲学級よりも墨字教育を行う弱視学級などへの就学希望者が増えている．弱視学級も地域によって，開設形態はさまざまである．弱視学級が設置されていない地域では，特別支援校（盲学校）で弱視教育が行われるケースも増加している．地域の学校に在籍しながら，視覚特別支援校（盲学校）もしくは弱視学級への通級という措置も増加している．視覚特別支援校（盲学校）や弱視学級への通学が困難な場合は，視覚特別支援校（盲学校）からの本人だけではなく，保護者，担任などに対する訪問指導を行う．

*6 重複障害児の学校選び
重複障害児が視覚特別支援校（盲学校）以外の学校を選択し，視覚的な配慮が十分できない場合でも，コーディネーターによる受け入れ施設への訪問指導がある．

態を事前に相談できるようになった．視覚特別支援校（盲学校）は従来の教育機関としての役割だけではなく，保護者，役所，保健所，視覚障害児の受け入れ施設などからの問い合わせ，訪問指導にも対応し，地域の特別支援教育のセンターとしての役割も担っている．

表2に，年齢ごとのロービジョン児に対する就学前の早期の視覚特別支援校（盲学校）の取り組みを示す．視覚特別支援校（盲学校）では幼稚部の標榜がない場合でも，必要に応じて相談を受けつけている．

重症眼疾患の治療後，家族は眼科的な問題だけではなく，視覚障害をもつ子どもの発達，就学，学習，進路など将来について憂慮していることが多い．急性期の治療後，医学的に安定した状況であれば，視覚障害が発達を妨げないよう，できるだけ早い段階で療育環境を整え，継続した支援をしていくことが重要である．

（伊藤里美）

被虐待児症候群とその対応

小児虐待

　1970年頃より，わが国では小児虐待が社会問題視されはじめ，現在，その件数は増加の一途と考えられている．特に虐待性頭部外傷（abusive head trauma；AHT）のうち，揺さぶられっ子症候群（shaken baby syndrome；SBS）は，硬膜下血腫，虚血性脳障害，網膜出血の三つが特徴的所見[1]とされており，これらの所見のなかで，暴力的な揺さぶりによって生じる可能性が高く，虐待との一致が最も高い所見は網膜出血と考えられている[1-3]．

文献は p.275 参照.

SBS または AHT の有病率

　虐待者が1歳前後の乳児の肩などをつかんで前後に強く揺さぶる乱暴な動きが，加速-減速力（acceleration-deceleration forces）の繰り返しとなって，完全に髄鞘化していない未熟な脳や眼球などに伝わり，重篤な障害をもたらす[1-3]．SBSでは，123例のSBS中83％に網膜出血があったという報告[2]や，虐待死した頭部外傷の乳幼児62例中85％に網膜出血が存在していた[3]と多数の報告があり，いずれの報告でも，重症なSBSほど網膜出血の合併率が高い．

　SBS/AHTの年間発生の総件数は2011年の現在，わが国ではいまだ把握されていない．自験例では，44人中4人死亡し，11人は光覚を消失していた[4]．米国では年1,400人の乳幼児が発症していると累計され，1万人の乳幼児中3人の割合とされている．そのうち30％が死亡し，生存しても生涯寝たきりか，知的発達遅滞やてんかんを合併することが多い．この高い罹病率にもかかわらず，比較的軽症例を含めると，救急外来を受診した患児の31％は見すごされたまま帰宅している[5]という報告がある．

特徴ある網膜出血の形態

　SBS/AHTに特徴的な網膜出血は，まず，その出血部位の多さと多層性[2,6,7]にある（図1a, b）．受傷の程度に応じて，斑状または点

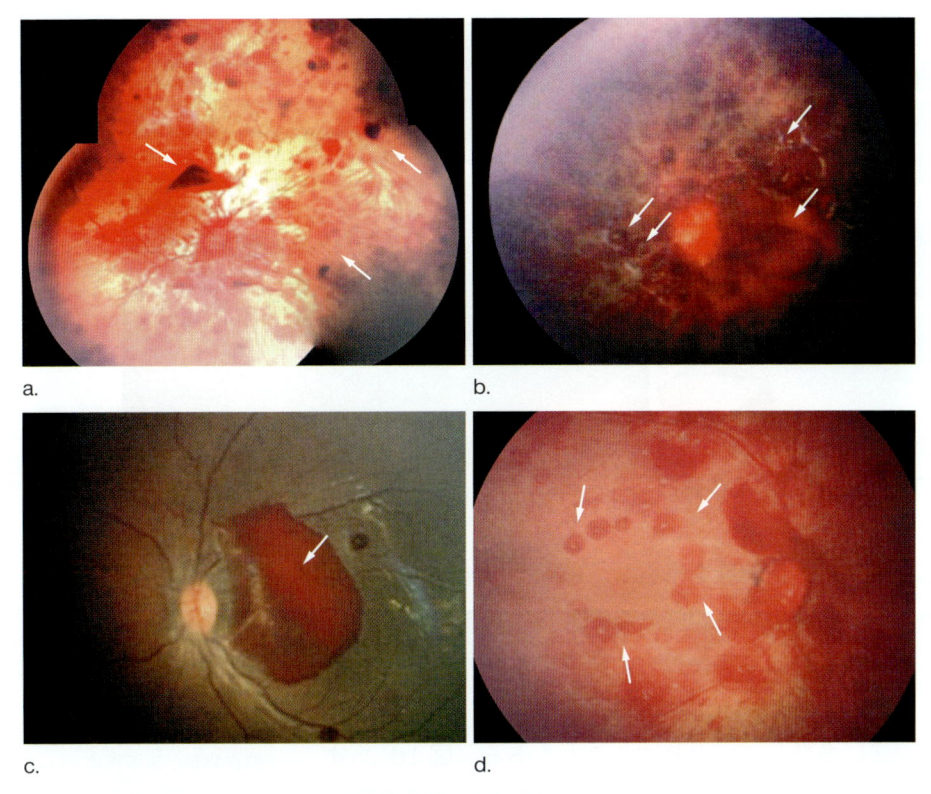

図1 SBS/AHTにみられる特徴的な眼底所見
a. 11か月, 男児. 著しい網膜出血が無数に散在し, はけ状や点状, 斑状など, さまざまな形態の網膜出血が多層性に存在していることがわかる. 硝子体出血（白矢印）も認める.
b. 6か月, 男児. 著しい網膜出血があり, 特に膨らんだ出血性網膜分離が無数に存在している（白矢印）.
c. 6か月, 女児. 黄斑部網膜を含んで, ドーム状に大きく膨らんだ出血性網膜分離を認める（白矢印）.
d. 黄斑部網膜をとり囲むようにして円周状に出血性網膜分離が点在している（白矢印）.
(The National Center on Shaken Baby Syndrome〈NCSBS〉のウェブサイト http://www.dontshake.org/)

状の網膜出血が, 網膜全体の広い範囲に点在している. 時に, 網膜の端である鋸状縁にまで網膜出血が及んでおり, 網膜のいずれの層でも出血を来たしうる. たとえ片眼性であっても, この網膜出血の"多発性・多層性"がSBS/AHTの特徴とされる. SBS/AHT以外で同様の網膜出血が確認されているのは, 同乗者や患児本人が死亡するか致死傷を負うほどの大きな自動車事故や, 走っている自動車のタイヤに幼児の頭部がひかれる, または重い物が頭上から振ってきて頭部に直撃した場合[8]など, 頭部に強い衝撃が加えられ, 重篤な頭部圧挫傷を来たした場合である. これらの受傷は目撃情報や状況証拠などから明らかであるため, 虐待かどうかの診断に苦慮するようなことはほとんどない.

次に特徴あるSBS/AHTの出血形態は, 出血性網膜分離である[2,6].

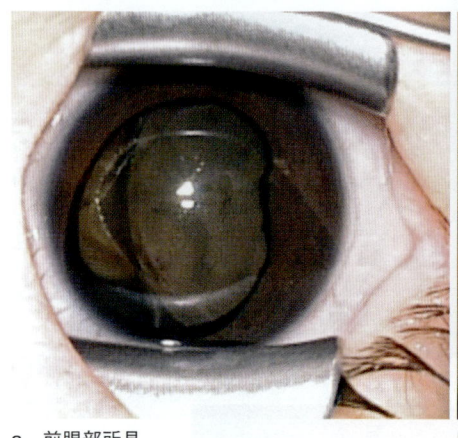

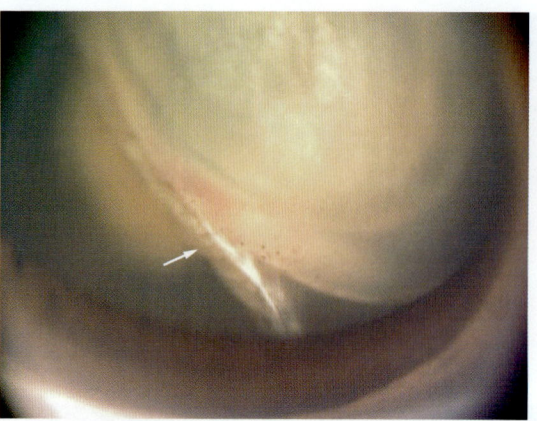

a. 前眼部所見　　　　　b. a の拡大（矢印：巨大な鋸状縁裂孔）
図2　SBS/AHT にみられる水晶体脱臼

眼球内部を充填する硝子体が網膜を牽引し，網膜の内部が裂けてその内腔に血液がたまるのが出血性網膜分離である（図1b, c）．赤いドーム状に膨らむこともある．特に視力の発達に重要である黄斑部網膜の直上に大きく生じたり，小円状の網膜分離が黄斑部をとり囲むようにして円周状に多発していたりすることもある（図1d）．分離した網膜内腔にたまる出血量が多くなって，膨らんだ網膜の端にプリーツのようなしわができ，網膜ひだを形成していることもある[6]．その他，まれではあるが，外傷性黄斑円孔，水晶体脱臼や外傷性網膜剝離（図2）などの合併も認めることもある[2,4]．また，事前に除外すべき鑑別疾患として表1にまとめた全身疾患や眼科疾患がある．これらの疾患ではないことを，必ず事前に確認する必要がある．

表1　SBS/AHT 以外で，乳幼児に網膜出血を来たす主な原因疾患

重症高血圧
白血病など血液疾患
凝固機能異常
髄膜炎，敗血症，感染性心内膜炎，脳炎
心肺蘇生後
くも膜下出血後
CO 中毒
貧血
低酸素血症
未熟児網膜症
新生児硝子体出血
網膜血管炎，ウイルス性網膜炎

眼底出血の機序

SBS/AHT の網膜出血の原因は，眼球後方の網膜静脈圧が急激に上昇し，網膜静脈が大量に破綻出血するという説と，加速と減速の繰り返しによって機械的に硝子体が網膜を牽引し出血性網膜分離や，その他の網膜出血を引き起こすという硝子体牽引説と，大きく二説[2,3]が有力視されている．

最近の知見では，SBS/AHT の死亡児と，事故死した児を比較すると，眼球後方にある視神経鞘出血が明らかに SBS/AHT 群に多く，眼窩脂肪組織や外眼筋にも広範囲に出血していた．揺さぶりの影響は眼球内部のみでなく，眼球をとり囲む眼窩の結合組織のすべてにわたっており，おそらく揺さぶられている動きのさなかでは，これ

らの結合組織は急激な圧上昇で眼球全体を強く絞扼していると推測されている[7].

眼底検査の時期

適切な眼底検査の時期に関して，わが国での共通見解や指針はないが，米国では受傷推定時刻から24時間以内，最高でも36時間以内に眼底検査を行うことが推奨されている．薄い網膜出血は2～3日で自然吸収されて消えてしまうことがあるためと，全身状態が不良であれば受傷から約36時間で播種性血管内凝固（disseminated intravascular coagulation；DIC）を生じ，続発する凝固機能異常による網膜出血が起こりえるため，虐待による網膜出血かどうか正確な評価が困難になるなどの理由がある．

虐待が疑わしい場合

院内にケースワーカーや虐待判定委員会に相当する機関があれば，すぐに連絡する．該当機関がない場合は，担当の小児科医と密に連携をとって患児の身の安全を最優先に確保し，児童相談所への通報や保護者と患児の分離が必要となる．

SBS/AHT以外の虐待

年長児になると，ける・殴るなどの暴力行為による受傷が増える．眼窩や眼球に直達した外力による眼窩底骨折，水晶体脱臼，網膜剝離などある．自験例であるが，両親の前では"家の柱にぶつかった"と受傷機転を説明した眼窩底骨折の男児が，親と別室に分離して聞き返すと，"父親に殴られた"と話し，虐待を発見できたこともあった．患児の態度や話す内容に不審な点があれば，話しやすい環境に患児を置く，ケースワーカーに相談するなど配慮が必要と考える．

（中山百合，仁科幸子）

文献

項目起始頁	文献番号	文献
		■ 眼の発生と疾患
2	i	Lamb TD, et al：Evolution of the vertebrate eye：opsins, photoreceptors, retina and eye cup. Nat Rev Neurosci 2007；8：960-976.
2	ii	Azuma N, et al：*PAX6* missense mutation in isolated foveal hypoplasia. Nat Genet 1996；13：141-142.
2	iii	Sanyanusin P, et al：Mutation of the *PAX2* gene in a family with optic nerve colobomas, renal anomalies and vesicoureteral reflux. Nat Genet 1995；9：358-364.
		■ 眼球と視覚の発達
7	1	山本　節編：眼科 MOOK 38 目の発達と加齢．東京：金原出版；1989.
7	2	山本　節：解剖学的特徴と生理学的特徴．小児眼科手術．東京：中山書店；1998. p.3-6.
7	3	植村恭夫：新臨床眼科全書 5A．小児眼科学 1．東京：金原出版；1990.
7	4	Eustis HS：Postnatal development. In：Wright KW, editor. Pediatric Ophthalmology and Strabismus. St. Louis, Tokyo：Mosby；1995. p.45-49.
7	5	粟屋　忍：乳幼児の視力発達と弱視．眼科臨床医報 1985；79：1821-1836.
7	6	樋田哲夫編：眼科プラクティス 20 小児眼科診療．東京：文光堂；2008.
7	7	保坂明朗ら：成熟新生児の眼所見（1）屈折度，特に体重との相関について．眼科臨床医報 1962；56：774-778.
7	8	湖崎　克ら：検診車による学童視力屈折集団検診の試み．日本眼科紀要 1969；20：129-139.
		■ 視力・屈折検査
11	1	Sokol S：Mesurement of infant visual acuity from pattern reversal evoked potentials. Vision Res 1978；18：33-39.
11	2	Dobson V：Visual acuity testing by preferential looking technique. In：Isenberg SJ, editor. The eye in infancy, 2nd ed. St Louis：CV Mosby；1994. p.139.
11	3	Courage ML, et al：Visual acuity assessment from birth to three years using the acuity card procedure. cross-sectional and longitudinal samples. Optom Vis Sci 1990；67：713-718.
11	4	Dobson V：Visual acuity testing by preferential looking technique. In：Isenberg SJ, editor. The eye in infancy. St Louis：Mosby；1994. p.131-156.
11	5	弓削経一：幼年弱視．東京：金原出版；1966. p.92.
11	6	湖崎　克ら：小児の視力の特性．日本眼科紀要 1964；15：117-124.
11	7	神田孝子ら：保育園における 3, 4 歳児の視力検査．眼科臨床医報 1993；87：288-295.
		■ 羞明・流涙
26	1	栗橋秀行：涙道．初川嘉一編．眼科診療プラクティス 100 小児眼科プライマリ・ケア．東京：文光堂；2003. p.42-45.
		■ 白色瞳孔，瞳孔領白濁
32	1	Kremer I, et al：An unusual case of congenital unilateral Coats's disease associated with morning glory optic disc anomaly. British J Ophthalmol 1985；69：32-37.

文献番号：アラビア数字（1, 2, 3…）は本文中に参照位置のある文献，ローマ数字（i, ii, iii…）は項目全体についての参考文献であることを示します．

項目起始頁	文献番号	文献
		■斜視に潜む疾患
36	1	Berk TA, et al：Underlying pathologies in secondary strabismus. Strabismus 2000；8：69-75.
36	2	Havertape SA, et al：Sensory strabismus-eso or exo? J Pediatr Ophthalmol Strabismus 2001；38：327-330.
36	3	Sidikaro Y, et al：Observations in sensory heterotropia. J Pediatr Ophthalmol Strabismus 1982；19：12-19.
36	4	Gusek-Schneider G, et al：Results following eye muscle surgery for secondary sensory strabismus. Strabismus 2010；18：24-31.
		■頭位異常
40	1	von Noorden GK, et al：Inspection of the eyes and head position. In：von Noorden GK, et al, editors. Binocular vision and ocular motility：theory and management of strabismus. 6th ed. St Louis：Mosby; 2002. p.168-174.
40	2	Mehta A：Chief complaint, history, and physical examination. In: Rosenbaum AL, et al, editors. Clinical strabismus management：principles and strabismus techniques. Philadelphia：WB Saunders Company；1999. p.3-21.
40	3	大月　洋：眼位検査. 丸尾敏夫編. 眼科診断指針. 東京：医歯薬出版；1984. p.42-47.
		■弱視の分類・診断・治療
56	1	Bangerter A：Ambliopiebehandlung. 2nd ed. Basel：S. Kager；1955.
56	2	植村恭夫：弱視の診断と治療. 東京：金原出版；1993.
56	3	Von Noorden GK；Atlas of strabismus. 4th ed. St Louis；Mosby；1983.
56	4	植村恭夫；斜視の検査におけるプリズムテストについて（Jampolsky）. 臨床眼科 1965；19：1127-1130.
		■弱視治療に関する多施設研究
62	1	Holmes JM, et al：Amblyopia. Lancet 2006；367：1343-1351.
62	2	Schmidt P, et al：Comparison of preschool vision screening tests as administered by licensed eye care professionals in the Vision In Preschoolers Study. Ophthalmology 2004；111：637-650.
62	3	Cotter SA, et al：Treatment of anisometropic amblyopia in children with refractive correction. Ophthalmology 2006；113：895-903.
62	4	Cotter SA, et al：Treatment of strabismic amblyopia with refractive correction. Am J Ophthalmol 2007；143：1060-1063.
62	5	Kushner BJ. Atropine vs. patching for the treatment of moderate amblyopia in children. Arch Ophthalmol 2002；120：387-388.
62	6	Holmes JM, et al：Impact of patching and atropine treatment on the child and family in the amblyopia treatment study. Arch Ophthalmol 2003；121：1625-1632.
62	7	Agervi P, et al：Treatment of anisometropic amblyopia with spectacles or in combination with translucent Bangerter filters. Ophthalmology 2009；116：1475-1480.
62	8	Rutstein RP, et al：A randomized trial comparing Bangerter filters and patching for the treatment of moderate amblyopia in children. Ophthalmology 2010；117：998-1004. e6.
62	9	Holmes JM, et al：Effect of Age on Response to Amblyopia Treatment in Children. Arch Ophthalmol 2011 Jul 11.［Epub ahead of print］.

項目起始頁	文献番号	文献
62 – 10		Scheiman MM, et al：Randomized trial of treatment of amblyopia in children aged 7 to 17 years. Arch Ophthalmol 2005；123：437-447.
62 – 11		Hertle RW, et al：Stability of visual acuity improvement following discontinuation of amblyopia treatment in children aged 7 to 12 years. Arch Ophthalmol 2007；125：655-659.
62 – 12		Holmes JM, et al：Factors associated with recurrence of amblyopia on cessation of patching. Ophthalmology 2007；114：1427-1432.
		■乳児内斜視は，超早期手術によってどのくらい立体視を獲得できるのでしょうか？
72 – 1		von Noorden GK：A reassessment of infantile esotropia. XLIV Edward Jackson memorial lecture. Am J Ophthalmol 1988；105：1-10.
72 – 2		Wright KW, et al：High-grade stereo acuity after early surgery for congenital esotropia. Arch Ophthalmol 1994；112：913-919.
72 – 3		Birch EE, et al：Why does early surgical alignment improve stereoacuity outcomes in infantile esotropia? J AAPOS 2000；4：10-14.
72 – 4		Mori T, et al：Effects of the duration of early strabismus on the binocular responses of neurons in the monkey visual cortex (V1). Invest Ophthalmol Vis Sci 2002；43：1262-1269.
72 – 5		Kumagami T, et al：Effect of onset age of strabismus on the binocular responses of neurons in the monkey visual cortex. Invest Ophthalmol Vis Sci 2000；41：948-954.
72 – 6		矢ヶ﨑悌司：両眼視機能の発達と内斜視の早期手術．あたらしい眼科 2006；23：11-18.
72 – 7		Zak TA, et al：Early surgery for infantile esotropia：results and influence of age upon results. Can J Ophthalmol 1982；17：213-218.
72 – 8		Pediatric Eye Disease Investigator Group：Interobserver reliability of the prism and alternate cover test in children with esotropia. Arch Ophthalmol 2009；127：59-65.
72 – 9		Pediatric Eye Disease Investigator Group：Spontaneous resolution of early-onset esotropia：experience of the Congenital Esotropia Observational Study. Am J Ophthalmol 2002；133：109-118.
72 – 10		二宮悦子ら：乳児内斜視における術後屈折異常の眼位への影響．臨床眼科 2006；60：1189-1192.
		■間欠性外斜視
78 – 1		金谷まり子ら：間歇性外斜視における生理的複視の抑制．眼科臨床医報 1991；85：1940-1946.
78 – 2		Pritchard C, et al：Suppression of physiological diplopia in intermittent exotropia. Am Orthopt J 1981；31：72-79.
78 – 3		Wrigh KW：Exotropia. In：Color atlas of strabismus surgery strategies and techniques. New York：Springer；2007. p.42-51.
78 – 4		Von Noorden GK, et al：Exodeviation In：Von Noorden GK, et al, editors. Binocular vision and ocular motility. 6th ed. St Louis：Mosby；2002. p.356-376.
78 – 5		Kushner BJ, et al：Diagnostic occlusion in strabismus management. J of ocular therapy & surgery. 1983；July-Aug：194-200.
78 – 6		清水みはる，ら：間歇性外斜視のプリズム装用における眼位変化の検討―遮閉法と比較して―．眼科臨床医報 2000；94：760-762.
78 – 7		江富朋彦ら：成人間欠性外斜視のプリズム装用における眼位変化の検討．眼科臨床紀要. 2008；1：959-962.

項目起始頁	文献番号	文献
78 – 8		寺井朋子ら：間歇性外斜視のプリズム装用後眼位に対する手術効果の検討．眼科臨床医報 2003；97：535-538.
78 – 9		松本富美子ら：間歇性外斜視の非観血療法．日本の眼科 2011；82：20-24.
78 – 10		Nusz KJ, et al：The course of intermittent exotropia in a population-based cohort. Ophthalmology 2006；113：1154-1158.
		■ 先天上斜筋麻痺
83 – 1		河野玲華：斜視を画像で理解する．あたらしい眼科 2004；21：1191-1195.
83 – 2		丸尾敏夫：上斜筋麻痺の手術．眼科臨床医報 1990；84：1543-1552.
83 – 3		Helveston EM：Surgical management of strabismus. 5th ed. Oostende：Wayenborgh Publishing；2005. p.156-157.
83 – 4		矢ケ﨑悌司：下斜筋前方移動術．眼科 2010；52：1895-1901.
83 – 5		木村亜紀子：回旋斜視に対する手術戦略．眼科臨床医報 2004；98：218-222.
		■ 特殊な斜視
88 – i		林 孝雄：斜視特殊型．これでいいのだ斜視診療．東京：文光堂；2009. p.122-135.
88 – ii		Hoffman PN：Clinical Neuro-Ophthalmology. The essentials. 2nd ed. Philadelphia：Lippincott Williams & Wilkins；2007. p.422-424.
88 – iii		岩崎嘉秀：Möbius症候群．新臨床神経眼科学．東京：メディカル葵出版；2001. p.136-137.
88 – iv		三村 治：Double elevator palsy. 新臨床神経眼科学．東京：メディカル葵出版；2001. p.121.
88 – v		大庭正裕：交代性上斜位（DVD）．これでいいのだ斜視診療．東京：文光堂；2009. p.136-142.
		■ 眼瞼下垂，睫毛内反，先天鼻涙管閉塞
96 – 1		根本裕次：眼瞼下垂・睫毛内反．樋田哲夫ら編．眼科プラクティス 20 小児眼科診療．東京：文光堂；2008. p.114-117.
96 – 2		高橋信子：先天眼瞼下垂の視機能の発達に及ぼす影響に関する研究．眼科臨床医報 1989；83：716-730.
96 – 3		Noda S, et al：Epiblepharon with inverted eyelashes in Japanese Children. Incidence and Symptoms. Br J Ophthalmol 1989；73：126-127.
96 – 4		八子恵子：小児の内反症 すぐに治療が必要？ 黒坂大二郎ら編．眼科インストラクションコース 18 眼科診療のスキルアップ 白内障・小児・ぶどう膜炎．東京：メジカルビュー；2009. p.102-105.
96 – 5		Young JD, et al：Managing congenital lacrimal obstruction in general practice. BMJ 1997；315：293-296.
96 – 6		柿崎裕彦：先天鼻涙管閉塞．樋田哲夫ら編．眼科プラクティス 20 小児眼科診療．東京：文光堂；2008. p.118-121.
96 – 7		八子恵子：先天鼻涙管閉塞の診断と治療．臨床眼科 2006；60（増刊号）：296-299.
		■ 角膜の先天異常
105 – 1		近間泰一郎：2. 角結膜 1）発生異常および分娩時外傷．眼科 2005；47：1527-1535.
105 – 2		水流忠彦：角膜混濁の診断．小児の角膜混濁．眼科 1998；40：1579-1595.
105 – 3		細谷比左志：乳児・新生児の角膜混濁．角膜クリニック第2版．東京：医学書院；2003. p.92-97.

項目起始頁	文献番号	文献
105 – 4		Waring GO, III, et al：Anterior chamber cleavage syndrome. A stepladder classification. Surv Ophthalmol 1975；20：3-27.
105 – 5		Reese AB, et al：The anterior chamber cleavage syndrome. Arch Ophthalmol 1966；75：307-318.
105 – 6		宮本和久ら：角膜の発生学．角膜クリニック第2版．東京：医学書院；2003．p.306-309.
105 – 7		Kenyon KR：Mesenchymal dysgenesis in Peter's anomaly, sclerocornea and congenital endothelial dystrophy. Exp Eye Res 1975；21：125-142.
105 – 8		Shields MB, et al：Axenfeld-Rieger syndrome. A spectrum of developmental disorders. Surv Ophthalmol 1985；29：387-409.
105 – 9		Alward WLM：Axenfeld-Rieger Syndrome and Peters Anomaly. In：Krachmer JH, et al, editors. Cornea 2 ed. Philadelphia：Mosby；2005. p.745-748.

■ 水晶体の先天異常・白内障と全身疾患

項目起始頁	文献番号	文献
110 – 1		黒坂大次郎：白内障・水晶体位置異常．樋田哲夫編．眼科プラクティス20 小児眼科診療．東京：文光堂；2008．p.144-147.
110 – 2		永本敏之：白内障．小口芳久編．小児眼科のABC—最新の診断・治療的アプローチ—．東京：日本医事新報社；1995．p.74-84.
110 – 3		Veen DV：congenital and childhood cataracts. Albert & Jakobiec Ed. Principles and Practice of Ophthalmology. USA：Sauders；2008. p.4213-4223.
110 – 4		鷹津久登：Marfan症候群・Ehles-Danlos症候群．金澤一郎ら編．今日の診断指針 第6版．東京：医学書院；2010．p.1214-1216.
110 – 5		Forbes BJ, et al：Osseous and musculoskeletal disorders. In：Albert & Jakobiec, editor. Principles and Practice of Ophthalmology. Philadelphia：Saunders Elsevier；2008. p.4495-4516.

■ 先天完全白内障による形態覚遮断弱視は，いつごろ起こるのでしょうか？

項目起始頁	文献番号	文献
114 – 1		Birch EE, et al：The critical period for surgical treatment of dense congenital unilateral cataract. Invest Ophthalmol Vis Sci 1996；37：1532-1538.
114 – 2		Birch EE, et al：Early treatment of congenital unilateral cataract minimizes unequal competition. Invest Ophthalmol Vis Sci 1998；39：1560-1566.
114 – 3		Lambert SR, et al：Is there a latent period for the surgical treatment of children with dense bilateral congenital cataracts? J AAPOS 2006；10：30-36.
114 – 4		O'Dell CD, et al：Development of acuity in a primate model of human infantile unilateral aphakia. Invest Ophthalmol Vis Sci 1989；30：2068-2074.
114 – 5		Boothe RG, et al：Acuity and contrast sensitivity in monkeys after neonatal intraocular lens implamtation with and without part-time occlusion of the fellow eye. Invest Ophthalmol Vis Sci 1996；37：1520-1531.
114 – 6		Gregg FM, et al：Stereopsis after congenital monocular cataract extraction. Am J Ophthalmol 1992；114：314-317.
114 – 7		Wright KW, et al：Binocular fusion and stereopsis associated with early surgery for monocular congenital cataracts. Arch Ophthalmol 1992；110：1607-1609.
114 – 8		矢ヶ﨑悌司ら：術前に眼振が認められた先天白内障早期手術例の予後．眼臨医 1993；87：342-349.
114 – 9		仁科幸子：小児白内障手術と術後視力．あたらしい眼科 2006；23：19-24.
114 – 10		仁科幸子ら：乳幼児眼疾患の発見・受診経路と初診時期．眼科臨床紀要 2010；3：172-177.

項目起始頁	文献番号	文献
		■ 先天無虹彩，白子症，黄斑低形成
116 - 1		Lee H, et al：Aniridia: current pathology and management. Acta Ophthalmol 2008；86：708-715.
116 - 2		Summers CG：Albinism: classification, clinical characteristics, and recent findings. Optom Vis Sci 2009；86：659-662.
		■ 発達緑内障
118 - 1		日本緑内障学会：緑内障診療ガイドライン第2版 日本緑内障学会．2006．p.11-20.
118 - 2		山本 節ら：全身麻酔下における小児眼圧の検討．臨床眼科 1981；35：842-846.
118 - 3		Hoskins HD, et al：Anatomical classification of the developmental glaucoma. Arch Ophthalmol 1984；102：1331-1336.
118 - 4		Stamper RL, et al：Developmental and childhood glaucoma. In：Diagnosis and Therapy of the Glaucomas. Philadelphia：Mosby Elsevier；2009. p.294-329.
118 - 5		宮田 博：小児への緑内障治療薬の処方．特集緑内障治療薬物選択と指導のポイント．臨床と薬物治療 2000；19：1112-1114.
118 - 6		Enyedi LB, et al：Latanoprost for the treatment of pediatric glaucoma. Surv Ophthalmol 2002；47：S129-S132.
118 - 7		Portellos M, et al：Topical versus oral carbonic anhydrase inhibitor therapy for pediatric glaucoma. J AAPOS 1998；2：43-47.
118 - 8		原田陽介ら：発達緑内障における線維柱帯切開術の手術成績．眼科手術 2010；23：469-472.
118 - 9		Ikeda H, et al：Long-term outcome of trabeculotomy for the treatment of developmental glaucoma. Arch ophthalmol 2004；122：1122-1128.
		■ 小児の眼圧検査は，どのように行いますか．また，測定値は全身麻酔下でどのように変動しますか？
125 - 1		Martinez-de-la-Casa JM, et al：Effect of corneal thickness on dynamic contour, rebound, and goldmann tonometry. Ophthalmology 2006；113：2156-2162.
125 - 2		Hwang JW, et al：The effect of the lateral decubitus position on the intraocular pressure in anesthetized patients undergoing lung surgery. Acta Anaesthesiol Scand 2006；50：988-992.
125 - 3		根木 昭：小児緑内障の診断と治療．あたらしい眼科 2010；27：1387-1401.
125 - 4		Kageyama M, et al：Comparison of ICare rebound tonometer with noncontact tonometer in healthy children. J Glaucoma 2011；20：63-66.
125 - 5		Blumberg D, et al：The effects of sevoflurane and ketamine on intraocular pressure in children during examination under anesthesia. Am J Ophthalmol 2007；143：494-499.
125 - 6		Jones LD, et al：Intraocular pressure after ketamine and sevoflurane in children with glaucoma undergoing examination under anesthesia. Br J Ophthalmol 2010；94：33-35.
125 - 7		Yoshikawa K, et al：The effect of ketamine on intraocular pressure in children. Anesth Analg 1971；50：199-202.
125 - 8		Sampaolesi, et al：Normal intraocular pressure in children from birth to five years. In：The Glaucomas I-Pediatric Glaucomas. Berlin, Heidelberg：Springer-Verlag；2009. p.29-39.
125 - 9		山本 節ら：乳幼児における角膜厚と眼圧について．眼科臨床紀要 2008；1：349-351.
125 - 10		Hikoya A, et al：Central corneal thickness in Japanese children. Jpn J Ophthalmol 2009；53：7-11.

項目起始頁	文献番号	文献
		■ 網膜芽細胞腫
132	1	Sields CL, et al：The international classification of retinoblastoma predicts chemoreduction succsess. Ophthalmology 2006；113：2276-2280.
132	2	Gombos DS, et al：Secondary acute myelogenous leukemia in patients with retinoblastoma：is chemotherapy a factor? Ophthalmology 2007；114：1378-1383.
132	3	Suzuki S, et al：Management of intraocular retinoblastoma and ocular prognosis. Int J Clin Oncol 2004；9：1-6.
132	4	初川嘉一：網膜芽細胞腫の最近の治療．日本の眼科 2009；80：1269-1273.
		■ 網膜芽細胞腫は放射線外照射によって二次癌のリスクがどのくらい高まりますか？
138	1	Kleinerman RA, et al：Risk of new cancers after radiotherapy in long-term survivors of retinoblastoma：an extended follow-up. J Clin Oncol 2005；23：2272-2279.
138	2	網膜芽細胞腫全国登録委員会．網膜芽細胞腫全国登録（1975～1982）．日本眼科学会雑誌 1992；96：1433-1442.
138	3	Fletcher O, et al：Lifetime risks of common cancers among retinoblastoma survivors. J Natl Cancer Inst 2004；96：357-363.
138	4	Acquaviva A, et al：Mortality from second tumour among long-term survivors of retinoblastoma：a retrospective analysis of the Italian retinoblastoma registry. Oncogene 2006；25：5350-5357.
138	5	Moll AC, et al：Second primary tumors in patients with retinoblastoma. A review of the literature. Ophthalmic Genet 1997；18：27-34.
138	6	Wong FL, et al：Cancer incidence after retinoblastoma：radiation dose and sarcoma risk. J Am Med Assoc 1997；278：1262-1267.
138	7	Abramson DH, et al：Second nonocular tumors in survivors of bilateral retinoblastoma. A possible age effect on radiation-related risk. Ophthalmology 1998；105：573-579.
138	8	Moll AC, et al：Second primary tumors in hereditary retinoblastoma：a register-based study, 1945-1997：is there an age effect on radiation-related risk? Ophthalmology 2001；108：1109-1114.
		■ 第1次硝子体過形成遺残（PHPV/PFV）
141	1	Goldberg MF：Persistent fetal vasculature（PFV）：an integrated interpretation of signs and symptoms associated with persistent hyperplastic primary vitreous（PHPV）. LIV Edward Jackson Memorial Lecture. Am J Ophthalmol 1997；124：587-626.
141	2	Nishimura M, et al：Falciform retinal fold as sign of familial exudative vitreoretinopathy. Jpn J Ophthalmol 1983；27：40-53.
141	3	西村みえ子ら：家族性滲出性硝子体網膜症と第一次硝子体過形成遺残．臨床眼科 1988；42：576-580.
141	4	Dass AB, et al：Surgical results of persistent hyperplastic primary vitreous. Ophthalmology 1999；106：280-284.
141	5	Sisk RA, et al：Visual and anatomic outcomes with or without surgery in persistent fetal vasculature. Ophthalmology 2010；117：2178-2183. e2.
		■ 未熟児網膜症
144	1	Early treatment for retinopathy of prematurity cooperative group：The incidence and course of retinopathy of prematurity：findings from the early treatment for retinopathy of prematurity study. Pediatrics 2005；116：15-23.

項目起始頁	文献番号	文献
144 - 2		平岡美依奈ら：超低出生体重児における未熟児網膜症：東京都多施設研究．日本眼科学会雑誌 2004；108：600-605．
144 - 3		植村恭夫ら：未熟児網膜症の診断および治療基準に関する研究．厚生省特別研究費補助金 昭和49年度研究班報告．日本の眼科 1975；46：553-559．
144 - 4		竹内 篤ら：多施設による未熟児網膜症の研究．第2報．初回検査時期．日本眼科学会雑誌 1994；98：679-683．
144 - 5		An International Committee for the Classification of Retinopathy of Prematurity：The international classification of retinopathy of prematurity revisited. Arch Ophthalmol 2005；123：991-999.
■ 未熟児網膜症に対する大規模臨床試験		
148 - 1		Kinsey VE：Retrolental fibroplasia；cooperative study of retrolental fibroplasia and the use of oxygen. Arch Ophthalmol 1956；56：481-543.
148 - 2		Cryotherapy for Retinopathy of Prematurity Cooperative Group：Multicenter trial of cryotherapy for retinopathy of prematurity. Arch Ophthalmol 1988；106：471-479.
148 - 3		Early Treatment for Retinopathy of Prematurity Cooperative Group：Revised indications for the treatment of retinopathy of prematurity：results of the early treatment for retinopathy of prematurity randomized trial. Arch Ophthalmol 2003；121：1684-1696.
148 - 4		The STOP-ROP Multicenter Study Group：Supplemental therapeutic oxygen for prethreshold retinopathy of prematurity（STOP-ROP），a randomized, controlled trial. I. Primary outcomes. Pediatrics 2000；105：295-310.
148 - 5		Askie LM, et al：Oxygen-saturation targets and outcomes in extremely preterm infants. N Engl J Med 2003；349：959-967.
148 - 6		SUPPORT Study Group of the Eunice Kennedy Shriver NICHD Neonatal Research Network, et al：Target ranges of oxygen saturation in extremely preterm infants. N Engl J Med 2010；362：1959-1969.
148 - 7		Mintz-Hittner HA, et al：Efficacy of intravitreal bevacizumab for stage 3＋ retinopathy of prematurity. N Engl J Med 2011；364：603-615.
■ 家族性滲出性硝子体網膜症		
150 - 1		Qin M, et al：Complexity of the genotype-phenotype correlation in familial exudative vitreoretinopathy with mutations in the LRP5 and/or FZD4 genes. Hum Mutat 2005；26：104-112.
150 - 2		山名敏子：FEVRの眼所見．清水昊幸ら編．眼科Mook48：家族性滲出性硝子体網膜症．東京：金原出版；1992．p.41-54．
150 - 3		宮久保 寛：FEVRの蛍光眼底所見．清水昊幸ら編．眼科Mook 48：家族性滲出性硝子体網膜症．東京：金原出版；1992．p.64-70．
150 - 4		Kondo H, et al：Novel mutations in Norrie disease gene in Japanese patients with Norrie disease and familial exudative vitreoretinopathy. Invest Ophthalmol Vis Sci 2007；48：1276-1282.
150 - 5		Ye X, et al：The Norrin/Frizzled4 signaling pathway in retinal vascular development and disease. Trends Mol Med 2010；16：417-425.
■ Coats病		
153 - 1		Shields JA, et al：Classification and management of Coats disease：the 2000 Proctor Lecture. Am J Ophthalmol 2001；131：572-583.
153 - 2		Char DH：Coats' syndrome：long term follow up. Br J Ophthalmol 2000；84：37-39.

項目起始頁	文献番号	文献
153 – 3		Black GC, et al：Coats' disease of the retina（unilateral retinal telangiectasis）caused by somatic mutation in the NDP gene：a role for norrin in retinal angiogenesis. Hum Mol Genet 1999；8：2031-2035.
153 – 4		Yoshizumi MO, et al：Vitrectomy techniques in late-stage Coats'-like exudative retinal detachment. Doc Ophthalmol 1995；90：387-394.
153 – 5		He YG, et al：Elevated vascular endothelial growth factor level in Coats' disease and possible therapeutic role of bevacizumab. Graefes Arch Clin Exp Ophthalmol 2010；248：1519-1521.
		■ Leber 先天黒内障
158 – 1		Leber T, et al：Uber retinitis pigmentosa und angeborene amaurose. von Graefe's Arch Ophthalmol 1869；271：11646-11651.
158 – 2		柿澤敏文ら：全国盲学校及び小・中学校弱視学級児童生徒の視覚障害原因等に関する調査研究—2005年調査. 筑波大学心身障害学系. 2006.
158 – 3		Taylor D, et al：Pediatric ophthalmology and Strabismus. In：Michaelides M, et al, editors. Inherited retinal dystrophies. 3rd ed. Philadelphia：Elsevier；2005. p.531-557.
158 – 4		den Hollander AI, et al：Leber congenital amaurosis：genes, proteins and disease mechanisms. Prog Retin Eye Res 2008；27：391-419.
158 – 5		Hartnett ME, et al：Pediatric Retina. In：Fulton AB, et al, editors. Examination of pediatric retinal function. Philadelphia：Lippincot Williams & Wilkins；2005. p.45-60.
158 – 6		Lambert SR, et al：Follow-up and diagnostic reappraisal of 75 patients with Leber's congenital amaurosis. AJO 1989；107：624-631.
158 – 7		Brodsky MC：Pediatric Neuro-Ophthalmology. 2nd ed. New York：Springer；2010.
158 – 8		内田幸男ら：眼症候群辞典. 増補改訂版. 東京：メディカル葵出版；2002.
158 – 9		Maguire AM, et al：Age-dependent effects of RPE65 gene therapy for Leber's congenital amaurosis：a phase 1 dose-escalation trial. Lancet 2009；374（9701）：1597-1605.
158 – 10		Cideciyan AV：Leber congenital amaurosis due to RPE65 mutation and its treatment with gene therapy. Prog Retin Eye Res 2010；29：398-427.
		■ 全色盲
162 – 1		Kohl S, et al：Total colorblindness is caused by mutations in the gene encoding the alpha-subunit of the cone photoreceptor cGMP-gated cation channel. Nat Genet 1998；19：257-259.
162 – 2		Kohl S, et al：Mutations in the *CNGB3* gene encoding the β-subunit of the cone photoreceptor cGMP-gated channel are responsible for achromatopsia（ACHM3）linked to chromosome 8q21. Hum Mol Genet 2000；9：2107-2116.
162 – 3		Sundin OH, et al：Genetic basis of total colourblindnesss among the Pingelapese islanders. Nat Genet 2000；25：289-293.
162 – 4		Kohl S, et al：Mutations in the Cone Photoreceptor G-Protein α-Subunit Gene *GNAT2* in Patients with Achromatopsia. Am J Hum Genet 2002；71：422-425.
162 – 5		Aligianis IA, et al：Mapping of a novel locus for achromatopsia（ACHM4）to 1p and identification of a germline mutation in the alpha subunit of cone transducin（GNAT2）. J Med Genet 2002；39：656-660.
162 – 6		仁科幸子：追視の遅れ. 眼科診療プラクティス100小児眼科プライマリ・ケア. 東京：文光堂；2003.

項目起始頁	文献番号	文献
		■ 先天網膜分離症
172 - 1		Miyake Y：X-Linked Retinoschisis. In：Electrodiagnosis of Retinal Diseases. Tokyo：Springer-Verlag；2006. p.72-86.
172 - 2		篠田 啓：X連鎖若年網膜分離症．眼科 2006；48：1661-1668.
172 - 3		岸 章治：若年網膜分離症．In：OCT眼底診断学．東京：エルゼビア・ジャパン；2010. p.262-268.
172 - 4		García-Arumí J, et al：Vitreoretinal surgery without schisis cavity excision for the management of juvenile X linked retinoschisis. Br J Ophthalmol 2008；92：1558-1560.
172 - 5		Park TK, et al：Intravitreal delivery of AAV8 retinoschisin results in cell type-specific gene expression and retinal rescue in the Rs1-KO mouse. Gene Ther 2009；16：916-926.
		■ ぶどう膜炎
177 - 1		田中悦子ら：慶應義塾大学における小児および若年者のぶどう膜炎．日本眼科紀要 1994；45：804-810.
177 - 2		J de Boer, et al：Visual loss in uveitis of childhood. Br J Ophthalmol 2003；87：879-884.
177 - 3		Emmett T, et al：Uveitis in children. Ocular Immunology and Inflammation 2000；8：251-261.
177 - 4		Manfred Zierhut, et al：Therapy of Uveitis in Children. Internatinal Ophthalmol Clin 2008；48：131-152.
		■ 視神経乳頭部の先天異常
183 - 1		Wakakura M, et al：A simple clinical method of assessing patients with optic nerve hypoplasia. The disc-macula distance to disc diameter retio（DM/DD）. Acta Ophthalmol 1987；65：612-617.
183 - 2		Garcia-Filion P, et al：Optic nerve hypoplasia in North America：a re-appraisal of perinatal risk factors. Acta Ophthalmol 2010；88：527-534.
183 - 3		Brodsky MC, et al：Optic nerve hypoplasia：clinical significance of associated central nervous system abnormalities on magnetic resonance imaging. Arch Ophthalmol 1993；111：66-74.
183 - 4		高木峰夫ら：視神経部分低形成の概念．神経眼科 2007；24：379-388.
183 - 5		Vongphanit J, et al：Population prevalence of tilted optic disks and the relationship of this sign to refractive error. Am J Opthalmol 2002；133：679-685.
183 - i		Brodsky MC：Congenital optic disc anomalies. In：Brodsky MC, editor. Pediatric neuro-ophthalmology. 2nd ed. New York：Springer；2010. p.59-96.
183 - ii		Brodsky MC：Congenital optic disk anomalies. Surv Ophthalmol 1994；39：89-112.
183 - iii		東 範行：2. 乳頭部の先天異常．田野保雄ら編：眼科診療プラクティス 30 診療に必要な眼底アトラス．東京：文光堂；1997. p.10-15.
		■ 視神経炎，うっ血乳頭，視神経萎縮
190 - 1		田淵昭雄：小児神経眼科疾患．I 視神経疾患．コンパクト眼科学 6 小児眼科．東京：金原出版；259-272.
190 - 2		中村 誠：視神経疾患．眼科診療プラクティス 20 小児眼科診療．東京：文光堂；2008. p.260-269.
190 - 3		関谷善文：視神経・視路異常．眼科診療プラクティス 20 小児眼科診療．東京：文光堂；2008. p.157-164.

項目起始頁	文献番号	文献
190 − 4		Smith CH：optic neuritis in children. In：Miller NR, et al, editors. Walsh & Hoyt's clinical neuro-ophthalmology. Baltimore：Williams & Wilkins；1982. p.331-333.
190 − 5		Gulay Alper MD, et al：Demyelinating opyic neuritis in children. J Child Neurol 2009；24：45-48.
190 − 6		Friedman DI：papilledema. In：Miller NR, et al, editors. Walsh & Hoyt's clinical neuro-ophthalmology. Baltimore：Williams & Wilkins；1982. p.237-291.
190 − 7		五十嵐保男：視神経萎縮．眼科診療プラクティス20 小児眼科診療．東京：文光堂；2008. p.152-163.
190 − 8		Optic atrophy. In：Miller NR, et al, editors. Walsh & Hoyt's clinical neuro-ophthalmology. Baltimore：Williams & Wilkins；1982. p.329-341.
190 − 9		Hereditary optic neruopathy. In：Miller NR, et al, editors. Walsh & Hoyt's clinical neuro-ophthalmology. Baltimore：Williams & Wilkins；1982. p.311-327.
		■ 心因性視覚障害
198 − 1		鈴木高遠：心因性視力低下―発症の傾向，背景と教訓―．日本の眼科 1990；61：925-935.
198 − 2		横山尚洋：心因性視覚障害の病態と治療方針―精神科医の立場から―．眼科臨床 1998；92：669-673.
198 − 3		村木早苗：心因性視覚障害．眼科プラクティス20 小児眼科診療．東京：文光堂；2008.
198 − 4		山出新一：心因性視覚障害．眼科 2001；43：877-885.
198 − 5		山出新一ら：心因性視覚障害の静的視野について．眼科臨床 1991；85：1245-1251.
198 − 6		黒岩眞由美：心因性視野障害における応答特性．日本眼科学会雑誌 1986；90：1490-1498.
198 − 7		Okuyama N, et al：Occipital hypoperfusion in a patient with psychogenic visual disturbance. Psychiatry Res 2002；114：163-168.
198 − 8		溝口正一ら：心因性視覚障害者における脳循環代謝測定の意義．神経眼科 2004；21：412-416.
		■ 眼外傷
201 − 1		Brophy M, et al：Pediatric Eye Injury-Related Hospitalizations in the United States Pediatrics 2006；117：e1263-e1271.
201 − 2		Pieramici DJ, et al：A system for classifying mechanical injuries of the eye (globe). The Ocular Trauma Classification Group. Am J Ophthalmol 1997；123：820-831.
201 − 3		Kusaka S, et al：Retinal detachments with crescent-shaped retinal breaks in patients with atopic dermatitis. Retina 1996；16：312-316.
201 − 4		Kusaka S, et al：Spontaneous disappearance of traumatic macular holes in young patients. Am J Ophthalmol 1997；123：837-839.
201 − 5		Piermarocchi S, et al：Intravitreal bevacizumab for posttraumatic choroidal neovascularization in a child. J AAPOS 2011；15：314-316.
		■ 眼窩腫瘍
206 − 1		Iliff WJ, et al：Orbital tumor in children. In：Jakobiec FA, editor. Ocular and Adnexal Tumors. Birmingham, Ala：Aesculapius Publishing；1978. p.669-684.
206 − 2		Rootman J：Disease of the orbit. Philadelphia：JB Lippincott；1988.
206 − 3		Bullock JD, et al：Orbital tumor in childhood. Ophthal Plast Reconstr Surg 1989；5：13-16.
206 − 4		Henderson JW：Orbital tumors. 3rd ed. New York：Raven Press；1994. p.448.

項目起始頁	文献番号	文献
206 - 5		Kodsi SR, et al：A review of 340 orbital tumor in children during a 60-year period. Am J Ophthalmol 1994；117：177-182.
206 - 6		Spencer WH：Ophthalmic pathology：an atlas and textbook. 4th ed. Philadelphia：WB Saunders；1996. p.2460.
206 - 7		Krohel GB, et al：Orbital disease. A practical approach. New York：Grune&Stratton；1981. p.9-20.
206 - 8		Hastings MM, et al：Recombinant interferon alfa-2b in the treatment of vision-threatening capillary hemangiomas in childhood. AAPOS 1997；1：226-230.
206 - 9		Léauté-Labrèze C, et al：Propranolol for severe hemangiomas of infancy. N Engl J Med 2008；358：2649-2651.
206 - 10		Gündüz K, et al：Correlation of Surgical Outcome with Neuroimaging Findings in Periocular Lymphangiomas. Ophthalmology 2006；113：1236.e1-1236.e2.
206 - 11		Chung EM, et al：From the archives of the AFIP：Pediatric orbit tumors and tumorlike lesions：Nonosseous lesions of the extraocular orbit Radiographics 2007；27：1777-1799.
206 - 12		Chung EM, et al：From the archives of the AFIP：Pediatric orbit tumors and tumorlike lesions：Neuroepithelial lesions of the ocular globe and optic nerve. Radiographics 2007；27：1159-1186.
		■先天代謝異常と眼疾患
214 - i		丸尾敏夫ら：眼科学．東京：文光堂；2002．
214 - ii		梶井　正ら：新先天奇形症候群アトラス．東京：南江堂；1998．
214 - iii		山本　節：小児眼科アトラス．東京：診断と治療社；1995．
214 - iv		植村恭夫：小児の眼底疾患．東京：医学書院；1990．
		■母斑症
220 - 1		石川　薫ら：前眼部疾患と病変の診方．母斑病．眼科 2005；47：1760-1769．
220 - 2		Lubs ML, et al：Lisch nodules in neurofibromatosis type 1. N Engl J Med 1991；324：1264-1266.
220 - 3		Thiagalingam S, et al：Neurofibromatosis type 1 and optic pathway gliomas：follow-up of 54 patients. Ophthalmology 2004；111：568-577.
220 - 4		Thomas-Sohl KA, et al：Sturge-Weber syndrome：a review. Pediatr Neurol 2004；30：303-310.
220 - 5		Singh ADC, et al：Von Hippel-Lindau disease. Surv Ophthalmol 2001；46：117-142.
		■色素失調症（incontinentia pigmenti, Bloch-Sulzberger症候群）
227 - 1		Landy SJ, et al：Incontinentia pigmenti（Bloch-Sulzberger syndrome）．J Med Genet 1993；30：53-59.
227 - 2		Smahi A, et al：Genomic rearrangement in NEMO impairs NF-kappaB activation and is a cause of incontinentia pigmenti. The International Incontinentia Pigmenti（IP）Consortium. Nature 2000；405：466-472.
227 - 3		Goldberg MF：The blinding mechanisms of incontinentia pigmenti. Ophthalmic Genet 1994；15：69-76.
227 - 4		Ito M：Studies on melanin. Tohoku J Exp Med 1952；55（suppl）：57-59.

項目起始頁	文献番号	文献
		■ 乳幼児健診
242	1	田中靖彦ら：小児眼科集団検診のあり方．眼科臨床医報 1990；84：62-64.
242	2	丸尾敏夫ら：乳幼児眼科健診の体系化に関する研究．眼科臨床医報 1990；84：40-46.
242	3	丸尾敏夫ら：三歳児健康診査の視覚検査の指針．平成3年度厚生省心身障害研究『小児の神経・感覚器等の発達における諸問題に関する研究』：102-109.
242	4	神田孝子ら：保育園における3，4歳児の視力検査．眼科臨床医報 1993；87：288-295.
242	5	内海　隆：三歳児健診の屈折検査について．眼科臨床医報 2007；101：22-30.
242	6	八子恵子：「三歳児健診を見直そう!!」3歳児眼科健診における屈折検査．日本視能訓練士協会誌 2011；39：67-70.
242	7	丹治弘子ら：福島市三歳児眼科健診への他施設の視能訓練士の共同参加．日本視能訓練士協会誌 2011；39：153-158.
		■ 屈折矯正（眼鏡・コンタクトレンズ）
247	1	中村永江：IV 屈折検査の実際と必要な知識 2 瞳孔間距離測定．所　敬監修，松本富美子ら編．理解を深めよう視力検査・屈折検査．東京：金原出版；2009．p.44-46.
247	2	平井宏明：第1章幾何光学の基礎 4 光線のフレの様子．西信元嗣編．眼光学の基礎．東京：金原出版；1991．p.13-15.
247	3	日本コンタクトレンズ学会編：オルソケラトロジー・ガイドライン．日本眼科学会雑誌 2009；113：676-679.
		■ ロービジョンケアと就学相談
253	1	中江公裕ら：42 わが国における視覚障害の現状．厚生労働科学研究研究費補助金難治性疾患克服研究事業．網脈絡膜・視神経萎縮に関する研究．平成17年度総括分担研究報告書．2006．p.263-267.
253	2	伊藤-清水里美ら：国立成育医療センターにおける小児ロービジョンケアの特徴．眼科臨床紀要 2010；3：346-352.
253	3	湖崎　克：ロービジョン児教育のさきがけ．眼科臨床医報 2003；97：198-202.
253	4	柿澤敏文：全国盲学校児童生徒の視覚障害原因等の実態とその推移．全国盲学校及び小・中学校弱視学級児童生徒の視覚障害原因等に関する調査研究―2005年調査―．筑波大学心身障害学系．2006．p.1-21.
253	5	小松美保ら：小児のロービジョンケアの要点．日本眼科紀要 1997；48：750-753.
253	6	仁科幸子ら：未熟児網膜症および眼先天異常による視覚障害児の療育に関する問題点．眼科臨床医報 2000；94：529-534.
253	7	久保田伸枝：視覚障害児の指導と教育．眼科臨床医報 1996；90：192-196.
		■ 被虐待児症候群とその対応
258	1	Duhaime AC, et al：Nonaccidental head injury in infants-the "shaken-baby syndrome". N Engl J Med 1998；338：1822-1829.
258	2	Kivlin JD, et al：Shaken Baby syndrome. Ophthalmology 2000；107：1246-1254.
258	3	Gilliland MG, et al：Systemic and ocular findings 169 prospectively studied child deaths：retinal hemorrhages usually mean child abuse. Forensic Sci Int 1994；68：117-132.
258	4	Kobayashi Y, et al：Ocular manifestations and prognosis of shaken baby syndrome in two Japanese children's hospitals. Jpn J Ophthalmol 2009；52：384-388.
258	5	Jenny C, et al：Analysis of missed cases of abusive head trauma. JAMA 1999；281：621-626.

項目起始頁	文献番号	文献
258 -	6	Emerson MV, et al：Ocular autopsy and histopathologic features of child abuse. Ophthalmology 2007；114：1384-1394.
258 -	7	Wygnanski-Jaffe T, et al：Postmortem orbital findings in shaken baby syndrome. Am J Ophthalmol 2006；142：233-240.
258 -	8	Bechtel K, et al：Characteristics that distinguish accidental from abusive injury in hospitalized young chidren with head trauma. Pedatrics 2004；114：165-168.

索引

あ行

アイパッチ	60
青錐体	162
赤錐体	162
アカントアメーバ角膜炎	103
アキュイティ・カード™	111
顎上げ	51
朝顔症候群	184, 189
アシクロビル	101
アセチルコリン	97
アセチルスピラマイシン	180
角膜融解	101
アデノウイルス	99, 161
アデノウイルス結膜炎	99
アトピー性皮膚炎	99
アトピー性角結膜炎	104
アトピー性網膜剥離	203
アトロピン	10, 39, 247
アトロピンペナリゼーション	62, 64
アノマロスコープ	163
アミノ酸代謝異常	216
アルキル化薬	179
萎縮期	168
異常眼球運動	114
イソゾール®	127
イチゴ状血管腫	209
一次健診	63, 242
一次視覚中枢	73
遺伝性黄斑ジストロフィ	168
遺伝性視神経萎縮	160
伊藤白斑	230
イヌ回虫症	134, 180
炒り卵期	168
インターフェロン療法	209
咽頭結膜熱	99
インフリキシマブ	179
インフルエンザ菌	100
ウイルス性結膜炎	99
渦巻状混濁	215
うっ血乳頭	192
運動異常説	72
運動失調	160
運動性融像	78
雲霧法	46
壊死性角膜炎	101
絵視標	14
エスクレ®	127
エタネルセプト	179
エトポシド	136
遠視	10, 68, 156
円錐角膜	105, 106, 182
円錐歯	230
円錐水晶体	110, 113
炎性萎縮	193
炎性蕗粒腫	49
エンテロウイルス	99
円板状角膜炎	101
検影法	246
黄色斑	169
凹凸の板付きレンズ	16
オートレフラクトメータ	15, 63, 246
黄斑ジストロフィ	165
黄斑車軸状変化	175
黄斑低形成	46, 117
横紋筋肉腫	206, 207, 209
おおい試験	82
大型弱視鏡	24, 92
オルソケラトロジーレンズ	252
オルニチンデカルボキシラーゼ欠損	218
オルニチントランスフェラーゼ欠損	218

か行

ガーゴイリズム	216
外眼筋	8
開散過多型	78
開散麻痺	70
外斜視	37, 38, 150
外傷性黄斑円孔	204, 260
外傷性白内障	37
外傷性網膜剥離	260
回旋斜視	84
回旋偏位	84
外直筋	8
外直筋後転術	79
外転神経麻痺	40, 67
外麦粒腫	49
海綿状血管腫	212
火炎状母斑	222
下眼瞼内反症	50
隔日性内斜視	70
拡大鏡	255
拡大読書器	255
核白内障	234
角膜径	119
角膜炎	101
角膜径拡大	118
角膜厚	130
角膜後面陥凹	106
角膜混濁	118, 229
角膜実質ジストロフィ	108
角膜ジストロフィ	105
角膜穿孔	101
角膜デルモイド	107
角膜内皮ジストロフィ	108
角膜白斑	106
角膜反射	93
角膜反射光	19
角膜浮腫・混濁	118
角膜フリクテン	103
角膜ヘルペス	101
角膜乱視	98
過誤腫	220
下斜筋過動	67
下斜筋後転（術）	86, 93
下斜筋後転前方移動術	93
下斜筋弱化手術	85
下斜筋切除術	86
下斜筋前方移動術	86
渦静脈	157
仮性内斜視	58
家族性高コレステロール血症	214
家族性滲出性硝子体網膜症	4, 142, 150, 153, 154, 176
片麻痺	224
下直筋	8
下直筋後転術	86
下直筋弱化手術	86
血管腫	50
学校教育法	253
滑車神経麻痺	40, 43
褐色細胞腫	123
カフェオレ色素斑	220
カフェオレ斑	224
鎌状網膜ひだ	150
仮面症候群	181
ガラクトース１リン酸・ウリジル変換酵素欠損	215
ガラクトース血症	110, 215
ガラクトキナーゼ欠損	215
ガラクトース血症	215
カルボプラチン	136
川崎病	179
眼圧検査	125
眼位	19
眼位性眼振	44, 48

陥凹/乳頭径比	119	牛眼	26, 118	抗原虫薬	180
眼外傷	201	球状円錐水晶体	110, 113	虹彩角膜内皮症候群	109
感覚異常説	72	球状角膜	108	虹彩血管新生緑内障	132
感覚性斜視	36	球状水晶体	182, 217	虹彩結節	220
感覚性内斜視	38, 71	急性散在性脳脊髄炎	190	虹彩高位付着	119
眼窩腫瘍	206	急性出血性結膜炎	99	虹彩後癒着	177, 180
眼窩底骨折	261	急性内斜視	70	虹彩索	106
眼窩蜂巣炎	54, 134	急性濾胞性結膜炎	99	虹彩実質	106
眼間開離	216	急速相	44	虹彩つきコンタクトレンズ	116
眼球運動	19	吸入麻酔	125	虹彩突起	119
眼球運動異常	56	境界線	145	高酸素血症	144
眼球電図	12, 19	狭義の LCA	160	合指症	90
眼球突出	53, 54	共同眼振	44	甲状腺眼症	40, 43
眼球癆	134	共同筋	85	高脂（質）血症	214
眼鏡処方	59, 247	強度近視	218	硬性白斑	150
間欠性外斜視	27, 78, 247	強膜	8	交代遮閉試験	19
眼瞼下垂	40, 52, 96, 216, 220, 244	挙筋短縮術	97	交代性上斜位	40, 47, 67, 88, 92
眼瞼けいれん	118, 123	虚血性脳障害	258	交代プリズム遮閉試験	82
眼瞼縮小症候群	96	鋸状縁断裂	204	後天眼振	40
眼瞼腫脹	101	巨大乳頭	187	抗てんかん薬	222
眼瞼贅皮	98	巨大裂孔網膜剥離	231	後天性眼瞼下垂	52
眼瞼内反	30	近視	251	後天性内斜視	70
眼脂	49, 98, 100, 101	筋ジストロフィ	160	後転短縮術	79
癌腫	138	近視	188	高度近視	231
緩徐相	44	近視性乱視	251	コーヌス	188, 189
眼白子症	46, 47, 182	金属代謝異常	218	後嚢下白内障	218
眼振	42, 44, 92, 114	隅角	119	後部円錐角膜	105
眼振阻止症候群	40, 45	隅角切開術	121	後部多形性角膜ジストロフィ	108
眼性斜頸	40	屈折	11	後部ぶどう腫	217
眼性頭位異常	40	屈折異常	57	後部無定形角膜ジストロフィ	108
眼精疲労	80	屈折性調節性内斜視	69	後方付着型	119
関節過可動	231	クラミジア結膜炎	101	硬膜下血腫	258
完全遮蔽	60	グリコサミノグリカン	108	無虹彩症	120
杆体 1 色覚	28, 46, 162	グルコセレブロシド	215	国際分類	133, 145
眼底コロボーマ	46	クレアチニンクリアランス低下	180	コクサッキーウイルス	99
眼底自発蛍光	169	クロラムフェニコール	100, 101	極小眼球	155
眼底白点症	171	傾斜乳頭症候群	188	小口病	165, 173
眼トキソカラ症	36	形態覚遮断弱視	56, 58, 114	固視	12
眼トキソプラズマ症	36	経蝶形骨脳瘤	185	固視異常	56
眼脳腎症候群	217	ケタミン	128	骨粗鬆症	150
感音性難聴	219, 231	血管腫	121, 209	骨肉腫	140
眼杯	3, 141	血管新生緑内障	134	骨密度の低下	150
眼杯裂閉鎖不全	3	血管線維腫	222	古典的 Duane 症候群	88
眼皮膚白子症	182	血管内皮増殖因子	144, 149, 154	ごま塩眼底	159, 182
眼胞	3	血漿アンジオテンシン変換酵素	178	コラーゲン遺伝子	232
間葉	3	結節性硬化症	222	コレステロール	215
奇異性頭部斜頸	83	結膜炎	99	コロボーマ	3, 33, 110, 186, 216, 236
偽開散過多型	78	結膜切開	123	コンタクトレンズ	252
偽眼瞼下垂	96	結膜嚢	157	コンドロイチン硫酸	216
義眼床	157	ケラタン硫酸	216		
偽樹枝状角膜炎	103	牽引性網膜剥離	225	**さ 行**	
偽性眼瞼下垂	91	検影器	16		
偽前房蓄膿期	168	検影法	15, 16, 63	鰓弓	107
基礎型	78	限界域網膜症	148	細菌性角膜炎	102
拮抗筋	85	健眼遮閉	60	細菌性結膜炎	100
偽内斜視	68	抗 MuSK 抗体	54	最大斜視角	79
偽乳頭浮腫	157, 159, 184	抗アセチルコリン受容体抗体	97	サイトメガロウイルス症	178
虐待	261	高オルニチン血症	182, 218	サイプレジン®	17
虐待性頭部外傷	258	口蓋裂	231	催眠薬	125, 127
逆内眼角贅皮	96	高眼圧	179	サルコイドーシス	178
嗅覚障害	160	高血圧性網膜症	123	三歳児視覚検診	244

索引

三歳児の健康診査	243	
霰粒腫	49	
視神経低形成	46	
シールド潰瘍	102, 104	
視運動性眼振	9, 12, 67	
視覚特別支援校	253, 257	
視覚認知検査表	254	
視覚誘発電位	9, 12, 111, 114, 170	
指眼現象	159	
色素失調症	34	
色素沈着	188	
視機能検査	19	
小球状水晶体	112	
シクロスポリン	179	
シクロペントラート	17, 39, 59, 247	
視差感受性ニューロン	73	
実質型ヘルペス	101	
脂質代謝異常	214	
四肢の奇形	90	
篩状板	183	
視神経萎縮	193, 229	
視神経炎	190	
視神経膠腫	195, 206, 207, 211, 220, 221	
視神経障害	38	
視神経低形成	183	
視神経乳頭	119	
視神経乳頭炎	191	
視神経部分低形成	184	
視神経無形成	188	
シスタチオニン合成酵素	182, 217	
視性刺激遮断弱視	104	
自然気胸	113	
耳前リンパ節腫脹	99	
視能訓練	81	
視能訓練士	246	
自閉症	160	
縞視力カード法	13	
縞視力検査表	254	
斜位	19, 82	
弱視	56, 62, 92, 164, 242, 247	
弱視教育	257	
弱視治療用眼鏡箔®	61	
若年性特発性関節炎	177, 179	
遮光眼鏡	255	
斜視	19, 36, 74, 82, 132, 247	
斜視角	67, 79	
斜視弱視	57, 58, 67, 96	
斜視特殊型	40	
偽内斜視	58	
遮閉	60	
遮閉試験	82	
遮閉板	82	
斜乱視	40	
シュアサイト™	63, 246	
周期内斜視	70	
重症筋無力症	38, 53, 54, 97	
重複障害児	257	
重複乳頭	188	
羞明	26, 118, 123	
縮瞳	219	
出血性網膜分離	259	
術後医原性 Brown 症候群	85	
春季カタル	104	
瞬目反射	11	
漿液性網膜剥離	185, 186	
小額症	231	
小角膜	108	
松果体芽細胞腫	132	
小眼球〈症〉	155, 188, 229, 243	
上眼瞼吊り上げ術	97	
小球状水晶体	110	
上下筋過働	40	
小結節	123	
上下偏位	88	
硝子体牽引説	260	
硝子体動脈	141	
硝子体ベール	231	
上斜筋強化手術	85	
上斜筋腱鞘症候群	89	
上斜筋腱の先天異常	85	
上斜筋切除	90	
上斜筋縫い上げ術	86	
上斜筋麻痺	40, 42	
上斜筋腱切断	90	
常染色体優性遺伝	105	
常染色体劣性遺伝	105	
上直筋	8	
上直筋後転（術）	86, 93	
上直筋弱化手術	86	
小児急性熱性皮膚粘膜リンパ節症候群	179	
小児弱視等治療用眼鏡等の療養費	59	
上方偏位	182	
睫毛内反	30, 96, 97	
白子	183	
白子症	28, 117, 182, 217	
白子様眼底	226	
シリコーンハイドロゲル SCL	252	
シリコーンチューブ留置術	98	
視力	9, 11	
心因性視覚障害	198	
真菌性眼内炎	181	
神経管	2	
神経溝	2	
神経線維腫症	118, 122	
神経線維腫症 1 型	211, 220, 221	
神経堤	2	
神経堤由来細胞	105	
神経板	2	
神経ひだ	2	
進行性虹彩萎縮症	109	
滲出性網膜炎	34	
滲出性網膜剥離	153, 223, 225	
腎障害	160	
振子様眼振	44	
新生児型副腎白質ジストロフィ	161	
新生児封入体結膜炎	101	
真性小眼球	155, 157	
身体障害者手帳	253	
身体障害者福祉法	253	
神経膠腫	229	
水晶体	8	
水晶体板	3	
水晶体形成異常	156	
水晶体血管膜	141	
水晶体欠損	110, 112	
水晶体後部線維増殖症	148	
水晶体小胞	3	
水晶体脱臼	260, 261	
水晶体の先天異常	110	
水晶体偏位	182, 216	
錐体 1 色覚	162	
錐体ジストロフィ	27, 164, 175	
錐体トランスデューシンα鎖	162	
水頭症	38, 222	
水平斜視	90, 92, 93	
水平直筋上方移動術	92	
髄膜炎	190	
図形視標	14	
ステロイド	101, 178, 209	
ステロイドパルス治療	53	
ステロイドパルス療法	191	
スフィンゴミエリン	215	
スフィンゴリピドーシス	214, 219	
スペクトル感度	163	
墨字教育	257	
スルファジアジン	180	
正位	19	
性行為感染症	101	
静止位	44	
星状膠細胞	211	
星状細胞性過誤腫	134, 222	
正常視力	9	
青色強膜	182, 216, 217, 229	
生殖細胞系列変異	138	
脊髄小脳変性症	43	
脊柱側彎	113	
楔状視野欠損	184	
セフトリアキソン	101	
セボフルラン	128	
セロイド	161	
線維柱帯切開術	121, 224	
線維柱帯切除術	121	
穿孔性眼外傷	202	
前眼部形成異常	156	
前眼部形成不全	109	
前限界膜網膜症	148	
穿孔	202	
顕性潜伏眼振	46	
全色盲	162	
全視野刺激網膜電位図	163	
線状皮膚萎縮症	113	
全身麻酔下	125	
全身麻酔薬	127	
浅前房	142	
喘息	121	
選択視法	9	
穿通	202	
穿通性眼外傷	202	
先天外眼筋線維症	96	
先天眼瞼下垂	97	
先天眼振	40	

先天完全白内障	114	多発性硬化症	193	難聴	48, 160, 216
先天小角膜	118	単眼鏡	255	肉腫	138
先天上斜筋麻痺	83	単眼固視症候群	76	ニコチン性アセチルコリン受容体	54
先天性遺伝性角膜内皮ジストロフィ	108	炭酸脱水酵素阻害薬	121, 175	二次癌	138, 139
先天性遺伝実質ジストロフィ	108	短指症	113	二次健診	63, 242
先天性眼トキソプラズマ症	181	単純ヘルペス	178	二重焦点眼鏡	69
先天性甲状腺機能低下症	215	単純ヘルペスウイルス1型	100	日点アトロピン点眼液®	17
先天性前部ぶどう腫	107	単純ヘルペス結膜炎	100	乳児型 Refsum 病	161
先天性滴状角膜	108	単性萎縮	193	乳児血管腫	206, 207, 209
先天（性）トキソプラズマ症	160, 178, 182	チアミラールナトリウム	127	乳児眼振症候群	44, 48
先天性囊胞眼	155	遅発型発達緑内障	118	乳児内斜視	67, 243
先天性鼻涙管閉塞（症）	99, 243	中心窩反射消失	176	乳頭黄斑間距離	183
先天単純眼瞼下垂	96	中心フリッカ値	191	乳頭陥凹	184
先天停在性夜盲	46, 159, 167, 175	調節性内斜視	68	乳頭径	183
先天内斜視	67	調節性輻湊	68	乳頭コロボーマ	185, 188, 189
先天梅毒	182	調節輻湊反射	68	乳頭周囲ぶどう腫	186
先天白内障	27, 71, 110, 114, 156, 243, 244	調節麻痺薬	17, 39, 62, 68	乳頭小窩	189
先天鼻涙管閉塞	30, 96, 98	陳旧性硝子体出血	134	乳児内斜視	72
先天風疹症候群	110	追視	12	尿細管間質性腎炎	180
先天ぶどう膜外反	118	通糸埋没法	98	乳幼児健診	242
先天無虹彩（症）	27, 56, 110, 116	低メチオニン食	217	尿中βミクログロブリン高値	180
先天網膜ひだ	156	手持ち型オートレフラクトメータ	15	猫眼	32
先天網膜分離症	173, 175, 176	デルマタン硫酸	216	脳回状脈絡膜ジストロフィ	218
先天緑内障	26, 130, 244	デルモイド	105	脳回状脈絡網膜萎縮	182
潜伏眼振	44, 45, 93	てんかん	121, 160, 222, 258	膿性眼脂	101
前房	119	電気眼振図	44	嚢胞様黄斑浮腫	177, 178
前方付着型	119	点字教育	257	乗り物眼振	67
層間白内障	111	テンシロンテスト	54		
早期後天性内斜視	70	点頭けいれん	44	**は行**	
叢状神経線維腫	220	点頭痙攣	40	ハードコンタクトレンズ	252
増殖硝子体網膜症	203	点頭けいれん症候群	46	肺炎球菌	100
早発型発達緑内障	118	頭位異常	38, 40	肺門部リンパ節腫脹	178
続発性内斜視	71	動眼神経麻痺	40	白色瞳孔	4, 32, 34, 132, 150, 151
続発緑内障	118, 217	瞳孔運動異常	56	白点状眼底	166
ソフトコンタクトレンズ	252	瞳孔間距離	248	白点状網膜症	166
		瞳孔ブロック	113	白内障	32, 110, 114, 142, 177, 178, 215, 217, 219, 229, 231
た行		瞳孔偏位	122	白皮症	56, 217
ダークコロイド	175	瞳孔領白濁	32, 34	麦粒腫	49
第1次硝子体過形成遺残	110, 118, 134, 156, 181	糖代謝異常	215	発達白内障	32
第1眼位	54, 70, 87	同名半盲	224	発達緑内障	36, 98, 118, 122, 123
第一次視覚野	74	トキソカラ症	180	パッチテスト	78, 82
第1次硝子体	141	トキソプラズマ症	160, 180	鳩胸	113
第1次硝子体過形成遺残	4, 32, 35, 36, 141, 243	読書チャート	256	花環状	199
第1偏位	22	ドットカード	13	花環状視野	199
大角膜	108	ともむき運動	84	パネル D-15 検査	163
対光反射	158	ともむき筋	85	バラシクロビル	101
対光反応	11	トリソミー	34	原田・伊藤法	86
体細胞変異	138	トリヘキソシル・セラミド	215	はりあい筋	85
代謝性アシドーシス	121	ドルミカム®	127	バルビツール系麻酔薬	127
帯状角膜変性症	177, 178	鈍的外傷	204	ハロタン	127
代償性頭位異常	85, 88			バンガーターフィルタ	65
胎生環	105, 106, 120	**な行**		バンコマイシン	101
胎生裂	5, 156	内眼角形成	98	播種性血管内凝固	261
第2次硝子体	141	内眼角贅皮	98, 216	斑状網膜	159
第2偏位	22	内頸動脈海綿静脈洞瘻	217	伴性劣性遺伝	105
		内耳難聴	182	ハンディレフレチノマックス®	63, 246
		内斜視	37, 67, 150	ハンドル合わせ法	14
		内直筋	8	ヒアルロン酸	216
		内麦粒腫	49		
		内反足	90		

ひき運動 38	ペナリゼーション 62	網膜色素上皮 5, 173
被虐待児症候群 258	ベバシズマブ 149, 154	網膜色素線条 217
非共同性斜視 40	ヘパラン硫酸 216	網膜色素変性（症） 28, 160, 176
非屈折性調節性内斜視 69	ヘルペス 100	網膜ジストロフィ 165
皮脂腺 49	偏位水晶体 110, 112	網膜出血 258
ピシバニール® 209	偏心固視 57	網膜硝子体異形成 34
微小斜視弱視 57, 58	偏心視 57	網膜神経膠症 34
微小囊胞 175	ベンゾジアゼピン系睡眠導入剤 127	網膜皺襞 34
微小囊胞様変化 176	放射状角膜神経炎 103	網膜全剝離 146
ヒスチオサイトーシスX 54	放射線外部照射 138	網膜電図 27, 28, 159, 165, 173
非対称性OKN 67	放射線維 8	網膜剝離 152, 154, 216, 231, 261
ビタミンB₆ 217	胞状の網膜剝離 153	網膜ひだ 142, 150, 151, 156
非調節性輻湊過多 70	抱水クロラール 127	網膜部分剝離 146
ひっぱり試験 82	ポートワイン母斑 222	網膜有髄神経線維 33
非定型全色盲 162	ほかの先天異常を伴う発達緑内障 118	網膜裂孔 173
皮膚切除法 98	母子保健法 242	毛様体突起部裂孔 203
ひまわり状白内障 218	母斑症 220	毛様突起の延長 142
びまん性大細胞型B細胞リンパ腫 212	ホモシスチン尿症 110, 112, 113, 118, 182, 215, 216	もやもや病 185
標準化罹患率 139		森実ドットカード 13
ピリドキシン 217	**ま** 行	
ピリドスチグミン臭化物 53	マイボーム腺 49, 103	**や** 行
ピリメタミン 180	麻痺性眼瞼下垂 97	夜盲（症） 165, 168
鼻涙管閉塞 30, 96	麻痺性斜視 38, 40, 43	有髄神経線維 188
ビンクリスチン 136	慢性虹彩毛様体炎 179	融像 75
フィブリリン 216	水尾-中村現象 165	融像図形 23
フィブリン糊 209	三日月形裂孔 203	融像性輻湊 78
風疹 178	未熟児網膜症 4, 134, 143, 144, 148, 228, 243, 253	揺さぶられっ子症候群 258
風疹症候群 118, 155	水玉状視野欠損 199	指欠損 90
風疹網膜症 160	ミダゾラム 127	読み分け困難 56
フェニルケトン尿症 215, 217	緑錐体 162	
フェンサイクリジン系麻酔薬 128	ミドリンP® 17	**ら** 行
不完全遮閉 61	脈絡膜血管腫 223	らせん状視野 198
複視 80	網脈絡膜欠損 33	卵黄期 168
副腎過形成症 215	三宅病 176	卵黄状黄斑ジストロフィ 168
輻湊不全 218	無眼球 155	ランゲルハンス細胞組織球症 36, 54
輻湊不全型 78	むき運動 38	乱視 188, 251
不整脈 121	無血管域 4	ランダムドット 58
不正乱視 112	無虹彩（症） 46, 118, 122, 156, 183	ランドルト環 14, 245
不同視弱視 57, 58, 63, 246	ムコ多糖症 29, 214, 215, 219, 237	リウマトイド因子 179
ぶどう腫 34	ムコリピドーシス 214	立体視 75
ぶどう膜 8	無色素性色素失調症 230	立体視図形 23
ぶどう膜炎 177	メスチノン® 53	律動眼振 44
ぶどう膜炎症候群 180	メチオニン 113, 216	律動様小波 168
ぶどう膜欠損 33, 156	メチシリン感受性黄色ブドウ球菌 100	リピドーシス 214
部分睫毛列切除 98	メチシリン耐性黄色ブドウ球菌 100	リボ蛋白異常 214
部分調節性内斜視 69	メトトレキサート 179	リポフスチン 161
プリズム眼鏡 71	メープルシロップ尿症 215	リム 187
プリズム効果 247	メラニン 217, 227	隆起 145
プリズム交代遮閉試験 79	メラノサイト 227	流行性角結膜炎 99, 100
プリズム順応試験 78, 82	メルファラン 136	硫酸アトロピン 17
プリズム療法 81	盲学校 253	流涙 26, 30, 118, 123
フルコナゾール 181	毛細血管腫 208, 209	両眼外直筋後転術 79
プロービング 98	網膜異常対応 57	両眼隔離（症） 121, 122
プロスタグランジン製剤 121	網膜外線維血管性増殖 145	両上転筋麻痺 40
プロービング 30	網膜芽細胞腫 32, 37, 71, 132, 138, 143, 153, 181, 243	両睫毛内反 30
プロプラノロール 209	網膜血管の蛇行 156	緑内障 109, 178, 182, 216, 217, 229
分離腫 207		緑内障性視神経萎縮 193, 194
分離性眼球運動 92		緑膿菌性角膜炎 103
閉塞隅角緑内障 132, 157		淋菌感染症 101
ベタメタゾン 102		

淋菌性結膜炎	101
輪状線維	8
輪状反射	8
リンパ管腫	206, 207, 209, 210
リンパ性血管奇形	209
輪部デルモイド	107
涙管通水試験	98
涙腺多形腺腫	212
涙嚢炎	98, 100
涙嚢鼻腔吻合術	98
涙嚢マッサージ	98
類皮嚢腫	207
類表皮腫	207
レチノスコープ	16
裂孔原性網膜剥離	113, 152, 157, 186, 217, 226, 229
レンズ打ち消し法	199
ロービジョンケア	253
ロゼット	34
ロセフィン®	101
濾胞形成	98

数字

3歳児健診	58, 63
3側網膜芽細胞腫	133
3・7・0方式	251
4プリズム基底外方試験	58
6 Ps	206
13トリソミー	156
13番染色体	34, 35

ギリシャ文字

α-ガングリオシド分解酵素	215
αレンサ球菌	100
β-D-グルカン	181
β遮断薬	121, 209

A-E

A型内斜視	43
a波	165, 173
abusive head trauma	258
AC/A	78
acanthamoeba keratitis	103
accommodation	69
accommodative convergence	69
accommodative esotropia	68
ACE	178
acquired esotropia	70
acute disseminated encephalomyelitis	190
acute esotropia	70
acute hemorrhagic conjunctivitis	99
AD	105
ADEM	190
aggressive posterior ROP	145, 146
AHC	99
AHT	258
Aicardi syndrome	235

AIPL 1	158
Alagille syndrome	235
albinism	117, 217
Alport症候群	28, 110, 113
Alport syndrome	235
Alströme's-Hallgren syndrome	160
alternate prism cover test	79
alternating cover test	19
alveolar type	211
amblyopia	242
ametropic amblyopia	57
angiotensin-converting enzyme	178
Animals test	76
aniridia	116
anisometric amblyopia	57, 63
anophthalmos	155
antagonistic muscle	85
anterior iris insertion	119
anti-elevation syndrome	86
APCT	79
Apert syndrome	235
AP-ROP	145
AR	105
Arden比	175
Arnold-Chiari奇形	43
astrocyte	211
astrocytic hamartoma	134
ataxia-telangiectasia syndrome	235
atresia of choannae	186
autosomal dominant	105
autosomal recessive	105
autosomal recessive vitreoretinal dysplasia	34
A-V型	57
A-V型斜視	40, 67
Awaya-Mohindra式視力検査	13
Axenfeld異常	105, 106, 109
Axenfeld-Rieger症候群	105, 109, 118, 120, 122
Axenfeld-Rieger syndrome	105, 238
b波	165, 173
bacterial conjunctivitis	100
bacterial keratitis	102
Bagolini線条ガラス試験	39
Bagolini線条レンズ試験	75
Bardet-Biedl症候群	28
Bardet-Biedl syndrome	235
Batten病	28
Battern disease	161
beaten-metal appearance	108
BEAT-ROP	149
Behçet病	179
Bell現象	90
Best病	168, 175
Bevacizumab Eliminates the Angiogenic Threat of Retinopathy of Prematurity	149
Bielschowsky頭部傾斜試験	83
blepaharophimosis, ptosis, and epicunthus inversus	235
blepharophimosis syndrome	96

blepharoptosis	96
Bloch-Sulzberger型	230
Bloch-Sulzberger症候群	227
Bloch-Sulzberger syndrome	34, 236
Bourneville-Pringle病	109, 222
Bowman膜	105
BPES	235
branchiooculofacial syndrome	235
bright flash	160
Brown症候群	40, 42, 85, 88, 89
Bruch膜断裂	205
C/D比	119
capillary hemangioma	209
cavernous hemangioma	212
central corneal dermoid	108
CEP 290	158
cerebello-oculo-renal syndrome	161
CFEOM	90
CFF	191
cGMP依存性カチオンチャネル	162
chalazion	49
Chandler症候群	109
CHARGE症候群	156, 186
CHARGE syndrome	235
CHED	108
cherry-red spot	214, 215, 218
Chiari奇形	38
chin up	51
chondrodysplasia punctata, autosomal recessive type	236
chondrodysplasia punctata, X-linked dominant type	236
choristoma	207
CHSD	108
CHX 10	155
Chédiak-Higashi症候群	217
Circles test	76
CL関連角膜感染症	102
Cloquet管	141
CNGチャネル	162
CNGA 3	162
CNGB 3	162
Coats病	34, 36, 134, 151, 153, 225
Cockayne症候群	29
Cockayne syndrome	236
Cogan-Reese症候群	109
Cokayne症候群	110
COL 11 A 1	232, 233
COL 11 A 2	232
COL 2 A 1	232, 233
coloboma	156, 186
concave型	119
concave iris insertion	119
congenital anterior staphyloma	107
congenital corneal guttata	108
congenital esotropia	67
congenital fibrosis of the extraocular muscles	90, 96
congenital hereditary endothelial dystrophy	108

congenital hereditary stromal dystrophy	108	
congenital optic disc pigmentation	188	
congenital tilted disc syndrome	188	
conjugate nystagmus	44	
consecutive esotropia	71	
convergence excess	70	
corneal phlyctenule	103	
cover test	82	
CRB 1	158	
critical period	56	
cross fixation	41	
Crouzon 病	192	
Crouzon syndrome	236	
CRX	158	
CRYO-ROP Trial	148	
cyclic esotropia	70	
cyclic nucleotidegated	162	
Cytomegalovirus	178	
dark choroid	169	
DD	183	
deep set eye	159	
demarcation line	145	
dermoid/epidermoid	206	
dermoid cyst	207	
Descemet 膜	105, 108, 119, 121, 218	
deutan 軸	163	
Devic's optic neuromyelitis	190	
DHD	91	
DIC	261	
disc diameter	183	
disciform keratitis	101	
disc macula distance	183	
disseminated intravascular coagulation	261	
dissociated horizontal deviation	92	
dissociated strabismus complex	92	
dissociated torsional deviation	92	
dissociated vertical deviation	47, 67, 92	
divergence palsy	70	
DM	183	
DM/DD 比	183	
dot visual acuity card	13	
double elevator palsy	40, 88, 91	
double Maddox rod test	84	
double-ring sign	183	
doubling of the optic disc	188	
Down 症	98	
Down 症候群	38, 110	
down beat nystagmus	43	
downshoot	88	
DSC	92	
DTD	92	
Duane 症候群	40, 42, 88, 94, 183	
Duke-Elder	155	
DVD	47, 67, 92	
dyskeratosis congenita syndrome	236	
ear anomalies	186	
early acquired esotropia	70	

Early Treatment for Retinopathy of Prematurity Randomized Trial	148	
ectopic lens	110	
Ehlers-Danlos 症候群	182, 217	
EKC	99, 100	
electronystagmogam	44	
electro-oculogram	12, 19, 169	
electroretinogram	28, 159, 165, 173	
ELISA	181	
embryonal type	211	
ENG	44	
enzyme-linked immunosorbent assay	181	
EOG	12, 19, 169	
epidemic keratoconjunctivitis	99, 100	
ERG	28, 159, 165, 173	
esotropia	67	
ET	67	
ETROP Trial	148	
extraretinal fibrovasuclar proliferation	145	

F―J

Fabry 病	215	
Faden 手術	93	
Faden 法	86	
familial exudative vitreoretinopathy	4, 150, 176	
fast phase	44	
FBN 1	216	
FEVR	4, 150, 176	
fibrillin	113	
flecked retina	159	
flecks	169	
flicker ERG	27, 28	
floppy tendon	85	
flow void	208	
Fly test	76	
FMNS	45	
focal	160	
fogging techniques	46	
forced-choice PL 法	12	
form vision deprivation amblyopia	56	
FoxE 3	6	
FPL	12	
Fraser syndrome	236	
Fresnel 膜	71, 252	
Fresnel 膜プリズム	78, 79, 81, 252	
full-field electroretinogram	163	
full field ERG	27	
fundus albipunctatus	171	
fungus ball	181	
fusional maldevelopment nystagmus syndrome	45	
FZD 4	151	
GALK	215	
Gaucher 病	215	
general fibrosis syndrome	88, 90, 96	
genital anomalies	186	
germline mutation	138	

gliosis	34	
GM2 ガングリオシド	214	
GNAT 2	162	
Goldenhar 症候群	107	
Goldenhar syndrome	236	
Goldmann 眼圧計	126	
Goltz syndrome	236	
GPR 143	117	
GPUT	215	
Gradient 法	69	
grating acuity cards	13	
GRK 1	165	
GUCY 2 D	158, 161	
Haab striae	119	
Hallermann-Streiff 症候群	110, 118, 156	
Hallermann-Streiff syndrome	236	
HCL	252	
head tilt	40	
heart anomalies	186	
hemifacial microsomia	236	
Hereditary progressive arthro-ophthalmopathy	231	
Hering の法則	92	
herpes simplex conjunctivitis	100	
Herpes simplex virus	178	
Hess チャート	19, 20	
HFM	236	
high-risk prethreshold ROP	148	
Hirschberg 法	76	
Hirschberg 試験	19	
homocystinuria	236	
hordeolum	49	
Horner 症候群	97	
HOTV 視力表	63	
Hotz 法	98	
HSV-1	100, 101	
Hunter 症候群	216	
Hurler 症候群	216	
Hurler-Scheie 症候群	216	
Hutchinson 歯	182	
Hutchinson 三徴候	182	
hypochondroplasia	236	
hypomelanosis of Ito	230	
icare® 眼圧計	119, 125	
ICE	109	
IMPDH 1	158	
incontinentia pigmenti	227, 236	
infantile esotropia	67	
infantile hemangioma	206, 209	
infantile nystagmus syndrome	44	
inferior rectus muscle	8	
INS	44	
International Intraocular Retinoblastoma Classification	133	
interpupillary distance	248	
IR	8	
iridocorneal endothelial syndrome	109	
Jansky-Bielschowsky disease	161	
jerk nystagmus	44	
JIA	177, 179	

Joubert 症候群	46
Joubert syndrome	161
juvenile idiopathic arthritis	177, 179

K-O

Kabuki syndrome	237
keratoglobus	108
Kestenbaum 手術	45
Klinefelter 症候群	227
Klippel-Trenaunay-Weber syndrome	237
Knapp 法	92
Krabbe 病	193, 194
Krimsky プリズム試験	19, 39
Krimsky 法	76
Kyser-Fleischer 輪	218
L 錐体	162
L 錐体 1 色覚	162
L/D 比	175
Laber 先天黒内障	56
Landolt 環	9, 14, 111
Landolt 環字ひとつ視標	18
Landolt ring	245
langerhans cell histicytosis	54
LART	158
latent nystagmus	45
lateral rectus muscle	8
Laurence-Moon-Bardet-Biedl syndrome	235
LCA	158
LCA 5	158
LCH	54
LCR	163
LEA Grating paddles®	254
LEA symbol 3-D puzzle set®	254
LEA symbols® playing card	63
Leber 視神経炎	193
Leber 先天黒内障	46, 158
Leber 病	164
Leber congenital amaurosis	158
Leigh 脳症	193, 194
lens coloboma	110, 112
lens placode	3
lenticonus	110
lentiglobus	110
leukocoria	4
limbal dermoid	107
Lisch 結節	220, 221
Lisch nodules	123
LN	45
locus control region	163
Lowe 症候群	110, 118, 217
Lowe syndrome	237
LR	8
LRP5	150, 151
lymphangioma	206, 209
lymphatic malformation	209
M 錐体	162
M 錐体 1 色覚	162
macular hypoplasia	117
Maddox 二重杆試験	84
MALT リンパ腫	212
manifest LN	46
Marchesani 症候群	217
Marcus Gunn 現象	96
Marfan 症候群	112, 113, 118, 182, 216
Marfan syndrome	237
Mariotte 盲点	184, 193
Maroteaux-Lamy 症候群	216
masquerade syndrome	181
Meckel syndrome	161
medial rectus muscle	8
megalocornea	108
megalopapilla	187
Mendelian Inheritance in Man	233
MERTK	158
mesenchyme	3
methicillin-resistant *Staphylococcus aureus*	100
methicillin-sensitive *Staphylococcus aureus*	100
MG	97
microcornea	108
microcyst	173
microphthalmos	155
microspherophakia	110
MIM	233
MNREAD-JK®	256
Moll 腺	49
monocular clue	76
monofixation syndrome	76
morning glory disk anomaly	184
morning glory syndrome	184
Morquio 症候群	216
MR	8
MRSA	100
MSSA	100
mucocuaneus lymphnode syndrome	179
Multicenter Trial of Cryotherapy for Retinopathy of Prematurity	148
muscle specific thyrosine kinase	54
myasthenia gravis	97
myelinated nerve fibers	188
myotonic dystrophy	110
Müller 細胞	174
Möbius	88
Möbius 症候群	42, 90
Möbius sequence	90
Möbius syndrome	237
nanophthalmos	155
NDP	151
necrotizing keratitis	101
negative ERG	160
negative type（陰性型）ERG	173, 175
NEMO	227
neovascular tuft	145
neural crest	3
neural fold	2
neural groove	2
neural plate	2
neural tube	2
neurofibromatosis	237
neurofibromatosis type 1	211
neuronal ceroid lipofuscinosis	161
NF1	211
NF-κB essential modulator	227
NH1	220
Niemann-Pick 病	193, 215
NIH	220
nonrefractive accommodative esotropia	69
Noonan syndrome	237
Norrie 病	34, 154
Norrie disease	237
notching	187
null mutation	174
null zone	44
nystagmus	44
nystagmus blockage syndrome	45
OAT	218
Occult 黄斑症	176
OCRL 1	217
ocular albinism	47
ocular torticollis	40
oculocerebrorenal syndrome	237
oculodentodigital dysplasia	237
oculo digital sign	159
OK-432	209
OKN	9, 12, 67
optic cup	3
optic disc coloboma	185
optic disc pit	187
optic nerve aplasia	188
optic nerve glioma	206, 211
optic nerve hypoplasia	183
optic vesicle	3
optokinetic nystagmus	9, 12, 67
orthoptist	246
osteogenesis imperfecta	237

P-T

paradoxical head tilt	83
paralytic ptosis	97
Parks 3 段階法	83
partially accommodative esotropia	69
partial retinal detachment	146
PAT	78
patch test	78
PAX 6	3, 27, 116, 155
PCF	99
PCV	108
PD	248
Pediatric Eye Disease Investigator Group	62
PEDIG	62
pendular nystagmus	44
penetration	202
perforation	202
peripapillary staphyloma	186
Perkins 圧平眼圧計	119, 125

peroxisomal disease	161	
persistent fetal vasculature	141	
persistent hyperplastic primary vitreous	4, 32, 141	
Peters 異常	36, 56, 105, 106, 109, 118, 121, 156	
Peters anomaly	106	
Peters plus syndrome	238	
Pfeiffer syndrome	238	
PFV	141	
phacomatosis	220	
pharyngoconjunctival fever	99	
photopic	160	
photopic ERG	27, 28	
PHPV	4, 32, 34, 141	
Pierre Robin 症候群	118	
pilocytic astrocytoma	211	
pitch	40	
PL	9, 12	
pleomorphic adenoma of the lacrimal gland	212	
pleomorthic type	211	
plus disease	146, 148	
Poland anomaly	90	
posterior amorphous corneal dystrophy	108	
posterior corneal vesicle	108	
posterior iris insertion	119	
posterior keratoconus	105	
posterior polymorphous dystrophy	108	
preferential looking	9, 12	
Prentice の式	247	
pre-plus disease	146	
prethreshold ROP	148	
primary deviation	22	
prism adaptation test	78	
proliferative vitreoretinopathy	203	
PVR	203	
RB1	35, 132, 138	
RD3	158	
RDH5	166	
RDH12	158	
Reese-Ellsworth 分類	33, 133	
refractive accommodative esotropia	69	
Refsum 症候群	219	
Refsum 病	29	
renal tubular acidosis	238	
retardation of growth and mental development	186	
RetCG1	158	
retinal pigment epithelium	173	
retinoblastoma	37	
retinopathy of prematurity	144, 148	
retinoschisin	174	
retrolental fibroplasias	148	
rhabdomyosarcoma	206, 209	
ridge	145	
Rieger 異常	105, 106, 109	
Rieger 症候群	105, 109	
Rieger syndrome	238	
RLF	148	
ROP	144, 148	
rosette	34	
row	40	
RPE	173	
RPE65	158, 161	
RPGRIP1	158, 161	
RS	174	
Rubella	178	
Rubinstein-Taybi 症候群	118	
Rubinstein-Taybi syndrome	238	
RX	155	
S 錐体	162	
S 錐体 1 色覚	162	
SAG	165	
Sanfilippo 症候群	216	
Santavuori-Haltia disease	161	
SBS	258	
Scheie 症候群	216	
Schiötz 眼圧計	119, 129	
Schlemn 管	122	
Schwalbe 線	105, 106, 120, 122	
Schwann 細胞	220	
SCL	252	
sclerocornea	107	
scotopic	160	
scotopic 軸	163	
scotopic ERG	27	
secondary deviation	22	
Senior-Løken syndrome	161	
sensory esotropia	71	
sensory heterotropia	36	
sensory strabismus	36	
septo-optic dysplasia	183, 238	
sexually transmitted disease	101	
shaken baby syndrome	201, 258	
SIR	139	
skiascopy	246	
slow phase	44	
Sly 症候群	216	
Smith-Lemli-Opitz syndrome	238	
SNS	46	
somatic mutation	138	
SOX2	155	
spasmus nutans syndrome	46	
SR	8	
SSOH	184	
standardized incidence ratio	139	
Stargardt-黄色斑眼底群	226	
Stargardt 病	169, 175, 226	
STD	101	
steady-state VEP	12	
Steinert myotonic dystrophy syndrome	238	
Stickler 症候群	226, 231	
Stickler syndrome	238	
strabismic amblyopia	57	
Strabofix	41	
Sturge-Weber 症候群	109, 118, 121, 123, 222	
Sturge-Weber syndrome	238	
superior rectus muscle	8	
superior segmental optic nerve hypoplasia	184	
SUPPORT Study Group	149	
Swan-Jacob 隅角鏡	121	
Tay-Sachs 病	193, 214, 218	
Teller Acuity Cards®	9, 13	
Tenon 嚢	85	
Threshold ROP	148	
TINU 症候群	180	
Titmas Stereo Test	10	
Titmus ステレオテスト	39	
Titmus Stereo Test	24, 76	
TNF-α 阻害薬	179	
Tono-Pen® 眼圧計	119, 125	
TORCH 症候群	178	
total retinal detachment	146	
toxocariasis	180	
toxoplasmosis	178, 180	
transient VEP	12	
transsphenoidal encephalocele	185	
Treacher Collins syndrome	238	
tritan 軸	163	
TSC1	222	
TSC2	222	
TSPAN12	151	
tubulo-interstitial nephritis and uveitis syndrome	180	
TULP1	158	

U–Z

upshoot	88
Usher 症候群	29
Usher syndrome	239
uveal effusion	157
V1	73
V 型外斜視	42
vascular endothelial growth factor	144, 149, 154
VCAN	233
VEC レジメン	136
VEGF	144, 149, 154
venous malformation	212
VEP	9, 12, 111, 114, 170
Versican	233
VHL	224
viral conjunctivitis	99
visual evoked potential	9, 12, 111, 114, 170
von Hippel-Lindau 病	109, 224, 225
von Hippel-Lindau disease	239
von Recklinghausen 病	109, 122, 211, 220
Waardenburg syndrome	239
Wagner 症候群	232
Wagner-Stickler 症候群	232
WAGR 症候群	116
Walker-Warburg syndrome	239
waning 現象	54
wedge and fleck cataract	234

Weill-Marchesani 症候群 112, 113, 118	Worth 四灯試験 75	yoke muscle 85
Weill-Marchesani syndrome 239	*WT1* 116	Zeis 腺 49
Wilms 腫瘍 27, 116, 120, 122	X 染色体性若年網膜分離症 154	Zellweger syndrome 161
Wilms tumor, Aniridia, Genitourinary anomalies, mental Retardation syndrome 116	X-linked recessive 105	Zinn 小帯 112
	X-linked retinoschisis 174	Zone I 145
	XLRS 1 174	Zone II 145
Wilson 病 218	XR 105	Zone III 145
WNT シグナル 151	YAG レーザー 111	
	yaw 40	

専門医のための眼科診療クオリファイ　9
子どもの眼と疾患

2012 年 2 月 8 日　初版第 1 刷発行 ©〔検印省略〕

シリーズ総編集……大鹿哲郎
　　　　　　　　　大橋裕一

編集…………仁科幸子

発行者…………平田　直

発行所…………株式会社 中山書店
　　　　　　　〒113-8666 東京都文京区白山 1-25-14
　　　　　　　TEL 03-3813-1100（代表）　振替 00130-5-196565
　　　　　　　http://www.nakayamashoten.co.jp/

本文デザイン・装丁……藤岡雅史（プロジェクト・エス）

印刷・製本…………中央印刷株式会社

ISBN 978-4-521-73330-2
Published by Nakayama Shoten Co., Ltd.　　　　　　　　Printed in Japan
落丁・乱丁の場合はお取り替えいたします

・本書の複製権・上映権・譲渡権・公衆送信権（送信可能化権を含む）は株式会社
　中山書店が保有します．
・JCOPY ＜（社）出版者著作権管理機構 委託出版物＞
本書の無断複写は著作権法上での例外を除き禁じられています．複写される
場合は，そのつど事前に，（株）日本著作出版権管理システム（電話 03-3817-
5670, FAX 03-3815-8199, e-mail: info@jcls.co.jp）の許諾を得てください．

本書をスキャン・デジタルデータ化するなどの複製を無許諾で行う行為は，
著作権法上での限られた例外（「私的使用のための複製」など）を除き著作権
法違反となります．なお，大学・病院・企業などにおいて，内部的に業務上
使用する目的で上記の行為を行うことは，私的使用には該当せず違法です．
また私的使用のためであっても，代行業者等の第三者に依頼して使用する本
人以外の者が上記の行為を行うことは違法です．

涙液力

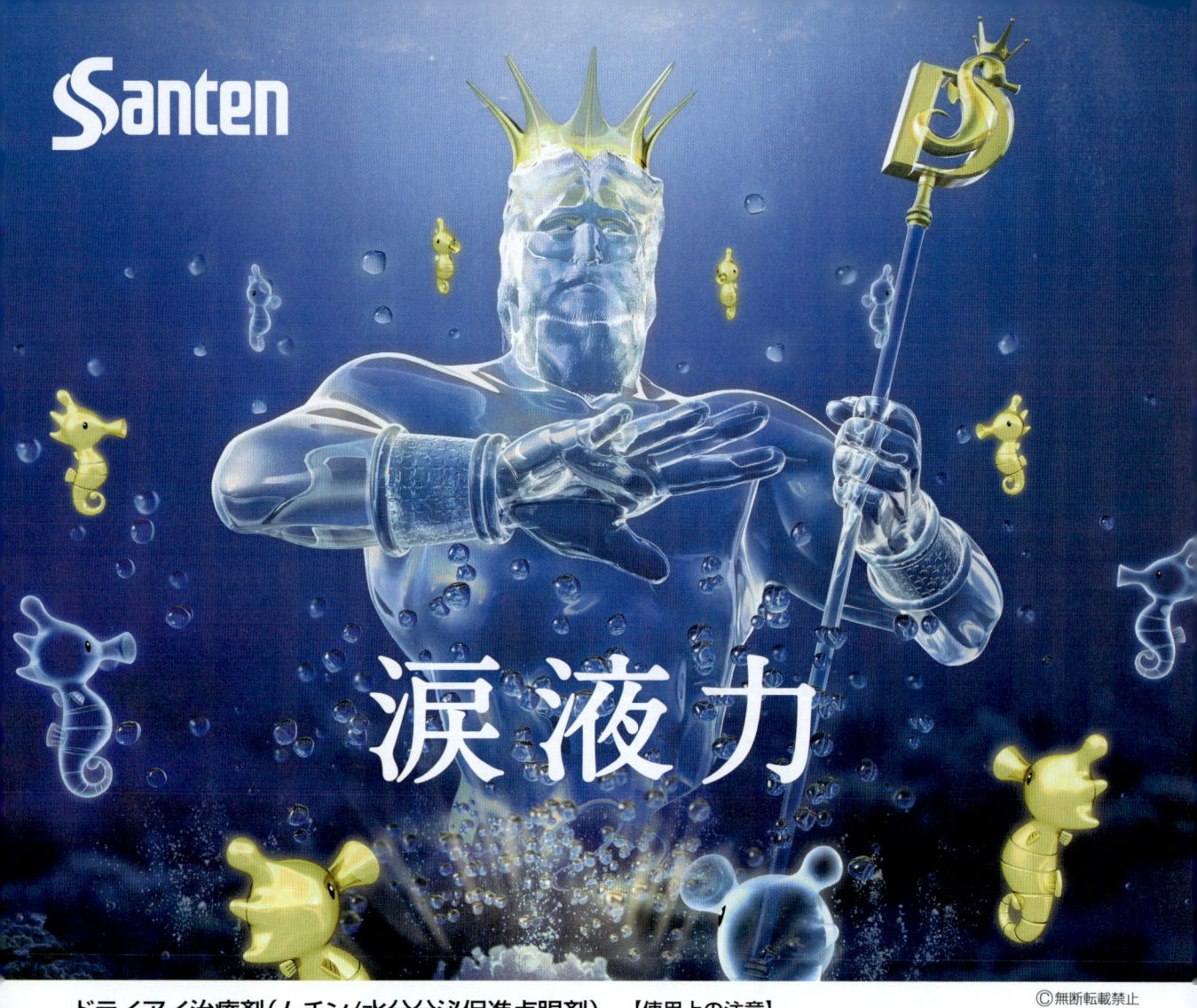

ドライアイ治療剤（ムチン/水分分泌促進点眼剤）

処方せん医薬品（注意－医師等の処方せんにより使用すること） 薬価基準収載

ジクアス®点眼液3%
DIQUAS® ophthalmic solution 3%
ジクアホソルナトリウム点眼液

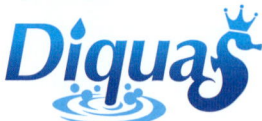

Diquas

禁忌（次の患者には投与しないこと）
本剤の成分に対し過敏症の既往歴のある患者

【効能・効果】
ドライアイ

＜効能・効果に関連する使用上の注意＞
涙液異常に伴う角結膜上皮障害が認められ、ドライアイと診断された患者に使用すること。

【用法・用量】
通常、1回1滴、1日6回点眼する。

製造販売元
参天製薬株式会社
大阪市東淀川区下新庄3-9-19
資料請求先 医薬事業部 医薬情報室

【使用上の注意】
1. 副作用
総症例655例中、副作用（臨床検査値異常変動を含む）が認められたのは155例（23.7%）であった。主な副作用は、眼刺激感44件（6.7%）、眼脂31件（4.7%）、結膜充血24件（3.7%）、眼痛18件（2.7%）、眼そう痒感16件（2.4%）、異物感14件（2.1%）、眼不快感7件（1.1%）等であった。（承認時）
副作用が認められた場合には投与を中止するなど適切な処置を行うこと。

頻度 種類	5%以上	0.1～5%未満
過敏症	—	眼瞼炎
眼	刺激感	眼脂、結膜充血、眼痛、そう痒感、異物感、不快感、結膜下出血、眼の異常感（乾燥感、違和感、ねばつき感）、霧視、羞明、流涙
その他	—	頭痛、好酸球増加、ALT（GPT）上昇

2. 小児等への投与
低出生体重児、新生児、乳児、幼児又は小児に対する安全性は確立していない（使用経験がない）。

3. 適用上の注意
1）投与経路:点眼用にのみ使用すること。
2）投与時:
(1)薬液汚染防止のため、点眼のとき、容器の先端が直接目に触れないように注意するよう指導すること。
(2)他の点眼剤と併用する場合には、少なくとも5分間以上の間隔をあけて点眼するよう指導すること。
(3)含水性ソフトコンタクトレンズ装用時の点眼は避けるよう指導すること。
［本剤に含まれているベンザルコニウム塩化物はソフトコンタクトレンズに吸着されることがある。］

投薬期間制限医薬品に関する情報:本剤は新医薬品であるため、厚生労働省告示第97号（平成20年3月19日付）に基づき、薬価基準収載後1年を経過する月の末日までは、1回14日分を限度として投薬すること。

●詳細は添付文書をご参照下さい。
●添付文書・使用上の注意（解説）の記載には十分ご留意しご使用下さい。

icare
FINLAND

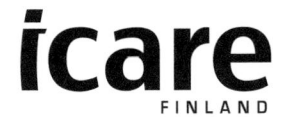

アイケアは、アイケアフィンランド社により開発された、麻酔薬不要の手持眼圧計です。

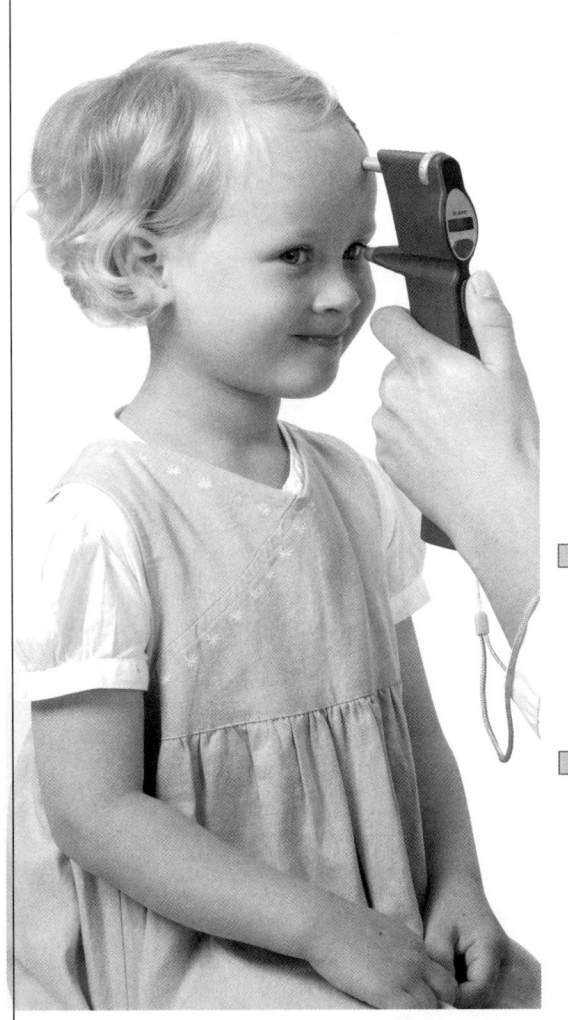

アイケア手持眼圧計　　　　　　　　　　　TA01

- アイケア本体に測定用プローブを挿入し電源を入れると自動的に測定モードになります。面倒なキャリブレーションは不要です。
- プローブは清潔に個包装されたディスポーザブルタイプ。感染症や微生物汚染の心配がありません。角膜への接触もソフトで点眼麻酔の必要はありません。
- プローブの直径はわずか1.7mm。小児や眼裂の狭い患者さんの測定も容易です。

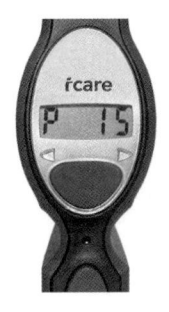

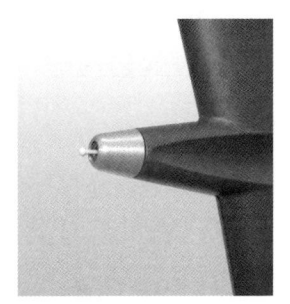

使用方法

① アイケア本体に測定用プローブを装填し電源を入れます。
② プローブ先端と角膜との距離を約6mm離した位置でアイケアを保持します。
③ 測定ボタンを押すとプローブが前方に移動し角膜にソフトに接触して眼圧測定を行います。
④ ③の操作を6回繰り返すことで最終結果が表示されます。この間わずか3〜4秒。再現性の高い測定が可能です。

高い信頼性

ヘルシンキ大学病院眼科にて114名（25〜88歳）男女について調査。
アイケアとゴールドマンアプラネーショントノメーターとの比較において、両者の測定値は高い相関関係を示し、特出した差異は見られなかった。

ピアソンの相関係数：0.87（右眼）、0.90（左眼）
Bland-Altman tentの結果、測定値の96％において±2SDの範囲内であった。

参考文献：Antt Kontiola (2003)
Comparison of the Rebound Tonometer (Icare TA01) to the Goldmann Applanation Tonometer

承認番号：21700BZY00265000
製造業者：アイケアフィンランド社（Icare Finland Oy）

M.E.Technica　株式会社 エムイーテクニカ

本社	〒170-0002	東京都豊島区巣鴨1-34-4	TEL 03-5395-4588	FAX 03-5395-4866
札幌	〒007-0884	札幌市東区北丘珠四条1-20-2	TEL 011-792-6522	FAX 011-792-6522
大阪	〒550-0002	大阪市西区江戸堀1-16-22	TEL 06-6479-1707	FAX 06-6479-1708
福岡	〒812-0013	福岡市博多区博多駅東2-18-28-706	TEL 092-432-3740	FAX 092-432-3741

http://www.metechnica.co.jp/　　E-mail: infomet@metechnica.co.jp

製造販売許可番号：13B2X00180

大切な視機能検査に 独創のアソートメント。

STEREO OPTICAL

オプティック ビジョンテスタ 6500
視力、コントラスト感度、立体視、色覚および周辺視野検査用の視機能検査装置です。コントラスト感度検査はANSI規格に則っています。

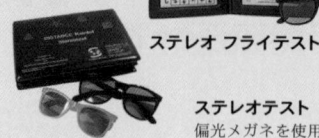

ステレオ フライテスト

ステレオテスト
偏光メガネを使用して、スクリーニング、立体視差の測定を行います。

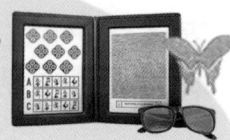

バタフライ ステレオテスト

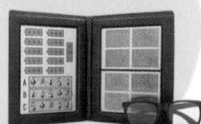

ディスタンス ランドットステレオテスト

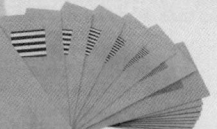

テラー アキュイティカードⅡ
乳幼児や言葉の不自由な被検者用の他覚的視力検査カードです。

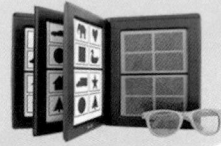

ランダムドット "E" ステレオテスト

ランドット ステレオテスト

ランドット プレスクール ステレオアキュイティテスト

LUNEAU

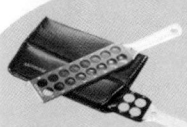

スキヤスコピーラック
プラスチックモールディングで、小型・軽量の板付きレンズです。

プリズムバー
角型プリズムセットもあります。

トランスルーセント オクルダー
カバーテスト用半透明オクルダー。検者側から、遮蔽眼の安静位の眼位観察もできます。

LANG-STEREOTEST

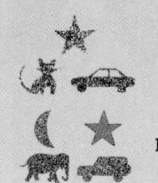

ラングステレオテスト
自然視のままの立体視検査。3才児検診および就学前児童の集団検診に適します。
テストⅡには、片眼でも視認できる星を追加。

HAAG-STREIT U.K. (Clement Clarke)

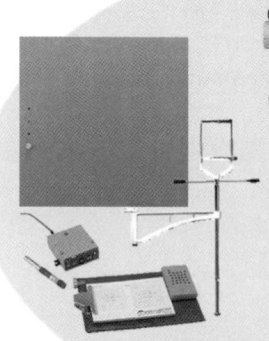

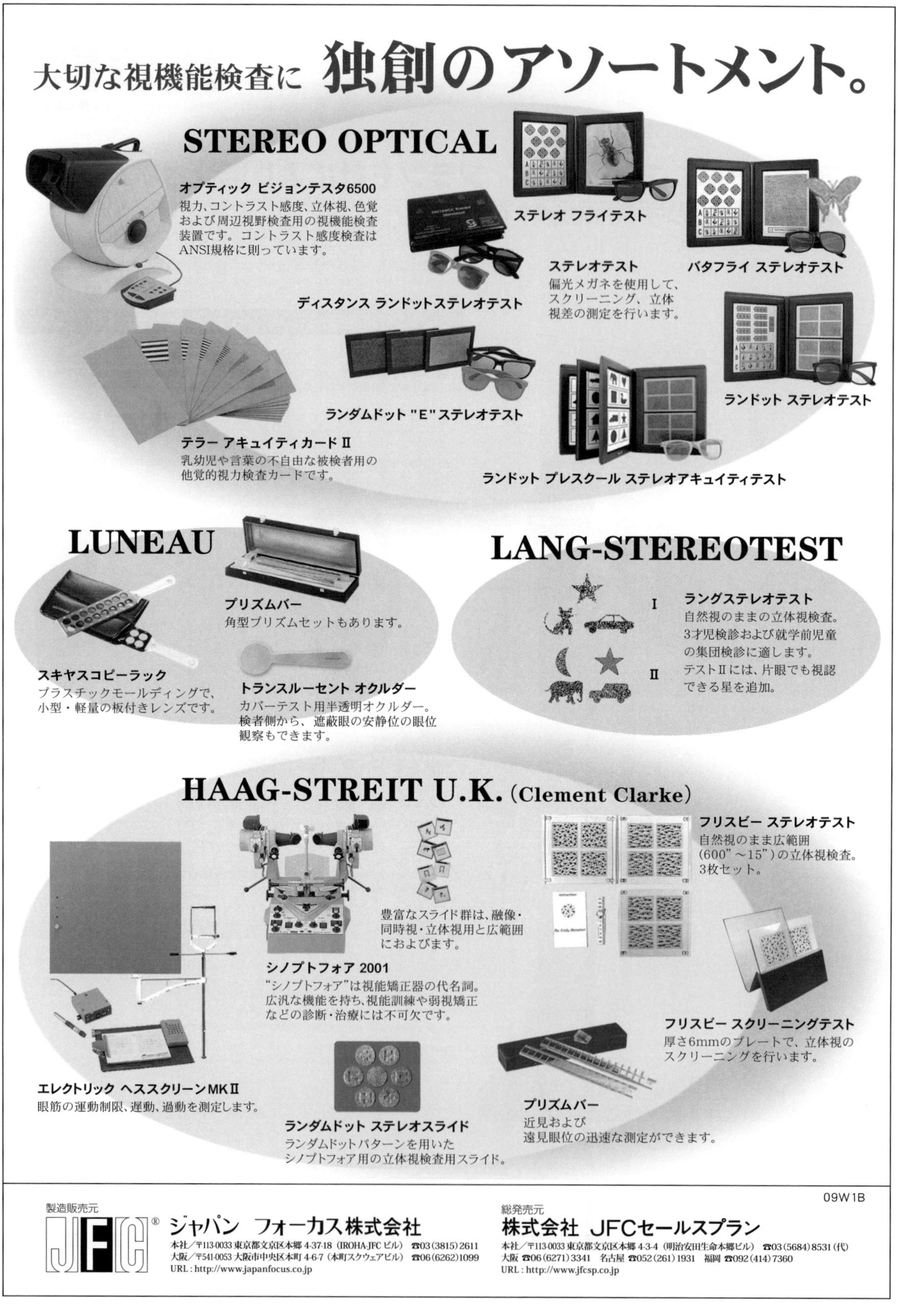

シノプトフォア 2001
"シノプトフォア"は視能矯正器の代名詞。広汎な機能を持ち、視能訓練や弱視矯正などの診断・治療には不可欠です。

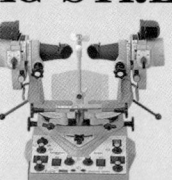

豊富なスライド群は、融像・同時視・立体視用と広範囲におよびます。

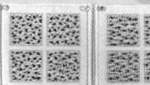

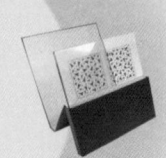

フリスビー ステレオテスト
自然視のまま広範囲 (600"〜15") の立体視検査。3枚セット。

フリスビー スクリーニングテスト
厚さ6mmのプレートで、立体視のスクリーニングを行います。

エレクトリック ヘススクリーン MKⅡ
眼筋の運動制限、遅動、過動を測定します。

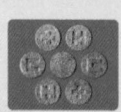

ランダムドット ステレオスライド
ランダムドットパターンを用いたシノプトフォア用の立体視検査用スライドです。

プリズムバー
近見および遠見眼位の迅速な測定ができます。

09W1B

製造販売元　**ジャパン フォーカス株式会社**
本社／〒113-0033 東京都文京区本郷 4-37-18 (IROHA-JFCビル)　☎03(3815)2611
大阪／〒541-0053 大阪市中央区本町 4-6-7 (本町スクウェアビル)　☎06(6262)1099
URL：http://www.japanfocus.co.jp

総発売元　**株式会社 JFCセールスプラン**
本社／〒113-0033 東京都文京区本郷 4-3-4 (明治安田生命本郷ビル)　☎03(5684)8531(代)
大阪 ☎06(6271)3341　名古屋 ☎052(261)1931　福岡 ☎092(414)7360
URL：http://www.jfcsp.co.jp

■東京都眼科医会監修■
インフォームドコンセント支援システム

iCeye
アイシーアイ

白内障・緑内障・加齢黄斑変性

標準価格 ¥79,800
WindowsXP/Vista/7対応

「何度も同じ説明をするのが大変」
「いくら説明してもわかってもらえない」

☞ 病気説明の負担を軽減する3つのツール

病気解説ツール
患者様の待ち時間を利用して
病気を知っていただく解説動画

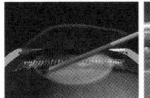

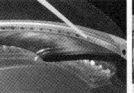

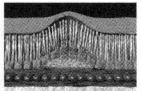

超音波乳化吸引術　レーザー線維柱帯形成術　滲出型加齢黄斑変性

眼球描画ツール
患部説明の書き込みが可能な
3次元CG眼球模型

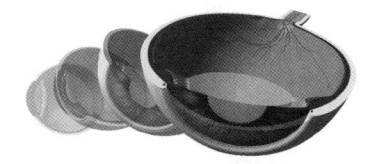

CG描画ツール
書き込み可能なCG動画で
資料作成の時間短縮

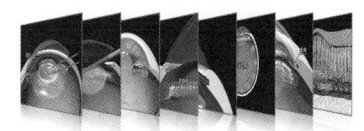

ご注文 お問合せ **Mimir Sun-Bow** 有限会社ミミル山房

TEL **042-577-3299**
(平日 10:00～20:00)

FAX　042-577-3705
E-mail　iceye@mimir.ne.jp
Web　http://iceye.mimir.ne.jp

〒186-0004
東京都国立市中1-9-4国立ビル506

iCeyeはミミル山房の登録商標です。

詳細はWebで　http://iceye.mimir.ne.jp　**デモ版無料貸出** ※製品の全内容をご確認の上ご購入いただけます

眼科医療機器のプロフェッショナル
中央産業貿易株式会社

当社は、眼科用医療器械、器具の輸入・販売・サポートに60年余にわたって携わって
きており、製品をお使いの皆様から信頼をお寄せ頂いています。

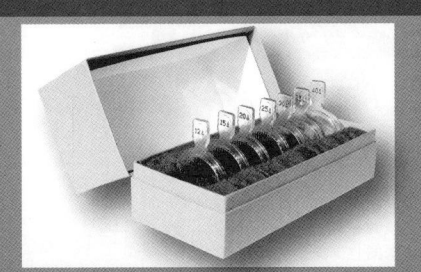

フレネル膜検眼セット
製造業者 THE ERESNEL PRISM AND LENS CO., LLC

■ フレネル膜プリズムの特性を生かした薄くて
軽く、優れた光学特性をもつ検眼用プリズム
レンズセットです。

■ プリズム眼鏡を処方する際、通常の試験枠と
一緒にお使い頂けます。

フレネル膜プリズム
製造業者 3M

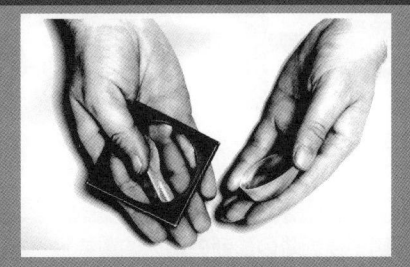

■ 眼鏡レンズに合わせてはさみで切り、水で貼
るだけで使えます。

■ 薄くて軽く、貼っていても外観上気になりま
せん。貼り替えもいたって簡単にできます。

本　社　〒662-0977　兵庫県西宮市神楽町4-7　Tel.0798-26-7889　Fax.0798-26-7858
東京営業所　〒110-0005　東京都台東区上野1-10-8　Tel.03-5812-0825　Fax.03-5812-0824
名古屋営業所　〒456-0021　愛知県名古屋市熱田区夜寒町4-10　Tel.052-682-5355　Fax.052-682-7277

http://www.chuosangio.co.jp/

基本検査を極める！"「見えない所見」を見る力"を養う！

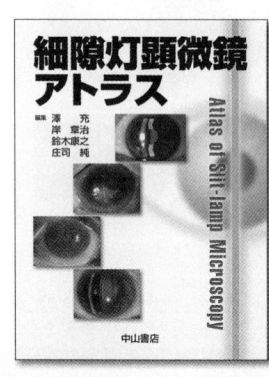

細隙灯顕微鏡アトラス

◉編集
澤　　充（日本大学）
岸　章治（群馬大学）
鈴木康之（帝京大学）
庄司　純（日本大学）

B5変型判／並製／224頁
定価 **12,600**円
（本体12,000円＋税）
ISBN978-4-521-73015-8

CONTENTS
- 1章　細隙灯顕微鏡の基礎
  - 細隙灯顕微鏡の歴史
  - 細隙灯顕微鏡の構造
  - 細隙灯顕微鏡での観察の実際
  - 検査法と所見
- 2章　細隙灯顕微鏡撮影装置
- 3章　疾患アトラス
  - 角結膜のアレルギー・免疫疾患
  - 角結膜の感染症
  - 角膜ジストロフィ
  - 角結膜変性症
  - 先天異常
  - 角・結膜障害
  - 角結膜の異常増殖・腫瘍
  - 緑内障
  - 水晶体
  - 硝子体
  - 網膜

コツを掴めば必ず見える！ポイントは動的観察
80分のDVDビデオと豊富な症例で自分のものに

細隙灯顕微鏡による 硝子体検査法

後部硝子体剥離の診断

◉編集
梯　彰弘（自治医科大学附属 さいたま医療センター）
秋葉　純（環状通り眼科）
高橋正孝（高橋眼科医院）

B5変型判／並製／120頁
DVD（約80分）
定価 **12,600**円
（本体12,000円＋税）
ISBN978-4-521-73067-7

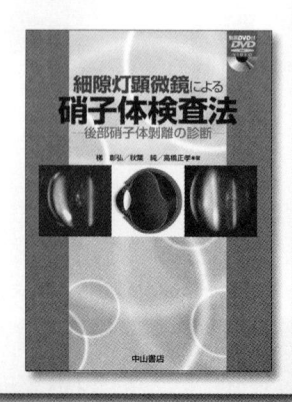

CONTENTS
1. 後部硝子体剥離の診断の臨床的重要性
2. 硝子体検査の歴史
3. 硝子体の構造
4. 硝子体検査の基本テクニック
5. 後部硝子体剥離の分類
6. 硝子体検査結果の記録
7. 症例呈示
8. 増殖糖尿病網膜症に対する人工的後部硝子体剥離の作成法

中山書店　〒113-8666　東京都文京区白山1-25-14　TEL 03-3813-1100　FAX 03-3816-1015
http://www.nakayamashoten.co.jp/

**起きてからでは間に合わない！
"万一"のための戦略集！**

動画DVD付

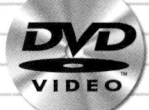

白内障
術中トラブルと
リカバリーの基本

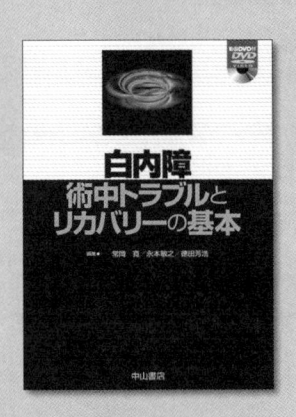

編集●**常岡　寬**（東京慈恵会医科大学眼科学講座）
　　　永本敏之（杏林大学医学部眼科学）
　　　徳田芳浩（井上眼科病院）

白内障手術に関わる医師必携．もしも！が起こる前に必読の一冊．白内障手術でのトラブルや合併症などのリカバリー法を図，写真，動画などで分かりやすく解説．各項の座談会では，現場での対応法や手技についての率直な意見も収載．

B5判／並製／200頁／DVD（約130分）／定価12,600円（本体12,000円＋税）　ISBN978-4-521-73120-9

CONTENTS
- 疼痛制御でのトラブル
- 切開時のトラブル
- CCC作製時のトラブル
- チン小帯脆弱例でのトラブル
- hydrodissection時のトラブル
- 核処理時のトラブル
- 後嚢のトラブル
- 核落下のトラブル
- IOLのトラブル
- IOL縫着時のトラブル

付属DVD収録項目（74症例より抜粋）
- 一面目の強角膜半層切開で早期穿孔をした場合の対処法
- 虹彩スピンデクトミー
- CCCが周辺に流れてしまったとき
- CTRを挿入しても水晶体偏位がなおせない症例
- インジェクターを使用したCTRの挿入
- 縫着リングによる対処法
- ICCEへのコンバートによる対処法
- CCCに亀裂が発生したとき
- hydrodissectionで後嚢破損が疑われたとき
- 後嚢破損時の破嚢処理
- エピヌクレウス処理中に後嚢破損した症例
- 核片除去後に後嚢破損に気づいた症例
- 皮質吸引中に小さく後嚢破損した症例
- 後嚢上の皮質を除去しているときに小さく後嚢破損した症例
- アクリソフシングルピースのロケット発射で後嚢破損した症例
- 核落下したら―水晶体摘出法

中山書店　〒113-8666　東京都文京区白山1-25-14　TEL 03-3813-1100　FAX 03-3816-1015
http://www.nakayamashoten.co.jp/

専門医認定をめざす, 専門医の資格を更新する眼科医必携!
変化の速い眼科領域の知見をプラクティカルに解説

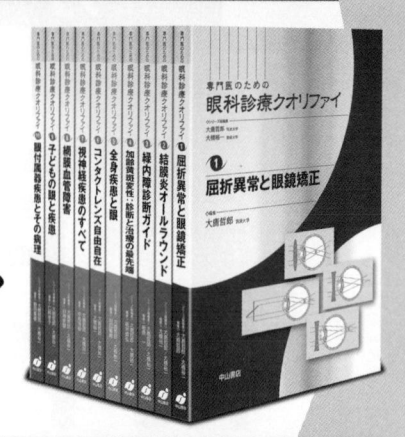

専門医のための 眼科診療クオリファイ

●B5判／各巻約250頁／並製／本体予価：12,000〜15,000円

第Ⅰ期（全10冊）刊行中!!

●シリーズ総編集
大鹿哲郎（筑波大学）
大橋裕一（愛媛大学）

●編集陣（五十音順）
相原　一（東京大学）
瓶井資弘（大阪大学）
白神史雄（香川大学）
中馬秀樹（宮崎大学）
仁科幸子（国立成育医療研究センター）
野田実香（北海道大学）
村田敏規（信州大学）

■本シリーズの特色

眼科医が日常臨床において頻繁に遭遇する疾患・検査・治療などのテーマを取りあげ、写真・図表を多用し、ビジュアルな誌面で解説. 生涯学習にも最適!

日本眼科学会による第18回（2006年）以降の専門医認定試験の過去問題から, その分野の内容にあった問題を抽出し, 解説する "**カコモン読解**" を掲載.（各巻平均30問掲載）

診断や治療を進めていくうえでの疑問や悩みについて, 解決や決断に至るまでの考え方, アドバイスを解説する "**クリニカル・クエスチョン**" を掲載.

関連する大規模臨床試験について, これまでの経過や最新の結果報告を解説する "**エビデンスの扉**" を掲載.

●各巻の構成と編集

❶ 屈折異常と眼鏡矯正　　大鹿哲郎（筑波大学）　定価15,225円（本体14,500円+税）
❷ 結膜炎オールラウンド　　大橋裕一（愛媛大学）　定価14,700円（本体14,000円+税）
❸ 緑内障診断ガイド　　相原　一（東京大学）　定価14,700円（本体14,000円+税）
❹ 加齢黄斑変性：診断と治療の最先端　　瓶井資弘（大阪大学）　定価14,175円（本体13,500円+税）
❺ 全身疾患と眼　　村田敏規（信州大学）　定価14,175円（本体13,500円+税）
❻ コンタクトレンズ自由自在　　大橋裕一（愛媛大学）　定価14,175円（本体13,500円+税）
❼ 視神経疾患のすべて　　中馬秀樹（宮崎大学）　定価14,175円（本体13,500円+税）
❽ 網膜血管障害　　白神史雄（香川大学）　定価14,175円（本体13,500円+税）
❾ 子どもの眼と疾患　　仁科幸子（国立成育医療研究センター）　定価14,175円（本体13,500円+税）
❿ 眼付属器疾患とその病理　　野田実香（北海道大学）　本体予価13,500円

パンフレットございます！

前金制　お得で確実な定期購読を!!

第Ⅰ期（全10冊）予価合計
~~137,000円+税~~

17,000円おトク!!

定期購読料金
→**120,000円+税**

※送料サービス
※お申し込みはお出入りの書店または直接中山書店までお願いします

※配本順, タイトル, 価格は諸事情により変更する場合がございます／白抜き数字は既刊
※以降続刊予定　⑪緑内障薬物治療ガイド／⑫角膜内皮障害To the Rescue／⑬ぶどう膜炎を斬る!／⑭網膜機能検査A to Z／⑮メディカルオフサルモロジー（眼薬物治療）‥‥

中山書店　〒113-8666　東京都文京区白山1-25-14　TEL 03-3813-1100　FAX 03-3816-1015
http://www.nakayamashoten.co.jp/